实用妇科与盆底超声

主编　唐军

副主编　耿京　周艳华

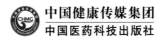

中国健康传媒集团
中国医药科技出版社

内容提要

本书是妇科疾病临床超声诊断方面的实践指导用书。全书共十八章，通过详尽的病例举例，阐述了妇科领域各种疾病的超声特征与鉴别诊断，同时介绍了一些新近超声技术在妇科的应用。本书立足于临床实践，突出超声技术在临床诊断与治疗过程中的重要地位，内容实用，指导性强，适合广大超声科医生、妇科医生及相关研究人员阅读参考。

图书在版编目（CIP）数据

实用妇科与盆底超声 / 唐军主编. — 北京：中国医药科技出版社，2021.2
ISBN 978-7-5214-2250-4

Ⅰ.①实… Ⅱ.①唐… Ⅲ.①妇科病—超声波诊断—研究
Ⅳ.① R711.04

中国版本图书馆 CIP 数据核字（2020）第 269234 号

美术编辑 陈君杞
版式设计 锋尚设计

出版 中国健康传媒集团｜中国医药科技出版社
地址 北京市海淀区文慧园北路甲 22 号
邮编 100082
电话 发行：010-62227427 邮购：010-62236938
网址 www.cmstp.com
规格 787×1092mm $\frac{1}{16}$
印张 18$\frac{1}{4}$
字数 455 千字
版次 2021 年 2 月第 1 版
印次 2021 年 2 月第 1 次印刷
印刷 三河市万龙印装有限公司
经销 全国各地新华书店
书号 ISBN 978-7-5214-2250-4
定价 119.00 元

获取新书信息、投稿、为图书纠错，请扫码联系我们。

再 版 序

 由唐军教授主编的《妇科疾病的超声诊断》已过去十余年了。十几年来，随着科技高速发展，信息的瞬间传输，带动了临床学科的发展与革命。超声学已从单纯的影像观察进入到3D和4D的高清成像。特别是在妇产科领域中，超声更是成为在疾病诊断时必不可少的检查方法。超声采用的是实时动态画面为主、静态图片为辅的方法，使得医生可以在直视下观察到近全景式展现人体内部的图像，大大提高了医生的诊断水平，甚至可以做到在超声下进行疾病的鉴别诊断。如在肿瘤中由于组织病理学的特点，使肿瘤生长成为特殊形状和不同结构，对周围组织的发生转移侵犯，加上形态学与血流动力学结合，使得经验丰富的超声医生可以达到相当高的诊断水平。又如，对于盆底功能障碍性疾病，可以通过对盆底肌肉的影像学观察，判断疾病的严重程度，指导临床治疗。另一方面，随着介入超声和超声治疗的应用，超声治疗也显现成效。临床上在超声领域，由于超声诊断快速、经济及操作无创，使其在腹部疾病，特别是妇科盆腔脏器的检查中常作为首选，也使患者有很好的依从性，能够欣然接受检查。

 作为一线的临床医生，应注重第一手资料，切忌仅依靠设备和检验检查诊断疾病。唐军作为妇产科主任医生和妇科超声医生，积累了大量的临床资料，有着丰富的妇产科临床实践经验和深邃的超声诊断和治疗体会。结合自身的临床经验，唐军主编了这本《实用妇科与盆底超声》，本书几乎囊括了妇科领域的各种疾病，更关注临床实践，特别注重描述了各种疾病的超声特征。相信对于妇产科医生和其他相关科室的医生，以及年轻医生都会有所帮助。

 祝贺《实用妇科与盆底超声》出版。

北京大学妇产科学系名誉主任
北京大学人民医院妇产科教授　　魏丽惠
2021年2月

再版前言

妇科超声诊断已经随着医学不断地进步发展，医疗与超声理论不断地更新，超声仪器技术不断地改进，知识与观念也在不断地更新。《妇科疾病的超声诊断》出版已经过去十多年了，随着医学知识更新换代，有些知识已经过时，故梦想在退休之前在此书的基础上补充妇科超声检查的新技术及相关内容，总结几十年来在妇科临床与妇科超声领域工作中遇见的案例经验，并介绍给大家。在此背景下，《实用妇科与盆底超声》应运而生，希望本书能够对广大超声医生及临床医生的工作有所帮助。

北京大学人民医院妇产科是优秀的团队，在全国妇产科名列前茅，有很多大家信任拥戴的好医生，众多的患者慕名而来，各种病例屡见不鲜。妇科超声每年检查上万例患者，通过结合术前病史、化验检查、妇科检查情况及超声图像，作出相应的超声诊断，给临床手术提供参考，并依据术后对照病理，加以总结，有错必纠，从而不断积累诊断经验。

本书增加了一些内容，但超声基础知识未再强调，为了紧跟形势，增加了一些章节，尤其是子宫内膜异位症、生殖道肉瘤、异位妊娠、静脉超声造影在妇科肿瘤的临床应用、盆底疾病超声诊断等章节，基本涵盖了妇科目前超声所需的内容，每个章节均对要描述项目的概述、超声特征与鉴别诊断作了详细阐述，并加有病例举例，相信阅读后能够对有需求的同仁给予一定的帮助。

由于编者水平有限，本书难免存在一些疏漏或不足之处，望理解与批评。感谢魏丽惠主任、王建六主任的大力支持，感谢我们团队的耿京主任、吕君、陈纳泽、张薇、高文辉、张薇薇、姚惠敏等同仁与迈瑞公司应用医生周艳华和曲艳飞的得力支持与帮助。

唐军

2021年2月

目　　录

第一章 宫颈病变

第一节 概述

（1）正常宫颈：呈圆柱形，前后唇对称，内部回声均匀，内膜清晰。经阴道超声测量宫颈长、宽、厚三径，宫颈体积=$\pi/4\times$长$\times$宽$\times$厚（椭圆为底的圆柱体体积计算公式）。

（2）子宫体与宫颈的比例：婴儿期为1∶2，成年妇女为2∶1，绝经后妇女为1∶1。

（3）超声在宫颈病变方面的应用：显示宫颈的形态；判断宫颈的成熟度；诊断疾病，如宫颈功能不全，宫颈妊娠，宫颈的良、恶性病变（包括慢性宫颈炎、宫颈囊肿、宫颈息肉、宫颈肌瘤、宫颈癌）；监测宫颈的血流分布与阻力指数。

（4）宫颈探查方法：因宫颈与子宫有时呈角度，探查的清晰度与探查者的手法密切相关。宫颈探查与探头方向、角度、压力均有关系，压力过大会导致宫颈变形、测量径线不准。在测量时，要将阴道探头轻轻地、自然地向宫颈下方穹窿处摆放，不要用力太大将探头顶在宫颈上。正常宫颈回声稍高于宫体，宫颈管黏膜回声稍强，因有少量气体存在。有时宫颈有黏液栓，稍强回声内有小囊呈网状回声。见图1-1-1。

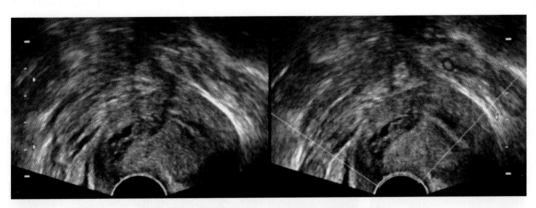

图1-1-1 子宫后位，宫颈管内有中低不均回声无血流信号（宫颈黏液）

初学者易把此回声误认为宫颈病变，实际为宫颈黏液。腹部超声时，无经验的医生，对后位的子宫，经常把在宫体上方一侧的宫颈误当成子宫肌瘤报告。腹部超声宫颈大小显示较清，但宫颈息肉等微小病变显示欠清。

第二节　宫颈良性病变

一、慢性宫颈炎

慢性宫颈炎包括子宫颈腺囊肿、宫颈肥大和宫颈息肉等。

1. 子宫颈腺囊肿　简称纳氏囊，是慢性宫颈炎常见的临床表现之一，由于分泌的腺体出口被堵，造成囊肿，弥漫在宫颈前后唇肌壁内，单个或数个、大小不等囊区直径0.2～3 cm，使宫颈体积增大，这是常见的现象。宫颈囊内无血流信号或周边少量血流信号，血流指数正常。临床纳氏囊常见，无不适症状，一般无需治疗，超声可只做描述，无需特殊报告。见图1-2-1。

2. 宫颈息肉　慢性炎症长期刺激使宫颈局部黏膜增生，增生的黏膜逐渐自基底部向宫颈外口突出而形成息肉，可随月经排出。宫颈息肉患者一般无临床症状，也可有少量阴道不规则出血、性交出血或绝经后出血，宫颈息肉可随月经脱落。妇科窥器检查时，可见宫颈外口处有一个或多个大小不等息肉，直径一般为0.2～1 cm，色红，舌形，质软而脆，蒂细长，根部多附着于宫颈管内。这种情况，一定要求妇科医生在申请单上描述清楚所见息肉大小，超声医生才能注意观察，彩超了解息肉蒂部根部所在位置做出正确报告。超声观察到宫颈管内或突出宫颈外口中等或稍偏低条状回声物，边界清晰，条状彩色血流信号根部为息肉附着处，为高阻力血流频谱。见图1-2-2。

妊娠合并宫颈息肉时，患者经常少量阴道出血，妇科医生用窥器检查发现宫颈赘生物，此时不用处理，告知患者不用紧张，有时会自然脱落。超声主要探查息肉蒂部所在位置。见图1-2-3。

3. 宫颈内膜异位囊肿　表现为宫颈前唇或后唇内非单纯性囊肿（非纯囊肿），需病理证实。见图1-2-4。

宫颈前后唇的肌壁上可见单个宫颈非纯囊肿＞2～4 cm，此种患者可介入治疗。

我们对位于宫颈前唇或后唇的较大的宫颈单房囊肿或非纯囊肿进行介入治疗，需宫颈囊肿下界距宫颈外口距离＜1 cm。患者取膀胱截石位，消毒后充分暴露宫颈情况下，行宫颈囊肿穿刺术，把黏液或非纯囊液穿刺出来，再灌注无水乙醇固定，反复灌洗几次，可取得较好疗效。

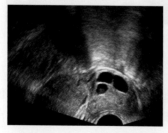

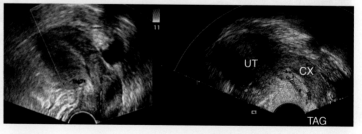

图1-2-1　子宫前位，宫颈后唇上段3个囊区

图1-2-2　宫颈厚2.9 cm，宫颈外口偏低回声条状物范围1.9 cm×0.8 cm×0.8 cm，血流信息提示蒂位于宫颈内口水平后壁

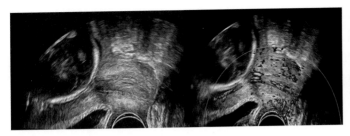

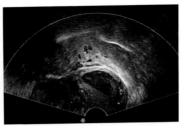

图1-2-3　宫颈管内条状低回声带，蒂部位于宫颈内口上方1.6 cm前壁

图1-2-4　宫颈后唇非纯囊肿物2.8 cm×1.8 cm×1.3 cm，距宫颈外口1 cm

二、宫颈肌瘤

1. 宫颈壁间肌瘤　宫颈的前唇或后唇内有实性结节、肿瘤较大向外突起，失去正常宫颈形态；无肌瘤的宫颈肌层形态正常，可被拉长。肌瘤结节内部为均匀低回声或有漩涡状结构，周边有环状假包膜；肌瘤包膜有弧形彩条状血流信号，内部有星点状彩色血流信号血流分布均匀、高阻力频谱。子宫可为正常大小，被顶在宫颈肌瘤上方。此时注意以子宫内膜为标志。以防把子宫当成肌瘤，把肌瘤包膜当成内膜而误诊。见图1-2-5。

病例：苗某，42岁，停经16周，下腹隐痛半个月。见图1-2-6。

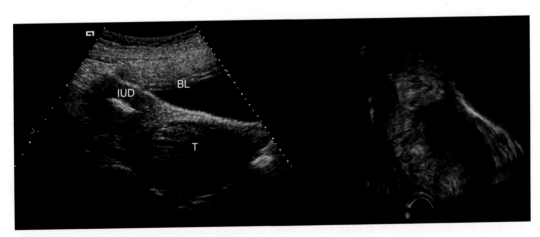

图1-2-5　子宫中位，宫颈后唇低回声结节

提示：宫颈后唇肌瘤

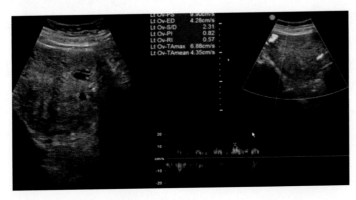

图1-2-6　宫内胎儿与孕16周相符，宫颈厚7.9 cm，宫颈后唇不均区范围7.1 cm×5.2 cm×4.3 cm，内有不规则囊区直径1.0 cm，血流分布与肌瘤相符，血流信号RI：0.57，PI：0.82

提示：宫内孕活胎16周，宫颈后唇不均区，性质待查（宫颈肌瘤伴变性？）

2. 宫颈黏膜下肌瘤　超声特征为宫颈管中央可见条状或水滴状结节，结节周边有包绕血流、蒂部有条状血流、高阻力频谱，蒂部在宫颈内口以下。如蒂部在宫颈管以上，为宫体黏膜下肌瘤，以彩色多普勒血流成像（CDFI）条状血流的显示为诊断标准。超声报告时，要提示结节所在宫颈管内的结节大小，一定要提示蒂部的发出点。见图1-2-7。

手术病理证实黏膜下肌瘤。

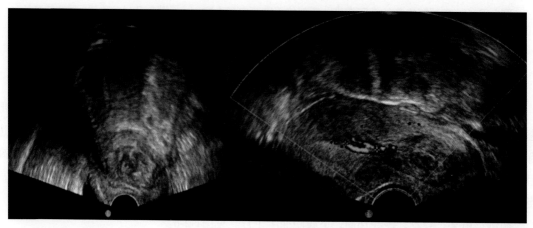

图1-2-7　宫颈管内条状不均回声结节1.5 cm，蒂部位于内口上方1.5 cm子宫后壁
提示：黏膜下肌瘤

第三节　宫颈功能不全

一、概述

正常妊娠后，宫颈内口处于关闭状态，如果子宫颈内口关闭不全，则会导致反复发生流产和早产，发病率占妊娠妇女的0.1%～0.4%，病因多为宫颈发育不良、宫颈损伤、宫颈锥切和其他因素（如双胎、多胎妊娠及前置胎盘）。

二、宫颈功能不全的超声特征

正常妊娠宫颈长度为3 cm，宫颈内口关闭，宫颈管呈线状闭合。宫颈功能不全表现为宫颈缩短，宫颈内口扩张，宫颈长度＜3 cm，扩张宽度1～2 cm。见图1-3-1。

处理方法：由于患者反复发生自然流产或早产，阴道超声发现宫颈功能不全，宫颈开大呈"Y"或"V"字形时，应尽早做宫颈环扎术，一旦发生"U"字形时，流产或早产难免发生。

34周前早产的风险预测见表1-1。

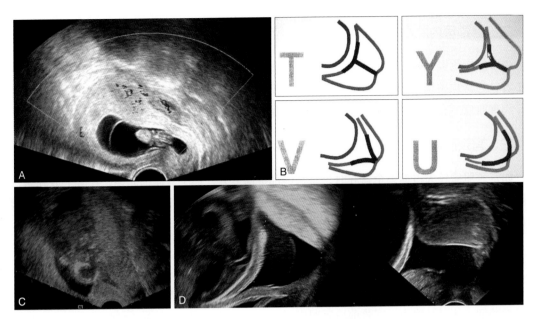

图1-3-1 宫颈功能不全

A. 先兆流产；B. 阴道超声下子宫下段、宫颈内口、外口及展度改变示意图；C. 宫颈开大呈"V"字形；D. 宫颈开大呈"U"字形

表 1-1 孕 34 周前宫颈长度和自发性早产的风险

宫颈长度（mm）	早产风险	宫颈长度（mm）	早产风险
1 ～ 5	70%	26 ～ 30	1.3%
6 ～ 10	22%	31 ～ 35	0.8%
11 ～ 15	16%	36 ～ 40	0.6%
16 ～ 25	4%	> 40	0.4%

第四节　宫颈病变的鉴别诊断

一、宫颈良性病变

宫颈良性病变包括子宫颈腺囊肿、宫颈息肉、宫颈肌瘤、宫颈妊娠、宫颈炎等，一般是典型的子宫颈腺囊肿（如宫颈唇上较大囊肿与非纯囊肿），内部无血流信号，根据囊内液体性质与部位可鉴别。黏膜下肌瘤或宫颈肌瘤时根据瘤体所在部位报告。所以当临床医生在检查时发现宫颈有异常（如宫颈息肉蒂粗、宫颈细胞检查异常）提出要求时，要注意询问临床病史。

二、宫颈管内肌瘤与宫体内黏膜下肌瘤鉴别

主要经彩色多普勒超声检查看肌瘤蒂部是在宫腔内还是在宫颈管内。蒂部在宫颈管内且体积较小者，为宫颈黏膜下肌瘤；宫体部黏膜下肌瘤形态呈泪滴状，体积偏大，蒂部在宫腔的前后壁内。病理肌瘤上有典型的内膜组织覆盖为宫体黏膜下肌瘤。

三、宫颈肌瘤与宫体部下段肌瘤鉴别诊断

如宫颈肌瘤较大占据整个盆腔时，将宫体部推向上方，如子宫体部完整，在其下方肿瘤，下连阴道，又找不到正常宫颈时，多数为宫颈肌瘤；如子宫大部分完整下部为结节，宫颈前后唇完整可见时，为子宫下段肌瘤。

四、宫颈壁间肌瘤与宫颈恶性肿瘤鉴别

良性有肌瘤的部位宫颈结节性增大，有假包膜环状血流，有规则分布的血流信号。宫颈黏膜下肌瘤蒂细，相对肿物小，宫颈前后唇回声正常。

宫颈恶性肿瘤前后唇均可不对称的膨大，不均低回声多结节状，内有杂乱的低阻血流信号，如宫颈管内恶性肿瘤，蒂粗与宫壁界限不清，血流杂乱丰富。尤其是宫颈黏膜下肌瘤合并感染时，临床有大量阴道出血伴恶臭分泌物与宫颈癌或宫颈肉瘤有交叉现象。

第五节　宫颈癌

一、概述

宫颈癌（UCC）是最常见的女性生殖道恶性肿瘤之一，发病率在女性恶性肿瘤中居第二位，仅次于乳腺癌。我国宫颈癌的患病率和死亡率均约占全世界的1/3，每年的新发病例约13.15万，死亡率占我国总死亡率14.6/10万，总癌症死亡第4位，女性癌症的第2位。宫颈癌是唯一一种病因明确，由人乳头瘤病毒（HPV）感染引起的癌症。HPV预防性疫苗应用成功，使其成为一种可预防的疾病，它有一个很长阶段的浸润前病变。宫颈癌筛查方法有很大突破，如液基薄层细胞学检测（TCT）、检测HPV-DNA、阴道细胞学、阴道镜取活体等，其中用病理诊断是金标准。我国宫颈癌的早期诊断、早期治疗已达到国际水平，给广大妇女带来福音。

宫颈癌发生的高危因素：第一次性交年龄过早；多个性伴侣；多产；吸烟；慢性免疫抑制等。在宫颈发生病变之前，最初阶段为HPV感染，包括2种高危型（16和18型）和14种高危亚型。HPV影响细胞生长和分化是通过作用于肿瘤抑制基因p53，导致其发生凋亡与逃逸，不受调控的细胞增殖造成宫颈病变。

宫颈癌临床表现的早期症状与宫颈糜烂和宫颈炎相似，浸润癌时，性交接触性出血、阴道不规则出血，阴道排液较多，有腥臭味。晚期除阴道排液出血外，还有压迫转移症状，如盆腔痛、尿频、肛门坠胀、下肢水肿、贫血、恶病质等。

二、宫颈癌的超声特征

1. **早期宫颈癌**　声像图上无明显结构变化，超声在宫颈原位癌时无诊断特征，超声造影通过造影剂进入的时间与速度可以提供线索。仍是以HPV检测、宫颈细胞学、阴道镜及病理诊断为主。

2. **宫颈浸润癌**　宫颈癌病变处有不同程度的膨大变形，一般以外口向宫颈内口迁移，个别内生型患者是宫颈外口正常，而宫颈中上前后唇不对称、肿瘤形态不规则，出现偏低多结节状回声，互相融合；合并感染时内部回声可强弱不均。

3. **宫颈血流CDFI**　恶性肿瘤的生长和转移主要依赖于其间质血管的形成，经常伴有新生的异常血管，如血管形态、走行异常，分布不均，动静脉短路吻合，有丰富杂乱的血流信号。随着临床分期的提高，血流阻力指数（RI）、血流搏动指数（PI）值随之下降，证明RI、PI与宫颈癌的恶性程度相关。尤其是能量多普勒超声，对宫颈癌血流显示更好。见图1-5-1。

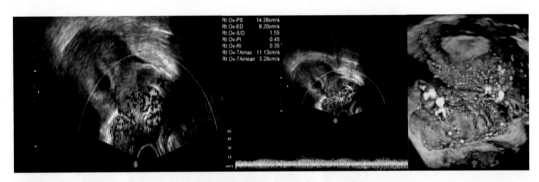

图1-5-1　宫颈癌能量血流显示血供分布丰富紊乱，低阻血流RI：0.35

4. **宫颈癌转移**　宫颈癌累及宫体、宫旁、阴道、膀胱、直肠等病灶，所累及处出现不均匀、边界毛糙的实性病灶，有粘连区域。注意描述病变大小、所在区域及与周边邻近器官的关系。

（1）宫颈癌晚期时，宫旁不规则增厚，出现转移结节及盆腔积液，几乎达盆壁。

（2）宫体受侵时，宫体下段宫壁膨大明显，与宫颈病变相连，若癌组织堵塞宫颈内口，宫腔内可积液，宫体上段正常。

（3）阴道受侵时，紧贴宫颈病变部位的阴道壁增厚，界限不清，出现偏低回声的实性结节。

（4）膀胱受侵时，紧贴宫颈病变部位膀胱后壁增厚，内有乳头状突起。

（5）直肠壁受侵时，紧贴宫颈病变部位直肠前壁不光滑，局部增厚，有乳头状突起。

（6）内生型宫颈癌时，癌组织向宫颈深部浸润生长，病灶局限于宫颈上段时，妇科检查难以估计病变范围，医生从宫颈外表看不出异常，易误诊。

（7）病变部位血管增多、走行杂乱，有低阻血流信号。

超声根据宫颈声像图的改变可发现并测量局限病灶的大小。见图1-5-2，图1-5-3。

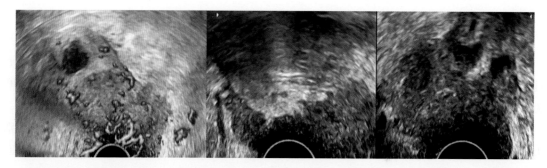

图1-5-2　子宫前位4.9 cm×4.0 cm×4.2 cm，表面不平，回声不均，单层内膜厚0.2 cm，液性分离1.5 cm，宫颈形态不规则5.5 cm×4.6 cm×5.1 cm，以偏低结节状回声为主，边界毛糙，向上累及宫体下1/2，向下累及阴道上1/2，范围1.4 cm×0.9 cm×1.0 cm，向右累及宫旁外突实性包块直径1.8 cm，向左累及宫旁外突实性包块直径1.4 cm

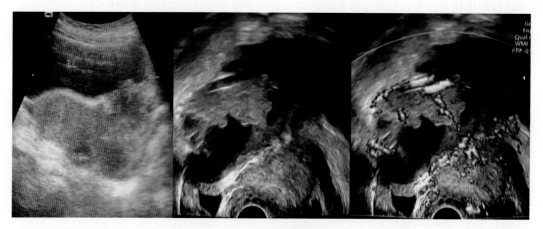

图1-5-3　宫颈形态不规则，累及膀胱、阴道、直肠、输尿管

曾有病例，在查体时发现宫颈后唇上段有偏低回声区，因当时患者无临床症状，又是黑白超声做的普查，只考虑为肌瘤，未考虑内生型癌，细胞学也未发现恶性细胞。患者几个月后因不规则出血复查，细胞学发现癌细胞，超声发现整个宫颈被膨大变形偏低回声肿瘤占据，为浸润性宫颈癌，耽误了最佳治疗时机。

三、三维超声彩色多普勒速度能量图在宫颈癌方面的应用

1. 三维超声是通过多切面包罗宫颈病变　对宫颈肿瘤体积估计测量较二维超声更准确，三维能量多普勒超声较二维彩色多普勒超声能发现微小血管、低速度血流，形象、直观地观察到宫颈内血流灌注状态，立体地显示宫颈的血管分布及密度等信息。

2. 超声下血管分型标准

Ⅰ型血管：均匀分布、细小而较直的血管。

Ⅱ型血管：局部显示环状增粗的血管。

Ⅲ型血管：局部见杂乱无章呈分枝状丰富的血管。

Ⅳ型血管：粗细不均、扭曲成团似火球状血管。

我院于2009年6月至2010年8月间对37例宫颈癌患者（Ⅰ期患者21例，Ⅱ期患者16例）术前进行彩色多普勒超声与三维超声彩色多普勒速度能量图检查。见图1-5-4。Ⅰ期宫颈癌患者血管增多，血流丰富，肿瘤处血管增粗杂乱无章，部分呈现火球状，以Ⅲ、Ⅳ型血管为主，占81.0%（17/21）；Ⅱ期宫颈癌患者宫颈血流极丰富，血管杂乱无章呈现火球状，均显示为Ⅲ、Ⅳ型血管，以Ⅳ型血管为主，占68.8%（11/16）。有文献报道三维能量多普勒超声的血管分级及血管

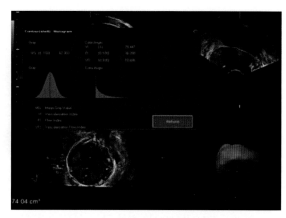

图1-5-4　三维超声彩色多普勒速度能量图

化指数（VI）与微血管密度（MVD）及血管内皮生长因子（VEGF）表达具有相关性，说明血管分级与VI可以反映微观上肿瘤内血管表达，应用三维超声VOCAL软件血管参数能更有效地评估宫颈癌变。结果显示：①宫颈体积随着宫颈病变的升级呈现增大趋势，Ⅱ期宫颈癌组＞Ⅰ期宫颈癌组。②VI代表宫颈单位容积内血管的数目，表示宫颈内血管的稀疏或丰富程度。Ⅱ期宫颈癌较Ⅰ期宫颈癌组VI明显升高也有显著统计学差异。③血流指数（FI）：代表宫颈内血流信号的平均强度，表示三维扫查的瞬间宫颈所通过的血细胞量。Ⅰ期宫颈癌组＜Ⅱ期宫颈癌组。④血管化血流指数（VFI）：表示存在的血管信息和血流信息的结合，在患者中与VI表现一致。经阴道彩色多普勒超声检查的收缩期峰值流速（PSV）、舒张末期流速（EDV）显著高于三维能量多普勒检查结果（$P < 0.05$），阴道彩色多普勒诊断早期宫颈癌的灵敏度为76.4%，特异度为100.0%，显著高于三维能量多普勒超声检查的71.3%和72.6%（$P < 0.05$）。结论：对早期宫颈癌行经阴道彩色多普勒联合三维能量多普勒超声检查，能够提高诊断的敏感性及检查的准确率，得到优势互补，值得在临床应用上推广。

四、弹性超声在宫颈癌方面的应用

弹性成像超声生物力学，是目前较热门的超声新技术，弹性成像使超声进入了研究组织质地硬度的新阶段。利用超声获取宫颈组织的相对硬度与绝对硬度的信息，助力式弹性成像技术（ETE）及声触诊组织量化技术（VTQ）可协助诊断宫颈癌。

1. 助力式弹性成像技术评分方法　1分：宫颈内部显示为蓝绿相间，兼有红色，绿色面积＞50%；2分：宫颈显示为蓝绿相间，没有红色，绿色面积＞50%；3分：宫颈显示蓝绿相间，蓝色面积在50%～70%之间；4分：宫颈显示以蓝色为主，兼有绿色，蓝色面积＞70%；5分：宫颈整个区域显示为均匀稳定的蓝色。≥4分诊断为恶性，≤3分诊断为良性。见图1-5-5。

2. 声触诊组织量化技术　是对组织硬度的定量弹性测量。

我院于2012年1月～12月经TCT筛查、阴道镜活检并最终行手术治疗，术后病理证实为宫颈癌患者44例，使用ETE及VTQ检测44例宫颈癌患者病灶及50例正常宫颈，记录图像及测量相关数值进行分析统计。结果ETE诊断宫颈癌的敏感度为88.6%，特异度为94%；宫颈癌VTQ均值为（2.68±0.49）m/s，明显大于正常宫颈VTQ均值（1.53±0.47）m/s（$P < 0.05$）。

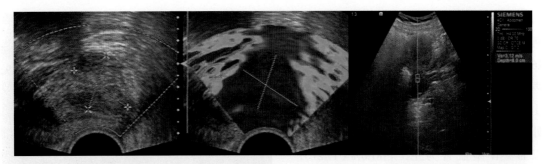

图1-5-5　宫颈颜色以蓝色为主，蓝色＞70%，评分4分，深度4.0 cm，剪切波速3.12 m/s，宫颈癌

结论：ETE及VTQ检查均显示宫颈癌病变的硬度明显增加，且随着宫颈癌分期越高硬度越硬，说明弹性超声成像技术在协助宫颈癌的诊断上有应用价值。

五、超声在宫颈癌患者行放、化疗前后、术后应用动态追踪观察对比治疗疗效方面发挥作用

宫颈浸润癌合并严重内科疾病、感染，癌症包块较大，不能立刻手术时，或者宫颈癌发现已晚期无法手术时，临床大多采用放、化疗的治疗方法。放、化疗后癌组织坏死，癌灶缩小，血供减少，B超结合多普勒可以客观地监测疗效，是目前常用的手段。

（1）动态观察到在放、化疗后肿瘤体积逐渐缩小，血流信号从多到少，阻力指数从低到高，宫颈肿物偏低回声水平逐渐接近正常宫颈肌层回声，原肿物的影像逐渐缩小、模糊不清，甚至不易被分辨和识别出来，使宫颈恢复常态。患者治疗前宫颈肿瘤直径达5～7 cm，经过6～8个月的全照射放疗，期间每月一次超声检查观察病变情况，最后观察到宫颈恢复到正常形态。宫颈癌放、化疗后超声追踪复查有无宫腔积液。

经腹部联合经阴道超声能全面探察宫颈、子宫、盆腔有无转移情况，加之彩色多普勒超声与血流同时探测，增加诊断信息，对术前宫颈癌分期、是否需要放化疗的治疗及手术方式的选择均有临床指导意义。

（2）宫颈癌术后超声追踪复查，除探查盆腔、阴道断端有无复发外，最重要的是探查移位的卵巢。因年轻的宫颈癌患者子宫全切，术后保留双侧卵巢，为放疗不损伤卵巢功能，将卵巢移位，移位的卵巢有时吊得较高，很难显示，需全腹探查。

六、宫颈癌的超声鉴别诊断

1. 宫颈癌与宫颈肌瘤的鉴别　宫颈肌瘤TCT、阴道镜检查正常，为孤立、单个的低回声结节，规整、有假包膜，多位于宫颈上段前唇或后唇内，环状或半环状血流信号。宫颈癌病变处呈实性低回声，不规整、无假包膜，前后唇同时多发低回声区，病变初始多位于宫颈外口水平到宫颈下段，前后唇均累及，以后发展到全宫颈或侵犯到子宫下段，血流信号多、紊乱。见图1-5-6，图1-5-7。

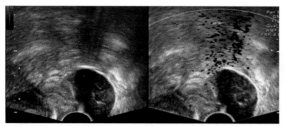 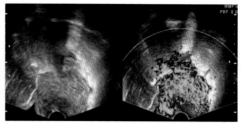

图1-5-6 宫颈肌瘤后唇单个局限，血流信号少

图1-5-7 宫颈癌宫颈前后唇回声不均，血流信号丰富

2. 宫颈癌累及宫体与内膜癌累及宫颈的鉴别

宫颈癌累及宫体时宫颈变形，累及宫体主要为宫壁与下段，而不是内膜，故子宫内膜无明显增厚，有时内口被肿物占据，导致宫腔内少量积液。见图1-5-8。

内膜癌累及宫颈时，内膜增厚不均，尤其是宫腔下段内膜增厚不均，一直延伸到宫颈管内膜，宫颈肌层病变也偏于宫颈上段，下段宫颈与宫颈外口形态一般无变化，病理为腺癌。见图1-5-9。

3. 宫颈绒毛状腺瘤罕见 来自宫颈内膜肠腺化生，有时绒毛状腺瘤生长深或浸润时，与绒毛状腺癌很难区别。

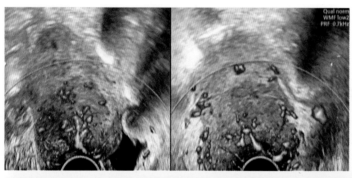

图1-5-8 子宫前位3.7 cm×4.9 cm×3.9 cm，表面平，回声不均，宫腔液性分离0.9 cm，单层内膜中等0.2 cm。宫颈形态不规则2.7 cm×5.4 cm×5.0 cm，以偏低结节状回声为主，向上累及宫体下段1/3。宫颈不均区血流信号

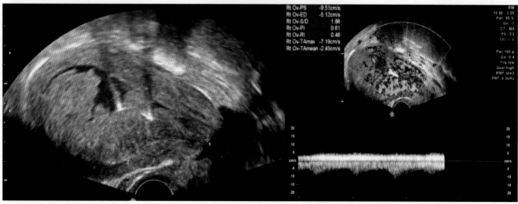

图1-5-9 内膜增厚不均，尤其是宫腔下段内膜增厚不均，一直延伸到宫颈管内，宫内节育器

附：国际妇产科联盟（FIGO，2018年）宫颈癌临床分期

 I 期 癌灶局限在宫颈（宫体是否受累不予考虑）

I A 仅在显微镜下可见浸润癌。最大深度最深为<5 mm

I A1 间质浸润深度<3 mm

I A2 间质浸润深度≥3 mm，<5 mm

I B 浸润癌浸润≥5 mm，（超过 I A期）癌灶仍局限在子宫颈

I B1 间质浸润深度≥3 mm，病灶最大径线<2 cm

I B2 癌灶最大径线≥2 cm，<4 cm

I B3 癌灶最大径线≥4 cm

 II 期 癌灶超越子宫，但未达阴道下1/3或未达骨盆壁

II A 侵犯上2/3阴道，无宫旁转移

II A1 癌灶最大径线<4 cm

II A2 癌灶最大径线≥4 cm

II B 有宫旁浸润，但未达盆壁

 III 期 癌灶累及阴道下1/3，和（或）扩展到骨盆壁，和（或）引起肾盂积水或肾无功能和（或）累及盆腔和（或）主动脉旁淋巴结

IIIA 癌累及阴道下1/3，没有扩展到骨盆壁

IIIB 癌浸润宫旁为主，已达盆壁，或有肾盂积水或肾无功能

IIIC 不论肿瘤大小和扩展程度，累及盆腔和主动脉旁淋巴结［注明r（影像学）或p（病理）证据］

IIIC1 仅累及盆腔淋巴结

IIIC2 主动脉旁淋巴结转移

 IV 期 肿瘤浸润膀胱黏膜及直肠黏膜（活检证实）和（或）超出真骨盆（泡状水肿不分为IV期）

IVA 转移至邻近器官

IVB 转移到远处器官

如分期存在争议，应归于更早的期别；1）可利用影像学和病理学结果对临床检查的肿瘤大小和扩展程度进行补充用于分期；2）淋巴脉管间隙（LVSI）浸润不改变分期，不再考虑病灶浸润宽度；3）需注明III C期的影像和病理发现，例如：影像学发现盆腔淋巴结。

第二章 子宫内膜病变

第一节 概述

一、正常子宫内膜解剖与生理

子宫内膜起源于原始间胚叶，自子宫颈组织学内口，开始覆盖整个宫腔，上皮下的间质由丰富的圆形细胞构成，是一种特殊类型的柱状上皮细胞，具有形成被覆上皮的能力。当子宫内膜发育至一定程度后，正常子宫内膜分两层——基底层与功能层。

1. 基底层　靠近子宫肌层，内含有内膜的腺体与腺管，靠螺旋动脉营养。在月经周期此层不脱落，无周期性变化，作为内膜再生的基地，形成下一周期的功能层细胞。

2. 功能层　靠近宫腔表浅部分的功能层占内膜全层的2/3，该层内膜随卵巢激素水平的变化而发生周期性的形态改变，增殖期、分泌期、月经期至内膜脱落，内膜周而复始更新。子宫内膜厚度主要受雌激素影响，随雌激素水平增高而增厚。随着年龄增长，内膜血管发生不同程度的硬化，同时子宫雌激素受体减少，内膜腺体和间质细胞凋亡。子宫内膜厚度的影响因素至今尚无明确结论。

二、子宫结合带

1. 定义　子宫肌层最内层构成了子宫内膜-肌膜交界面，我们称之为"子宫结合带"，也就是子宫内膜层和子宫肌膜层的连接处。

2. 作用　防止黏膜腺体直接侵入肌层，调节滋养细胞植入、利于精子运输、月经期止血及局部免疫等功能，对于维持子宫的生理功能具有重要意义。

3. 正常子宫内膜腺体可向肌层移行，其深度不超过2 mm。见图2-1-1。

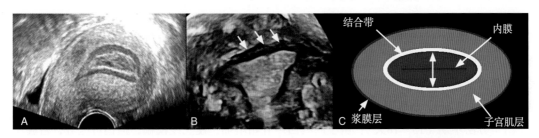

图2-1-1　A.二维超声结合带的表现；B.三维超声结合带的表现；C.子宫结合带示意图

第二节　超声测量内膜厚度与血流

子宫内膜厚度是指纵轴平面上子宫体中央内膜与两边肌层间反射界面间的距离。

阴道超声测量正常子宫内膜也呈周期性变化：阴道超声测量子宫内膜厚度的方法较腹部超声准确性更高，能更清晰地显示子宫内膜。测量宫腔前后壁内膜与子宫肌层交界处强回声之间形成低回声晕（子宫结合带）的距离即为两层子宫内膜的厚度。

一、内膜周期性变化的超声特征及测量

1. 增殖期（月经周期第5～14天）　内膜呈三线征，内膜增生，开始较薄，由于腺体增生，间质水肿，间质内有较直而细、壁薄的小动脉向内膜表层生长，小动脉弯曲、管腔增大，内膜层的低回声与基底层的高回声线与内膜两层接触面形成。CDFI显示内膜血流（螺旋动脉）信号稀少。

（1）增殖早期（6～8天）：内膜线增厚4～6 mm。

（2）增殖中期（9～11天）：内膜逐渐显示三条强回声线，其间低回声区为两层功能层内膜，内膜厚8～12 mm。

（3）增殖晚期（12～13天）：三条线二区更加清晰可见，内膜厚度加宽，为9～12 mm。

血流信号由肌层向内膜下与内膜内延伸。见图2-2-1。

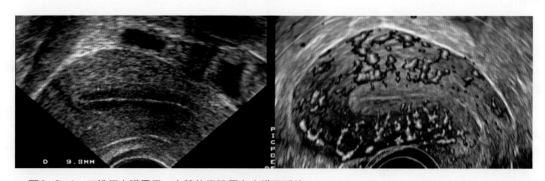

图2-2-1　三线征内膜显示，血管位于肌层向内膜下延伸

2. 分泌期（月经周期第15～28天）　功能层内膜在雌、孕激素刺激下，腺体内黏液和糖原聚积，内膜水肿，腺体分泌，血管结构增粗、增长、迂曲，内膜增厚，腺体上皮细胞变化，声像表现内膜由低回声逐渐转向中等回声，最后由中等回声占据，为三条线状强回声征逐渐消失，内膜厚度达6～12 mm，与肌层分界明显，CDFI显示内膜血流信号增多。

（1）分泌早期（15～18天）：由于内膜回声开始增加，使三线模糊，但仍可区分，宫腔中线回声仍清晰。

（2）分泌中期（19～23天）：三线征消失，宫内膜回声明显增高，呈均匀一致中等回声。

（3）分泌晚期（25～28天）：子宫内膜呈中等回声，厚度<16 mm。

一般厚10～16 mm。月经快来潮时，内膜可稍变薄并显示不均中等回声。若能受孕，子宫内膜受妊娠黄体的影响，厚度可达20～24 mm，回声更高。见图2-2-2。

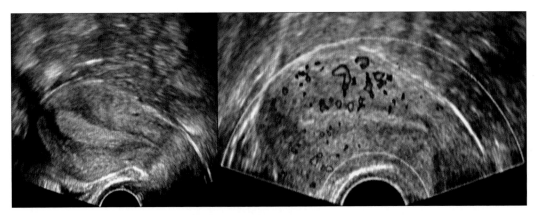

图2-2-2　内膜呈中等回声，分泌期内膜的血流从肌层向内膜灌注

3. 月经期（月经周期第1~4天）　内膜线状等回声或稍低回声，少量液性分离，厚度1~4 mm。

4. 绝经后　内膜萎缩变薄，成线状稍强回声，平均厚度2~4 mm。由于宫颈萎缩，宫颈口粘连，很多绝经后妇女宫腔分泌黏液排不出去，表现宫腔少量积液。见图2-2-3。

5. 三维超声　子宫内膜容积的勾边范围：内膜宫底部至宫颈内口间的子宫肌层和内膜交界处，子宫内膜与肌层的对比明显，子宫内膜容积较易获得。三维超声容积指标可以全面观察子宫内膜各个切面，尤其两个宫角处也能显示清晰，且有高度的可重复性和精确性。对比二维超声测量的子宫内膜厚度仅为子宫纵切面上的最大垂直距离，无法反映除纵切面以外的内膜情况，三维超声的最大优点就是能够显示子宫内膜的立体完整性，故对子宫畸形诊断一目了然。见图2-2-4。

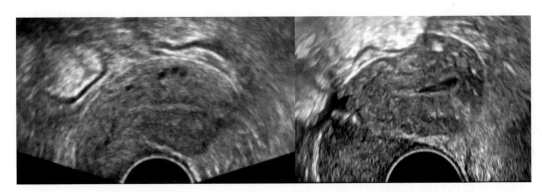

图2-2-3　子宫萎缩，内膜变薄，可宫腔少量积液

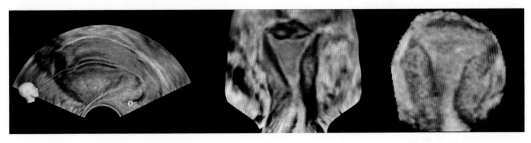

图2-2-4　三维超声内膜立体呈倒三角形，结合带清晰

第三节　子宫内膜增生性病变

一、子宫内膜增生的分类

1. **良性子宫内膜增生**　腺体过度增生，大小和形态不规则，但细胞无不典型性的变化。

子宫内膜增生：子宫内膜增生是长期雌激素刺激导致的子宫内膜病变。子宫内膜增生是一个连续性病变过程，子宫内膜由于长期受雌激素刺激、缺乏孕激素对抗，以腺体病变为主、伴有间质不同程度增生，到内膜非典型增生，甚至发展成内膜癌。

患者的临床表现为肥胖、多毛、月经不调，停经一至几个月不等，后有阴道不规则出血，淋漓不断，时多时少；相关因素包括不育、多囊卵巢、遗传因素、乳腺癌术后服他莫昔芬、长期应用米非司酮（抗孕激素）、绝经后阴道出血等。

世界卫生组织（WHO）对子宫内膜增生性病变的分类变迁见表2-1。

表2-1　子宫内膜增生性病变分类的演变

1994/2003 年版	2014 年版	进展至子宫内膜样癌的风险（%）
单纯性增生不伴非典型增生	子宫内膜增生不伴非典型增生	1
复杂性增生不伴非典型增生		3
单纯性增生伴非典型增生	子宫内膜非典型增生 /EIN	8
复杂性增生伴非典型增生		29

2. **恶性前期**　子宫内膜内皮瘤样变（EIN）=内膜非典型增生（AH），内膜腺体存在异型性，但无浸润的证据。研究表明此类患者一年发生内膜癌的比例高达45%。内膜非典型增生患者患内膜腺癌的长期风险增加14%～45%。

3. **恶性**　内膜腺癌详见内膜癌。

随着经阴道超声仪器的广泛应用，子宫内膜厚度的测量已成为某些内分泌变化及子宫内膜病变的监测指标。正常绝经前妇女内膜上限为16 mm，绝经后妇女内膜上限为5 mm。如果超过内膜上限，而且内膜中低不均，伴不规则阴道出血，为内膜异常增生。

二、子宫内膜增生性病变的超声特征

1. **月经不调时的超声特征**

（1）子宫正常或稍大，形态正常。

（2）育龄期妇女内膜增厚≥16 mm；或月经结束1～2天，内膜厚度≥10 mm。

（3）内膜周边可有低回声晕，周边清晰。

（4）由于月经不调，常伴有一侧卵巢生理性囊肿或卵巢增大呈多囊样改变。

2. **内膜增厚类型与超声特征**　观察内膜要从内膜回声是否均质、内膜线的情况、内膜边缘清晰度等综合因素判断。

（1）内膜回声均匀增厚。

（2）内膜不均匀增厚，回声中低不均、内掺杂强回声，内膜线弯曲偏移、内膜线断续缺失。见图2-3-1～图2-3-4。

（3）内膜边缘（结合带）内膜边缘清晰、内膜边缘毛糙。见图2-3-5。

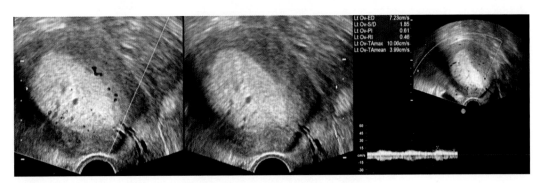

图2-3-1　增厚的内膜内掺杂多个大小不等囊区，直径0.1～0.5 cm

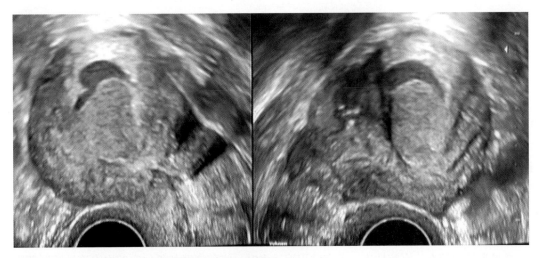

图2-3-2　内膜不均，宫腔内有回声团与液性暗区

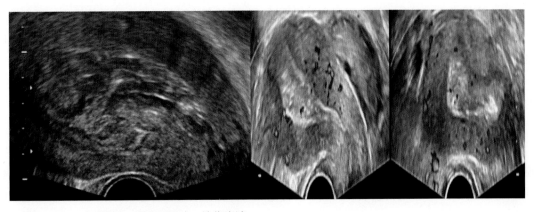

图2-3-3　内膜增厚，散在强回声，边缘尚清

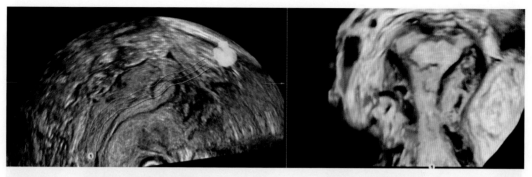

图2-3-4　内膜线断续缺失（宫腔粘连）

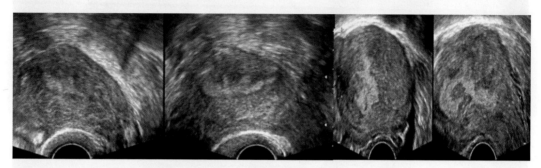

图2-3-5　内膜边缘似伪足样外伸

3. 子宫内膜炎与宫腔积液　前者常见于育龄妇女，阴道出血患者；后者常见于绝经后妇女，长期卧床、宫颈粘连、宫颈和宫体癌瘤患者。

临床表现：患者常下腹隐痛，阴道分泌物增多、呈脓血性。妇科检查白带黄脓伴臭味，子宫增大有压痛。

超声特征：

（1）子宫内膜炎：内膜水肿增厚，回声不均，血流信号增多。刮宫病理为子宫内膜炎。

（2）宫腔积液：宫腔无回声液体：子宫增大，宫壁回声正常，内膜显示为单侧，宫腔液性分离。常见绝经后妇女，宫腔粘连。子宫腔积液过多时，宫壁变薄如纸；宫腔内有液性暗区范围较大。见图2-3-6。

（3）宫腔积血：液体内掺杂强回声短线漂浮，如宫腔积血时间长，血液无法排出，可有血块机化，此时出现液性回声中出现不规则片状强回声团块。此时注意，团块无血流信号，为机化的血块；有血流信号，为内膜病变或癌症。见图2-3-7。

（4）宫腔积脓：宫腔非纯囊液中出现散在点线状强回声。在做宫腔积液引流术时，出现恶臭的脓液，需做细菌培养加药敏试验。

病例：李某，67岁，绝经20年，阴道少量流液与出血半年。见图2-3-8。

手术做宫腔引流治疗时，刚开始为淡黄色黏液，约100 ml，最后少量血性液体。复查超声宫腔内仍有少量非纯囊液与片状中等回声，内有血流信号。故再次宫腔引流冲洗时，将引流出黏稠有形部分送病理，诊断为内膜癌。所以不要将绝经后宫腔积液的患者忽视为单纯宫腔粘连造成的炎症。

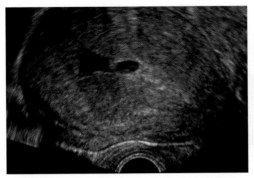

图2-3-6 宫腔断续积液

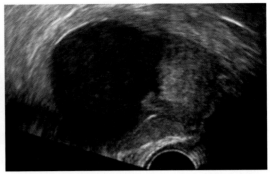

图2-3-7 宫腔非纯囊积液

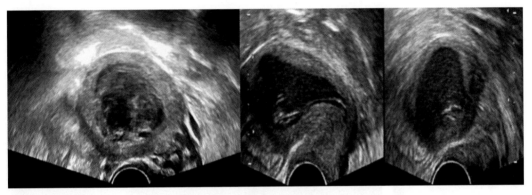

图2-3-8 子宫增大,宫腔内非纯囊积液,内有片状中等回声团

（5）内膜钙化与内膜结核：此种患者有盆腔结核不孕史，月经量正常至越来越少，甚至闭经。超声探查子宫正常大小，内膜薄厚不一，回声偏强；也可出现断续线状强回声，一个或两个宫角内强回声，常合并输卵管增粗僵直、盆腔积液。见图2-3-9。

病例：患者32岁，有腰椎结核史及原发不孕史。见图2-3-10，图2-3-11。

4. 内膜非典型增生/EIN 内膜增生的基础上出现细胞学的非典型增生。EIN是单克隆性子宫内膜侵袭前的腺体增生，属于子宫内膜样腺癌的癌前病变。

超声特征：子宫内膜增厚，内膜在增厚的基础上，回声不均匀，中等回声中掺杂散在强回声，尤其注意两侧宫角部也有强回声；内膜边缘尚清晰，血流灌注增多。三维超声可见立体内膜内掺杂较杂乱的强回声，边界尚清。见图2-3-12，见图2-3-13。

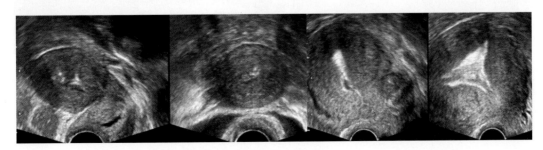

图2-3-9 内膜内出现断续线状强回声，内膜边缘均为强回声

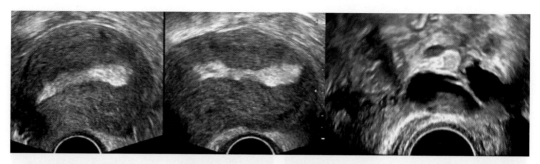

图2-3-10　子宫正常大小，内膜薄厚不均，内膜有增厚的强回声段并一直伸入到后壁内，横切时在强回声段的上方，两个宫角处，输卵管开口处均积液，延伸至输卵管的中段均为串珠状积液，输卵管伞端为强回声钙化。诊刮：内膜结核

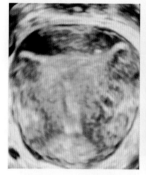

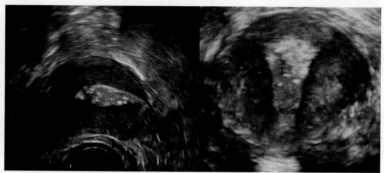

图2-3-11　宫腔内不均区，两个宫角强回声

图2-3-12　内膜回声不均，内有散在强回声

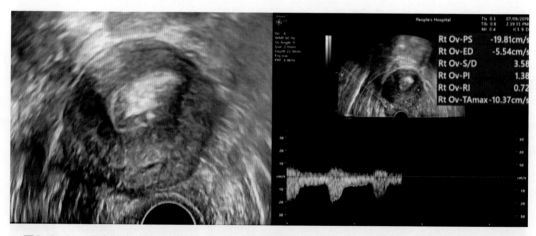

图2-3-13　子宫后位6.3 cm×5.4 cm×4.9 cm，表面平，回声不均，内膜中强不均厚2.0 cm，内掺杂强回声不均区1.8 cm。刮宫病理：内膜非典型增生

第四节　子宫内膜癌

一、概述

子宫内膜癌为女性生殖道常见的恶性肿瘤之一，是女性常见癌症中的第三名，近年来在发达国家中发病率蹿升并呈现年轻化趋势。我国75%好发于50岁以上妇女，40岁以下仅占5%，但对于育龄期妇女，尤其是未生育或有生育要求者，内膜癌影响其生命及生活质量，临床处理也非常棘手。约90%的内膜癌患者以阴道不规则出血或排液为唯一症状。发病因素与长期无孕激素抵抗、内膜无足够的孕激素保护，内源性和外源性雌激素长期过度刺激导致内膜增生过长，月经稀发、肥胖·高血压·糖尿病三联征；超重的妇女发生内膜癌的风险增加三倍，年轻女性常伴多囊卵巢综合征和不育；其他与遗传、代谢异常、外源性激素、内分泌病变、饮食习惯、Ⅱ型林奇（Lynch）综合征（遗传性非息肉病性结直肠癌）等因素有关。

二、分型

根据子宫内膜癌的发生与雌激素的关系，将内膜癌分为两型。

Ⅰ型（雌激素依赖型）：占内膜癌的75%以上，发生与雌激素作用有关，患者多为绝经前后发病，合并代谢异常的三联征，雌、孕受体（+），这些妇女中，由最先的内膜增生，多伴有内膜非典型增生，逐渐过渡到内膜腺癌。临床分期早，进展慢，对孕激素治疗有效。

Ⅱ型（雌激素非依赖型）：占内膜癌的10%～20%，无三联征，雌、孕受体（-），这类发生于无雌激素刺激的内膜。这类自然发生的癌症病理性上与子宫内膜增生病变无关，却有可能出现在已萎缩的子宫内膜。主要组织类型是浆液性癌、透明细胞癌和癌肉瘤，对孕激素治疗无效，易复发和转移，该类非激素依赖性肿瘤分化差，预后差，常发生于年老、绝经后及体型偏瘦弱的妇女。

子宫内膜癌不是一种单一的肿瘤，它具有生物学和组织学异质性的一组肿瘤，包括不同亚型。2014年WHO女性生殖道肿瘤分类是目前比较受公认的（表2-2）。

表 2-2　WHO 女性生殖道肿瘤分类（2014）

类型	ICD-O 编码	类型	ICD-O 编码
子宫内膜样癌	8380/3	低级别神经内分泌肿瘤	—
鳞状分化型	8570/3	类癌	8240/3
绒毛腺型	8262/3	高级别神经内分泌癌	—
分泌型	8382/3	小细胞神经内分泌癌	8041/3
黏液腺癌	8480/3	大细胞神经内分泌癌	8013/3
浆液性子宫内膜上皮内癌	8441/2	混合性腺癌	8323/3
浆液性癌	8441/3	未分化癌	8020/3
透明细胞癌	8310/3	去分化癌	—
神经内分泌肿瘤	—		

注：每个分类名称后面给出了ICD-O编码，斜杠（/）后面的数字表明这一肿瘤生物学行为，"/3"表明为恶性，"/2"表明为原位癌或Ⅲ级上皮内瘤变，"/1"为交界性或是不能确定其生物学行为，"/0"为良性。

根据这一分类法子宫内膜样癌为一大类型，除了典型的子宫内膜样腺癌外，还根据结构及细胞的特征分出三种不同亚型。

三、子宫内膜癌的超声特征

（一）注意事项

注意患者年龄。

内膜厚度（绝经后妇女内膜≥5 mm、育龄期妇女内膜＞16 mm）、三维超声内膜容积＞13.0 ml。

内膜均质度，尽管绝经后妇女内膜不厚于4 mm，但内膜不均，出现局部增厚现象。

内膜边缘毛糙，呈锯齿状，伸入到肌层。

内膜血流灌注杂乱，并有粗大的血管从肌层伸入内膜，为内膜侵肌的表现。

（二）常见内膜癌的超声特征

1. 子宫内膜局限型改变　肿瘤仅累及部分子宫内膜，内膜局部增厚不均，局部增强回声。此型病灶虽小，也可侵犯肌层。见图2-4-1，图2-4-2。

2. 子宫内膜息肉型改变　癌组织向宫腔突出呈息肉状。见图2-4-3。

3. 子宫内膜弥漫型改变　子宫内膜不对称增厚或明显增厚，厚度在1.0～3.5 cm，充满整个宫腔，内膜呈弥漫性不均匀或局灶性增厚，增厚处呈强弱不均杂乱回声，有乳头状突起，呈不均团块状。团块阻塞宫颈内口，可伴有宫腔内有非纯囊积液；内膜边缘毛糙，与肌层分界不清。

病例：李某，80岁，绝经35年，阴道出血近半年。见图2-4-4，图2-4-5。

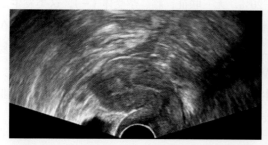

图2-4-1　宫腔底部局部内膜增厚不均。病理：子宫内膜样腺癌

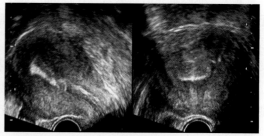

图2-4-2　内膜不均范围3.6 cm×3.9 cm×1.3 cm，内掺杂着散在强回声。病理：子宫内膜局灶癌变

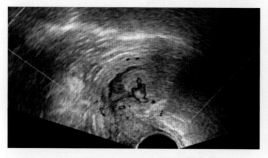

图2-4-3　宫腔内边毛欠清中等回声团范围1.7 cm×1.7 cm×0.9 cm，与后壁界限不清，后壁伸向宫腔回声团血流信号RI：0.42，PI：0.52

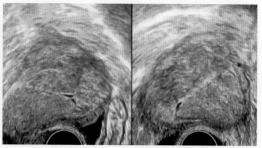

图2-4-4　子宫后位6.7 cm×6.8 cm×5.2 cm，表面平，回声不均，宫内充满中等不均回声范围6.2 cm×5.9 cm×4.5 cm，距浆膜层0.1～0.4 cm

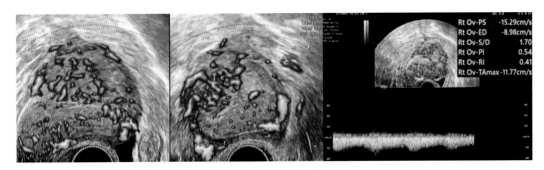

图2-4-5　内膜血流丰富, RI: 0.43, PI: 0.54。病理: 内膜腺癌

4. 内膜癌血流动力学改变　子宫动脉血流量增加，表现为血管阻力下降，增厚的子宫内膜有杂乱的彩色血流信号，有肌层伸向内膜的血管，血管走行紊乱，肿瘤动脉频谱呈低阻力型，RI<0.50。子宫动脉搏动指数平均为1.66±0.41；阻力指数平均为0.75±0.08，而病灶局部动脉，搏动指数平均为0.83±0.35，阻力指数平均为0.51±0.14。经阴道彩色血流多普勒监测子宫内膜，观察血流信号的变化，可帮助鉴别子宫内膜的良、恶性病变。

5. 肌层受侵的深度　是判断肿瘤恶性程度的与内膜癌分期的重要指标，也是影响预后及复发的重要因素。有肌层浸润复发率比无肌层浸润高4倍，深肌层受累的复发危险明显高于浅肌层受累，死亡率也明显增高。所以内膜癌侵肌是超声探查的一项重要指标。

内膜癌侵肌的超声观察时间很重要，一定要在术前疑内膜癌或诊刮病理诊断以后，两次做彩色多普勒超声检查对比。因为经常在刮宫前超声提示内膜增厚不均，也只能超声疑内膜癌，此时提示内膜癌侵肌不合适，但要注意内膜边缘有无毛糙，血流信号与肌层的关系。而诊刮或宫腔镜后，内膜病损已被刮出，即使病理已诊为内膜癌，再做超声因受手术影响，刮宫后内膜变得很薄，病变部位不清，侵肌很难判断；超声医生应在两次超声对比描述仔细斟酌，术前宫壁厚度、病变所在部位的内膜边缘距浆膜层的距离，刮宫后病理提示内膜癌，再次做超声时将刮宫前后超声图像对比，才能进一步提示侵肌深度。

经阴道超声较准确判断内膜癌侵肌程度。正常的子宫内膜于肌层间有一完整的低回声晕，即结合带。当内膜癌侵肌时，侵肌处结合带模糊不清甚至消失，内膜边缘毛糙不均，呈锯齿状伸入，在与肌层分界处弥漫，血管从此处向内膜伸入。

首先要测量正常部位的肌层厚度，然后找到病灶侵肌最深处外缘距子宫浆膜面的距离，可判定是否有侵肌深度、肌层内侵蚀是否大于肌层1/2。<1/2是浅肌层浸润，>1/2是深肌层浸润。经阴道超声对术前判断内膜癌侵肌深度的准确率可达85%以上。内膜血流可以协助甄别。有侵肌时，内膜边晕毛糙，结合带欠清，受侵处子宫内膜与肌壁分界不清，或从分界不清的肌层向子宫内膜伸入走行杂乱的血管，根据血管发出部位，可判断侵肌部位及深度。

三维超声：内膜癌病变处向宫壁侵肌，此处结合带消失，病变以芽凸状或团块状向肌壁侵及，协助二维超声诊断侵肌深度。见图2-4-6~图2-4-8。

6. 内膜癌宫颈受累时　患者5年生存率为50%，较宫颈未受累的患者5年（生存率76%）明显下降。术前超声是可以报告的。当内膜病变侵及宫颈时，宫颈膨大，主要是内膜病变与宫颈管内膜病变相连，病变处回声杂乱不均，血流信号增多杂乱，低阻；而宫颈肌层仍显示相对清晰。见图2-4-9。

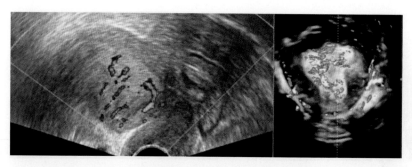

图2-4-6　内膜中低不均回声范围4.7 cm×3.9 cm×3.4 cm，宫腔与前壁肌壁界限欠清，为杂乱血流信号，三维超声内膜边界毛糙，血流杂乱

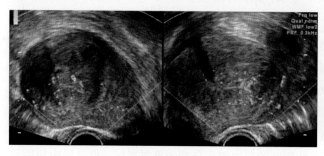

图2-4-7　内膜癌在左前壁与肌层分界不清，血管杂乱有侵肌表现

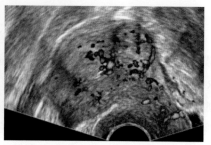

图2-4-8　内膜癌侵肌后壁血管杂乱

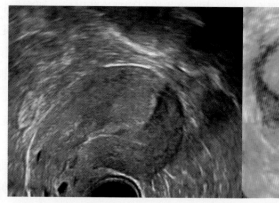
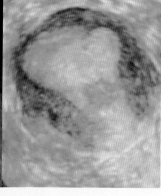

图2-4-9　内膜回声中低不均范围5.1 cm×5.0 cm×4.0 cm，距浆膜层0.2 cm，宫颈厚3.5 cm，内膜与宫颈内口向下病变延续，但宫颈肌层回声尚正常。三维超声清晰可见内膜癌侵肌与向宫颈内膜累及情况

7．内膜癌转移　内膜癌可远处转移，除内脏器官外，也有骨转移报道。

病例：张某，56岁，子宫异常出血4年。检查患者被迫体位，整个右侧下肢水肿，右臀部膨大。见图2-4-10。

8．双癌征　是内膜癌与原发性卵巢癌、宫颈癌或输卵管癌同时发生。超声发现除内膜癌病变外，要注意宫颈、宫旁与附件有无包块，当附件也有囊实性混合型肿块、后穹窿结节及一定量的腹水时，术前要提示双癌的可能性大。

如果是诊刮确诊的转诊患者，术前再次做超声检查时，要参考子宫内膜癌手术病理分期（FIGO，2009），要观察的项目除子宫大小、有无子宫肌瘤、内膜厚度、均质度外，还要观察有无侵肌、侵肌深度、有无子宫破裂、宫颈受侵、卵巢或输卵管肿物（双癌）等，这些信息尽量在报告上反映出来，可为临床术前提供内膜癌的大致分期，并对术前制订手术方案有指导价值。

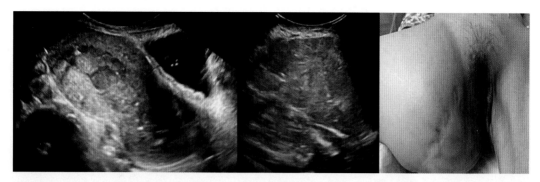

图2-4-10　子宫前位9.8 cm×6.4 cm×6.7 cm，表面平，回声不均，宫腔内充满偏低不均回声范围7.2 cm×3.0 cm×2.9 cm，与宫壁界限欠清，距浆膜层0.5 cm，宫颈失常态偏低不均回声6.8 cm×5.3 cm×5.8 cm，与宫腔内不均回声区相连。右宫旁形态不规则偏低回声包块，范围11.7 cm×15.7 cm×9.1 cm，向下达右侧大腿上二分之一处，向下达整个右臀部。左宫旁髂血管内侧实性低回声包块6.0 cm×4.5 cm×4.1 cm。子宫诊刮病理：（宫腔刮出物）符合具有微卫星不稳定性（MSI）表型的子宫内膜未分化癌；（右髋部肿物穿刺）恶性肿瘤，高度提示"具有MSI表型的子宫内膜未分化癌"转移

病例1：敖某，53岁，2年前开始出现月经不规律，因阴道不规则出血就诊。见图2-4-11。

手术：宫腔内病变大小2.5 cm×2 cm，侵及子宫肌壁<1/2，右侧卵巢肿物直径约8 cm，偏实性，左卵巢实性肿物直径3 cm。

术后病理：子宫内膜样腺癌ⅠA期G2；双卵巢子宫内膜样腺癌ⅢC期G2。

病例2：蔚某，30岁，既往月经规律，下腹胀1月，加重5天。见图2-4-12。

手术：子宫内膜病变大小3 cm×2 cm，浸润深度<1/2。左附件肿物，剖开见黄色和暗红色浓稠液体，多个囊腔，内壁局部乳头状突起，质地稍糟脆，有出血坏死。见图2-4-13。

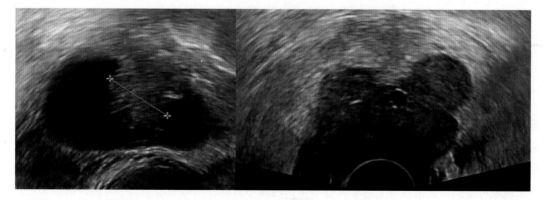

图2-4-11　宫腔液性分离2.4 cm，宫腔内隆起回声中低不均团块范围2.6 cm×3.6 cm×1.6 cm，边界毛糙，距浆膜层0.6 cm。右卵巢实性分叶状范围7.2 cm×4.0 cm×3.2 cm，内囊区直径0.8 cm，左卵巢以实为主囊实性肿物4.2 cm×3.0 cm×3.4 cm，边界毛糙

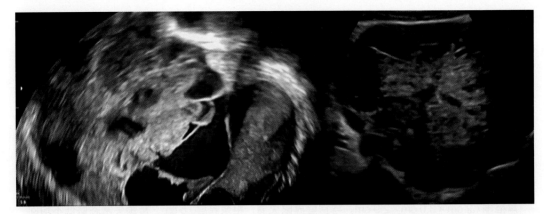

图2-4-12 子宫后位5.2 cm×4.6 cm×4.0 cm，表面平，回声不均，内膜中等不均厚1.9 cm，边界稍毛糙。左附件多房隔囊实性肿物范围14 cm×11.2 cm×11.5 cm，最大非纯囊区6.7 cm，最大实性区8.2 cm，隔上均为乳头，包膜完整，肿物与右卵巢粘连

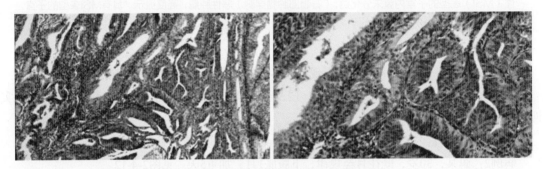

图2-4-13 病理：子宫内膜样癌Ⅱ级，左卵巢子宫内膜样癌ⅡB期G1

第五节　内膜病变的鉴别诊断

一、内膜囊性增生与早期良性葡萄胎或内膜息肉鉴别

内膜腺囊性增生的宫腔内小囊个数少，囊相对分散，内膜增厚在2.0 cm左右，规则。而早期葡萄胎，有停经、尿妊娠反应（＋）史，内膜可不对称增厚，增厚的内膜呈中等不均回声，内掺杂数个大小不一的囊区，较内膜腺囊性增生范围大，有片状液性暗区，可有妊娠囊（部分性葡萄胎）或无妊娠囊。内膜息肉内也有数个小囊区，囊区较分散，息肉边规整与子宫肌层有分界为双边征现象可鉴别。复杂性增生与非典型增生，内膜不对称、不均质增厚、中等回声掺杂偏强点状回声，如内膜内少量积液时，显示内膜病变明显，有时可探及内膜血流信号。

病例：冯某，36岁，阴道出血两月余，曾因阴道出血就诊，两次刮宫手术均为内膜增生，尿妊娠反应（－）。见图2-5-1。

病例：崔某，26岁，自诉停经44天时在外院超声有胎芽、胎心，现停经77天，血人绒毛膜促性腺激素（HCG）＞200000 IU/L。见图2-5-2。

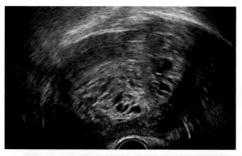

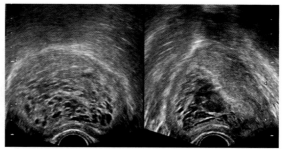

图2-5-1 子宫前位8.8 cm×11.9 cm×7.4 cm，表面不平，回声不均，宫壁厚0.4～1.7 cm，宫腔内布满大小不等囊区，范围8.9 cm×8.4 cm×5.8 cm，囊区直径0.2～1.2 cm，掺杂散在强回声，宫腔下段内膜0.9 cm。病理：内膜复杂性增生

图2-5-2 子宫前位7.3 cm×9.0 cm×7.3 cm，表面平，回声不均，宫腔内中低不均回声范围6.0 cm×7.6 cm×5.5 cm，部分呈大小不等囊区直径5.3 cm，内最大囊区直径0.6 cm，部分呈非纯囊区最大直径2.9 cm，宫腔液性分离1.0 cm，距前壁浆膜层最薄0.4 cm

提示：完全性葡萄胎

二、息肉型内膜癌与子宫内膜息肉鉴别

内膜息肉以中等均匀回声为主，与肌层有明显的分界，血流信号少。内膜癌时尽管是息肉状，但与肌层分界不清，有宫壁伸向癌组织的低阻力血流信号。见图2-5-3，图2-5-4。

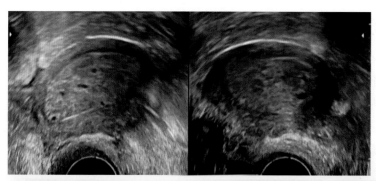

图2-5-3 内膜息肉内也有数个小囊区，囊区较分散，边缘清晰

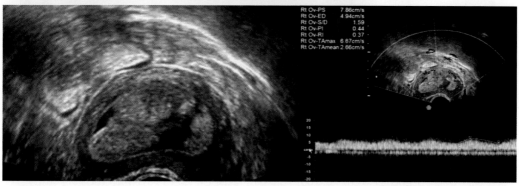

图2-5-4 子宫前位5.2 cm×5.5 cm×3.7 cm，表面平，回声不均，单层内膜后0.1 cm，宫腔非纯囊液性分离0.5 cm，宫腔内多个中等不均回声团，最大范围3.2 cm×3.7 cm×1.7 cm，与前壁底部界限欠清，距浆膜层0.6 cm。宫腔内回声团血流信号RI：0.40，PI：0.49。病理：子宫内膜样腺癌Ⅱ级

三、弥漫性内膜癌与内膜过度增生鉴别

内膜过度增生，常见于育龄妇女或绝经前妇女，内膜增厚呈均匀性，与肌层分界清，一般内膜内无杂乱的血流信号。内膜癌常见于绝经后妇女，不对称增厚的内膜回声不均匀，往往有肌层浸润与肌层分界不清，基底层有多条血流信号，有低阻力频谱。

病例：于某，58岁，绝经2年，阴道出血3个月，病理证实内膜癌。见图2-5-5。

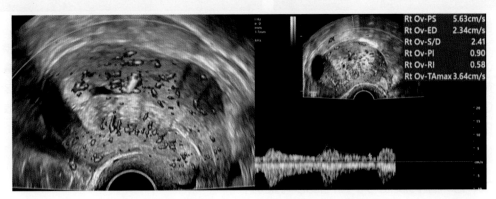

图2-5-5　子宫增大，后壁低回声结节1.2 cm，宫腔后壁单层内膜回声厚0.2 cm，前壁单层内膜不均厚1.4 cm，宫腔液性分离0.3 cm，边缘毛糙，内膜血流丰富，RI：0.58，PI：0.90
提示：子宫肌瘤，内膜薄厚不均（恶性？），宫腔少量积液

四、内膜癌与黏膜下子宫肌瘤鉴别

黏膜下肌瘤患者年龄较小。肌瘤呈结节状，周边有假包膜，界限清晰，肌瘤周边有环状血流，内部有点状血流。黏膜下肌瘤合并宫腔积血时，宫腔回声由于积血的不均匀回声，有时易误诊。内膜癌患者年龄偏大，内膜回声极不均，合并宫腔积液，可见宫腔内团块形态不规则，与肌层分界不清，有杂乱的血流信号，有低阻力频谱。

病例：蔡某，33岁，阴道出血伴腹痛，宫腔镜手术证实黏膜下肌瘤。见图2-5-6。

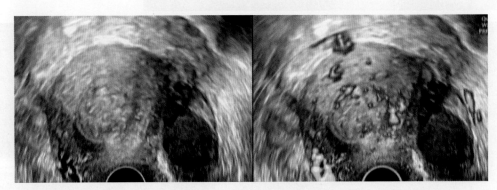

图2-5-6　子宫后位7.5 cm×6.8 cm×5.9 cm，表面平，回声不均，单层内膜厚0.4 cm，宫腔左后壁回声肿物范围3.5 cm×3.3 cm×3.2 cm，边界尚清，宫腔下段液性分离0.4 cm。
血流信号RI：0.69，PI：1.23
提示：宫腔内肿物性质待查（黏膜下肌瘤？），宫腔少量积液

病例：李某，60岁，绝经10年，阴道出血3周。手术见宫腔病灶直径为4cm，侵肌＞1/2，病理证实为子宫内膜样腺癌（ⅠB期G2）。见图2-5-7。

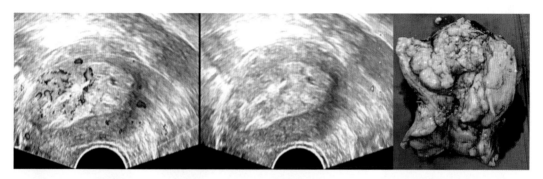

图2-5-7　子宫后位5.3 cm×4.6 cm×3.8 cm，表面平，回声不均，内膜中低不均范围4.1 cm×2.6 cm×1.9 cm，与前壁界限不清，内可见中等回声团直径0.6 cm，边界毛糙，距浆膜层0.4 cm

提示：绝经后子宫未萎缩，内膜增厚不均（内膜癌？侵肌深？）

五、内膜癌与内膜间质肉瘤的鉴别

内膜间质肉瘤早期宫腔内呈似黏膜下肌瘤表现，但基底层宽与肌层边界不清，有杂乱血管延伸；晚期肿瘤充满宫壁、宫腔达宫颈，内膜欠清。内膜癌时内膜增厚，回声呈较弥漫性中低不均，无侵肌处内膜边缘尚清晰，有侵肌时，病变边界毛糙，有杂乱血管与肌层相连。

病例：金某，60岁，绝经8年，阴道出血一个月。诊刮病理为内膜间质肉瘤。见图2-5-8，图2-5-9。

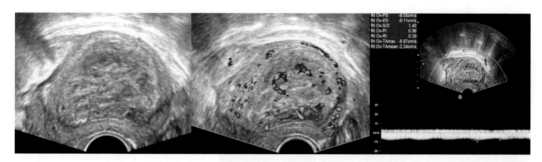

图2-5-8　子宫后位6.7 cm×6.6 cm×5.7 cm，表面平，回声不均，宫腔内中低不均回声范围5.3 cm×4.9 cm×3.8 cm，与肌层界限不清，距底部浆膜层最薄0.3 cm。宫腔内不均回声血流信号丰富，RI：0.32，PI：0.36

六、内膜癌与内膜结核的鉴别

内膜结核常见不育妇女、月经稀发或闭经，消瘦面容，内膜薄，回声强，有时断续状，并见宫角强回声。输卵管增粗、僵直、积水。而内膜癌患者常见不规则阴道出血，肥胖、高血压、糖尿病患者或绝经后妇女，内膜增厚，中低不均，掺杂少量强回声，内膜边缘毛糙，有低阻血流信号。见图2-5-10。

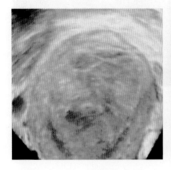
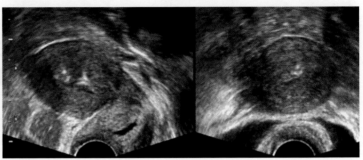

图2-5-9 肿物与内膜关系

图2-5-10 内膜薄厚不均，内有断续强回声。病理：内膜结核

七、宫腔积脓宫腔内团块与内膜癌团块形鉴别

宫腔积脓或积血时，由于脓液黏稠度不同，出现宫腔内不规则中强回声闪烁的流动的非纯囊区与片状团块，内无血流信号，而内膜癌组织团块回声实性偏低不均匀，有血流信号。

病例1：侯某，74岁，绝经30年，阴道出血20天，宫腔镜显示宫腔积脓。见图2-5-11。

病例2：陈某，65岁，绝经20年，阴道出血2个月，宫腔镜显示宫腔积脓。见图2-5-12。

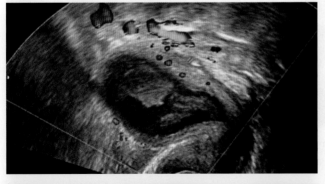

图2-5-11 子宫前位5.4 cm×5.3 cm×3.6 cm，表面平，回声不均，单层内膜厚0.1 cm，宫腔内非纯囊液性暗区范围4.7 cm×3.8 cm×2.8 cm，内有不规则片状区，距浆膜层0.3 cm。宫腔内非纯囊区无明显血流信号

提示：子宫未萎缩，宫腔积液（积血、积脓？）

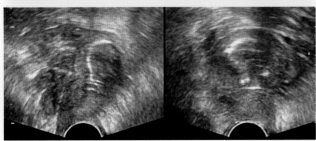

图2-5-12 子宫后位4.1 cm×4.6 cm×2.8 cm，表面平，回声不均，单层内膜厚0.1 cm，宫腔非纯囊液性分离1.5 cm，宫腔内部及周边均散在强回声点。宫腔内无明显血流信号

提示：子宫萎缩，宫腔积脓（积血、积脓可能）

八、内膜癌的宫腔积液与卵巢囊肿的鉴别

当宫腔积液过多时，可把宫壁撑薄如纸。宫颈与宫体成角度，此时的声像图应与卵巢囊肿鉴别：探查时注意顺着宫颈、宫体扫查，如仅有宫颈无宫体，一侧为非纯囊肿，宫颈与宫体呈角度，两边找到卵巢，那么要考虑非纯囊肿为宫腔积液，而卵巢囊肿的内侧有完整的子宫声像。

病例：侯某，78岁，绝经28年，阴道异常流液2天，双下肢截肢术后4年。由于长期卧床，在我们搬动患者上床做超声同时，阴道流出较多黄绿色脓液，考虑体位变换后与宫颈内口角度变换引起。见图2-5-13。

病例：李某，67岁，绝经12年，隐约下腹痛半年。手术病理证实交界性浆液性卵巢囊腺瘤。见图2-5-14，图2-5-15。

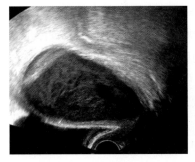

图2-5-13　子宫前位10.8cm×8.6 cm×6.2cm，表面平，回声不均，肌壁最薄0.3cm，宫腔内非纯囊液性分离范围9.5 cm×7.0 cm×5.4 cm

提示：子宫增大，宫腔积脓

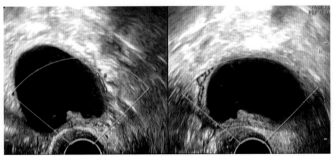

图2-5-14　子宫前位5.9 cm×6.9 cm×5.1 cm，表面平，回声不均，宫壁厚0.3 cm，内膜呈线状，单层内膜厚0.1 cm，宫腔非纯囊液性分离范围5.1 cm×5.9 cm× 4.4 cm，宫腔前壁下段可见中等回声团0.2～0.8 cm

提示：子宫增大，宫腔积液，宫内回声团待查

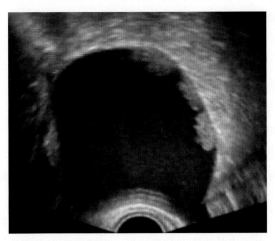

图2-5-15　子宫正常，内膜厚0.5 cm，右卵巢非纯囊肿范围9.4 cm×7.8 cm×7.4 cm，内壁多个乳头，最大直径2.0 cm，包膜完整

提示：右卵巢非纯囊肿，性质待查（交界？）

第六节　乳腺癌患者术后超声追踪

一、概述

乳腺癌患者术后需长期服用他莫昔芬。他莫昔芬（TMX）是一种选择性雌激素受体调节剂。在乳腺组织中它有抗雌激素效应，能减少乳腺癌的复发，经济实惠，且能提高乳腺癌患者的生存率，近年来已被我国广泛应用于患乳腺癌妇女雌激素受体阳性患者的术后辅助治疗中。然而该药具有组织特异性，对乳腺有抗雌激素作用，但在子宫水平，它与雌激素受体结合，对子宫内膜、肌层或卵巢有弱雌激素样作用，可增加妇科第二原发癌的危险性。TMX对子宫肌层雌激素作用弱，但由于间质细胞同样含有雌激素受体，因而服用TMX的绝经后妇女超声检查，子宫萎缩欠佳，子宫肌瘤常见率占33.6%。乳腺癌患者在TMX应用前3年，有50%出现内膜异常，主要是内膜增生、息肉与内膜癌。乳腺癌术后不但要观察内膜，同样要观察双侧附件情况。TMX对卵巢的作用在绝经前后妇女是不同的，绝经前TMX可致血清中雌、孕激素水平增加，黄体生成素（LH）和卵泡刺激素（FSH）轻微增加或正常，可刺激卵巢内卵泡成熟，有生理性改变，故对未绝经妇女用TMX后，卵巢有单纯性囊肿时应严密追踪观察，可根据乳腺科医生经验换用其他药物，绝经后妇女可导致卵巢囊肿与卵巢癌的发生，如无生育要求，有卵巢癌家族遗传史，双卵巢切除也是预防卵巢癌发生的措施之一。

20世纪80年代，由于我们对这种患者服药后内膜的增厚无经验，所以动员绝经后每个内膜增厚的患者都做诊断性刮宫，但大多数患者均未刮出组织或仅有少许黏液，少数刮出组织的，病理报告为萎缩性、破碎性子宫内膜。有时与临床诊断不符，我们吸取经验细心观察，根据定期超声追踪观察与诊断性刮宫的病理对照。绝经后由于内膜基底层不变，而功能层不再增长，超声常见的两层基底层内膜合并一起形成稍强线状回声，与肌层偏低回声相对，基底层外有一层低回声晕。乳腺癌妇女由于化疗患者一般用药一段时间后停经，内膜处在绝经期或近绝经期。服TMX患者的子宫内膜在受到弱雌激素刺激后，内膜功能层较薄，加上少量腺体分泌，黏液长期不能排出，宫腔内有较稀疏网状结构及大小不等的小囊区。当雌激素长期少量刺激后，功能层生长，而又无孕激素抵抗，无法脱落时，超声表现为内膜疏松增厚与回声改变现象。

二、服用TMX后的超声特征分类

（1）两层很薄，稍强回声内膜紧贴一起，单层内膜小于0.2 cm，中间有少量液性分离。

（2）内膜增厚，内膜中央出现稀疏网格状回声或多量小囊区。

（3）内膜均匀增厚，呈等回声或稍强回声的厚带状。

（4）两层内膜清晰、薄，中央有较规则团块或间有小囊区，团块与内膜形成双边征。

（5）内膜增厚呈中强不均回声，或宫腔内有形态不规则的团块伴有少量宫腔积液，内膜边缘回声不清。见图2-6-1，图2-6-2。

以上五种类型中：（1）（2）属于正常内膜，尽管显得内膜层较厚，但宫腔内为黏液，可定期超声随访；（3）属于内膜增生，可诊段性刮宫，也可用黄体酮对抗性治疗，用撤退性出血方法观察内膜变化；（4）属于内膜息肉或黏膜下肌瘤，如仍不能分辨出是宫壁的还是宫腔内的肿物，可

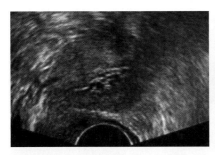

图2-6-1 两层很薄稍强回声内膜中央出现稀疏网格状回声或小囊区

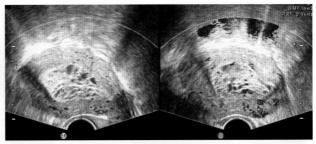

图2-6-2 内膜疏松增厚，内有多个囊区，无实质片状增厚区

用盐水导入法做超声诊断或宫腔镜；（5）内膜非典型增生或内膜癌可能性大，当用彩色多普勒血流信号出现低阻力血流时，增加诊断恶性信息，需进一步诊刮或宫腔镜检查。在阴道超声追踪探察乳腺癌术后患者中，尤其是绝经后妇女内膜增厚、内膜实质不均质性与内膜杂乱血流同样重要。

近年有一种方法，是乳腺癌年轻患者在服用TMX时，宫腔上曼月乐环，该节育器每天可释放20 μg的左炔诺孕酮，可对抗服用TMX的弱雌激素对内膜的作用。超声定时观察内膜厚度与节育器的位置即可。

对绝经后乳腺癌妇女，LH、FSH与雌激素持续刺激卵巢，卵巢易萎缩不全，一旦发现卵巢囊肿或囊实性肿物，尽管肿物不大，仍需考虑有病变的可能。再有乳腺癌易转移到卵巢靶器官，卵巢出现转移肿瘤，一旦发现应尽早手术。

病例：刘某，51岁，2014年5月因乳腺癌行手术治疗，术后定期化疗4次，半年前患者于体检时行彩色多普勒超声检查，提示：左侧附件肿物。见图2-6-3。

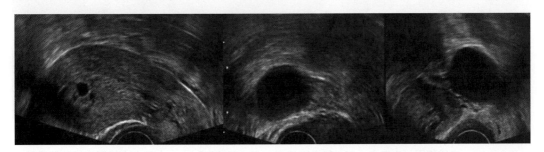

图2-6-3 子宫前位6.5 cm×5.9 cm×5.2 cm，表面平，回声不均，内膜不均厚1.9 cm，宫腔内见多个囊区，最大直径0.4 cm。右卵巢2.2 cm×2.1 cm×1.3 cm，内无回声囊区直径1.0 cm。左卵巢3.6 cm×3.1 cm×2.2 cm，内无回声囊区2.8 cm。手术病理：内膜息肉，左卵巢单纯性囊肿，右卵巢滤泡囊肿

病例：焦某，56岁，绝经6年，左乳腺癌术后5年，术后一直服TMX，阴道少量出血半个月。见图2-6-4。

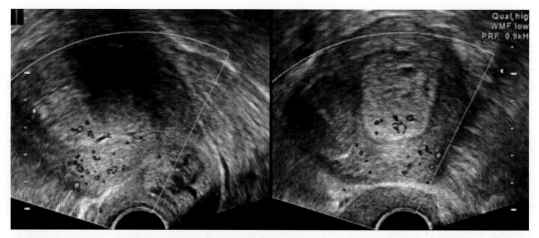

图2-6-4　内膜中等不均回声范围3.5 cm×3.0 cm×2.7 cm，内兼有多个囊区，最大直径0.7 cm。内膜血流信号RI：0.44，PI：0.63。诊刮：内膜样癌Ⅰ级

病例：李某，58岁，乳腺癌术后9年，发现腹部肿物5个月，肿瘤标志物癌蛋白-2（CP2）：544.6 U/ml，糖类抗原125（CA125）：310.3 U/L。见图2-6-5。

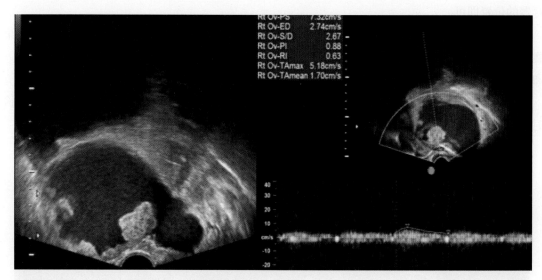

图2-6-5　右附件以囊为主非纯囊实性肿物范围21.3 cm×13.4 cm×11.3 cm，内有房隔，隔厚0.7 cm，内壁不平，内有多个实性乳头状突起，最大直径3.2 cm，内最大中等回声实性区直径4.8 cm。手术病理：浆液性交界性乳头状囊腺瘤，伴有砂砾体钙化，局灶呈微乳头分化表现；输卵管浆膜层可见肿瘤种植

病例：郭某，42岁，3年前行右乳腺癌改良根治术，7天前行左乳腺癌保乳手术；8个月前行"宫颈锥切术"；超声发现右卵巢肿物15天。CA125：55.40 U/ml，糖类抗原15-3（CA15-3）：90.72 U/ml。见图2-6-6。

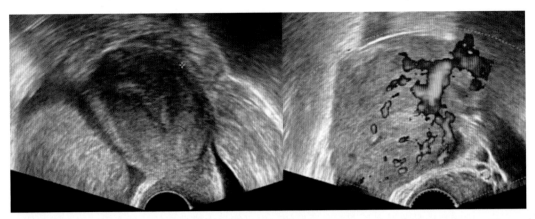

图2-6-6　右附件区中等不均回声实性肿物范围7.5 cm×6.1 cm×6.4 cm，包膜尚完整。右附件区实性肿物，内部血流信号RI：0.45，PI：0.64。前穹窿游离液5.2 cm，后穹窿游离液2.2 cm

手术：右侧卵巢肿物直径约8 cm，表面不平有突起，无破溃，质韧，切开见剖面为土黄色，质地较糟脆。病理：右卵巢低分化癌

第三章　宫腔病变

第一节　宫腔良性病变

一、内膜息肉

1. **概述**　子宫内膜息肉是由致密的纤维、平滑肌组织和子宫内膜紊乱的腺体组成的一种增生性疾病。内膜息肉是雌激素长期刺激诱发的，也可能是内膜炎症的一种表现，以内膜腺体和纤维间质局限性增生隆起形成的可带蒂的瘤样病变。育龄期发病，绝经后妇女也常见，未婚患者发现内膜息肉同时与卵巢内膜异位囊肿并存。息肉可以是增生或萎缩的，功能性的息肉少见，核异型性（3%～4.7%）、恶性病灶（0.8%～1.4%）。临床以阴道不规则出血、经期延长、白带增多为表现。

2. **内膜息肉的超声特征**　要求在月经干净3天左右（内膜在三线征时）做超声检查，绝经后妇女随时做。见图3-1-1～图3-1-5。

（1）内膜三线不均。

（2）宫腔内可见单个或多个中等回声团。

（3）息肉较大时，充满宫腔。此时的息肉内有多个小囊区，息肉边缘与正常内膜间界限隐约可辨，有宫腔积液，双边征明显可辨。

（4）宫腔线可弯曲、偏移。

（5）多数情况下宫腔息肉内少量血流信号，少数息肉较大时，可见蒂部有点状或条状血流信号。

（6）三维超声可见宫腔内息肉全貌与内膜关系。

3. **子宫内膜腺肌瘤性息肉**　是以间质内含有丰富的平滑肌纤维为病理特点的一种子宫内膜息肉少见的特殊类型，子宫内膜腺肌瘤样息肉可能是在持续或长期的雌激素刺激下由具有平滑肌细胞分化能力的子宫内膜间质前体分化而来。

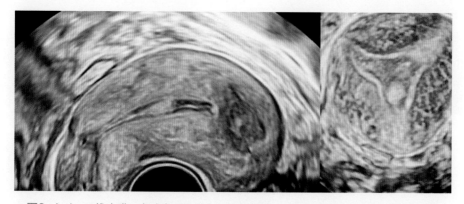

图3-1-1　三线内膜，宫腔内可见单个中等回声团，三维超声显示回声团在宫腔位置

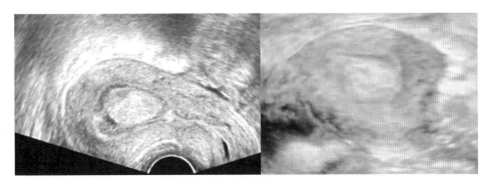

图3-1-2　宫腔内较大回声团，双边征明显可辨，三维超声显示回声团

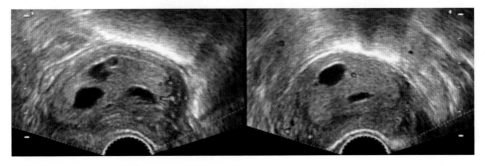

图3-1-3　宫腔内回声团内有多个囊区

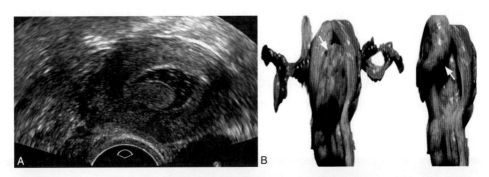

图3-1-4　A.宫腔造影可见宫内回声团位于宫腔下段后壁；B.内膜息肉手术标本

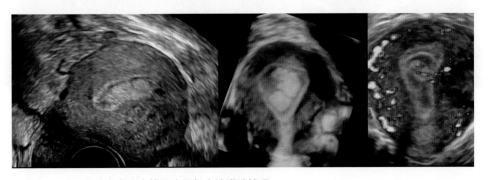

图3-1-5　宫腔内多个中等回声团与血流灌注情况

主要的临床特征为阴道出现原因不明的流血（最典型特征），另外还伴有月经量多、痛经、贫血、不孕等并发特征，有少数可见宫颈外口肿块脱出。还有一部分患者的临床特征相对不明显。

超声特征：

（1）宫腔内边界清晰的低回声或回声中等的团状物；

（2）宫腔下段或宫颈管内带蒂息肉而脱出于宫颈外口；

（3）宫腔内蒂状结构的条状血流信号。

病例：陈某，53岁，绝经5年，同房后阴道出血14天。见图3-1-6。

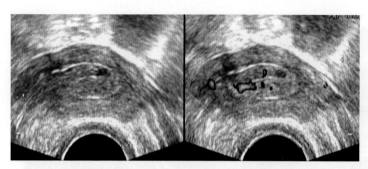

图3-1-6　内膜线状，宫腔内偏低不均范围2.2 cm×2.1 cm×1.2 cm，有血流信号。

宫腔镜：宫腔内可见一息肉样组织，直径约1.5 cm，蒂位于子宫后壁近宫底部。

病理：腺肌瘤性息肉

二、黏膜下肌瘤

在内膜中，可见实性偏低回声圆形结节或中等回声结节、宫腔线偏移，黏膜下肌瘤在宫腔内，使内膜两条线分开与黏膜下肌瘤下界呈三角形。黏膜下肌瘤较大时，合并阴道出血，肌瘤与正常内膜间有液性分离或行宫腔造影时，可显示肌瘤及其蒂部。子宫内膜基底层与肌瘤分界清楚。肌瘤血块信号多，周边有环状、半环状血流，内部有星点状血流。根据近蒂部显示星点状或短条状彩色血流信号，判断蒂部的位置。见图3-1-7。

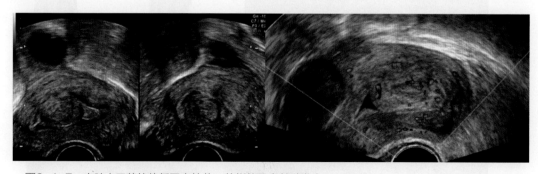

图3-1-7　宫腔内无蒂的偏低回声结节，蒂似从子宫前壁发出

三、子宫内膜非典型息肉样腺肌瘤

1. 概述　子宫内膜非典型息肉样腺肌瘤（APA）是1981年首先由Mazur提出的，是指那些具有不同程度非典型性的腺体成分的腺肌瘤样息肉，其特点为基质组成中含有大量的平滑肌细胞，而且腺体结构及细胞学形态存在不同程度的非典型性改变，是一种恶性潜能未定的病变。APA是一种比较罕见的宫腔内病变，病因尚不清楚，有学者认为与高雌激素水平有关。Clement等报道APA合并特纳综合征3例，其中2例有长期服用雌激素史。绝经后妇女发生的APA并发子宫内膜样腺癌的病例和APA伴发卵巢卵泡膜细胞瘤的病例，也说明APA可能与雌激素水平偏高有关。

2. 病理　特点为基质组成中含有大量的平滑肌细胞，而且腺体结构及细胞学形态存在不同程度的不典型改变。

3. 发病年龄　常发生于育龄及绝经前妇女，绝经后妇女较罕见。

4. 临床表现　月经过多、月经中期出血、不规则阴道出血。

5. 超声特征　由于APA发病率低，既往超声对APA没有足够的认识，且APA的超声特征容易与其他宫腔内病变相混淆。宫腔内病灶呈中等偏低回声，大多数位于宫腔内、宫腔下段至宫颈内口，也可呈中强回声位于宫角部，病灶周边血流信号较丰富，呈片状自宫壁深入。

我院于2000年6月至2009年10月的10例子宫内膜非典型息肉样腺肌瘤。患者年龄为24～64岁（平均45.9岁），8例表现为不规则阴道出血，2例不孕。本研究中2例患者有乳腺癌病史，1例正在服用TMX治疗，另1例曾经服用TMX8年，发现APA3个月后检查出乳腺癌局部复发；另外在本研究10例患者中有7例周围内膜伴有不同程度的增生，以非典型增生为主。这些均提示APA的发生发展过程可能与雌激素水平过高有关。其超声特征：4例病灶位于宫腔下段至宫颈内口，5例位于宫腔内，1例位于宫角处。CDFI检查7例病灶测出血流信号，RI：0.33～0.71。

子宫内膜非典型性息肉样腺肌瘤临床上需与子宫内膜癌、内膜息肉及黏膜下肌瘤相鉴别，通过超声检查病灶的回声、部位及血流信号并结合临床表现可协助术前诊断。见图3-1-8。

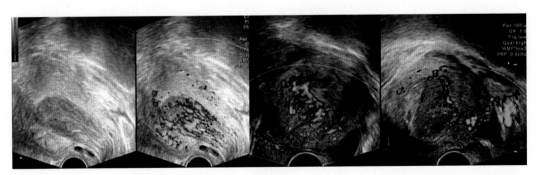

图3-1-8　宫腔下段至宫颈内口低回声肿物，血流信号较丰富。病理：子宫内膜非典型性息肉样腺肌瘤

第二节　宫腔粘连

一、概述

1. **病因**　任何引起子宫内膜破坏的因素都可引起宫腔粘连。宫腔粘连的形成和宫腔的炎症、创伤有关，据报道67%的病例是由于流产（大多是自发性流产）后刮宫直接导致的；22%是由产后刮宫术导致，在产后7～21天时行扩张宫颈与刮宫术时，容易形成粘连。宫腔粘连也与生殖器结核有关，结核菌感染后，子宫内膜受到破坏，导致完全性宫腔闭塞，从而引起子宫内膜间隙消失和完全性闭经；同时对于易感染体质人群，子宫内膜炎或子宫内感染都可能引发粘连形成。患者临床表现为月经量逐渐减少，继发闭经或不孕。

2. **分度**　根据粘连的范围和子宫内膜腔融合的程度，将本病分为轻、中、重度。

①轻度粘连：宫腔粘连范围<1/4。

②中度粘连：宫腔粘连范围1/4～3/4。

③重度粘连：宫腔粘连范围>3/4。

3. **子宫腔粘连综合征（Asherman综合征）**　粘连部位56%发生在子宫腔，24%影响到子宫腔和宫颈管，20%在子宫峡部。

4. **分类**　宫腔粘连根据位置或子宫内膜腔的融合范围和程度来分类。

①子宫颈部和峡部粘连：导致子宫颈管的堵塞和狭窄，通常发生在内口和子宫的连接处。

②子宫体部粘连：粘连较薄、稀且密度高，可以引起子宫腔的畸形。

③完全性闭锁：以子宫腔的完全性闭锁为特点，偶尔伴随子宫颈管的闭塞。

5. **美国生殖协会宫腔粘连分类标准**　见表3-1。

表 3-1　美国生殖协会宫腔粘连分类标准

宫腔粘连范围（评分）		粘连类型（评分）		粘连后月经变化（评分）	
< 1/3	（1）	膜状	（1）	正常	（0）
1/3 ～ 2/3	（2）	膜状或致密	（2）	月经过少	（2）
> 2/3	（4）	致密	（4）	闭经	（4）

注：根据评分分期：Ⅰ期（轻度），1～4分；Ⅱ期（中期），5～8分；Ⅲ期（重度），9～12分。

二、宫腔粘连的超声特征

最好在分泌期内膜较厚时或月经第一天宫腔少量积液时做超声检查。

（1）超声检查子宫正常大小，子宫轮廓线清晰。

（2）内膜薄厚不均，最薄处回声强是内膜粘连点，宫腔粘连部位出现回声强斑点或强回声线。

（3）宫腔内膜中线断续、弯曲不平，断续处可见条状低回声带。

（4）宫腔不粘连的部位即内膜回声强段上方有液性分离，可有少量宫腔积液一处或几处，也可宫腔完全液性分离。

（5）三维超声时，观察宫腔立体平面看见粘连点、面、角部，有时会将宫腔粘连处误诊为子宫纵隔畸形。见图3-2-1～图3-2-3。

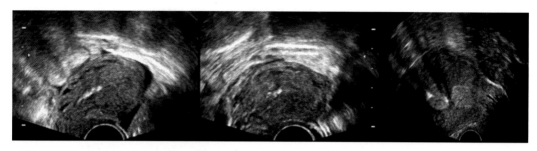

图3-2-1　宫腔内强回声条状粘连带

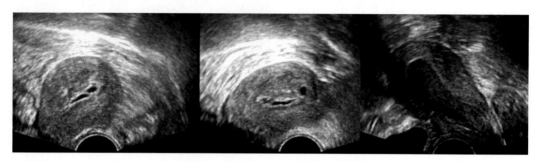

图3-2-2　宫腔内液性分离，有线条状粘连带

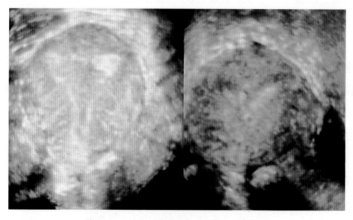

图3-2-3　内膜内有偏低不均处为内膜缺失粘连处

三、宫腔粘连的超声分型

Ⅰ型：宫腔内膜显示清晰，内膜线部分不连续，可见不规则低回声区或低回声带，且与子宫肌层相连，范围小于宫腔长径二分之一。

Ⅱ型：宫腔分离在1 cm以内，分离宫腔内有稍高回声带，与宫腔前后壁相连。

Ⅲ型：宫腔内膜显示欠清，厚度较薄，小于0.2 cm，与周围肌层分界不清，多处不规则的低回声，累及宫腔长径的二分之一。

Ⅳ型：宫腔分离在1 cm以上，为宫颈内口完全粘连，引起宫腔积血。

宫腔粘连的治疗原则：减少残留内膜损伤治疗相关症状，恢复宫腔形态和大小，暴露宫角和输卵管开口，辅助内膜修复恢复月经，促进内膜增生，预防粘连再发。中、重度患者术后子宫内膜厚度很难达到7 mm，目前有干细胞修复方法，即使宫腔形态恢复正常，已经损伤或破坏的子宫内膜也难以完全修复。

第三节 与妊娠有关的宫腔病变

1. 胎停育 即胚胎停止发育，与遗传、外界环境、母体、免疫、血型不合等诸多因素有关。病理孕卵枯萎，绒毛膜下出血。临床表现为阴道出血、下腹隐痛、原正常妊娠周数的胚胎不再继续发育，尿妊娠反应从阳性转为弱阳性或转阴性。见图3-3-1。

2. 宫腔残留 药流、自然流产、人流、中期引产等均可发生。包括蜕膜、妊娠绒毛、胎儿肢体或某部位、胎盘残留、医源性手术等。

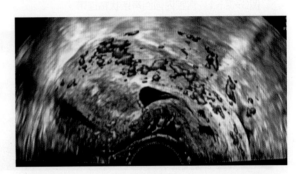

图3-3-1 子宫较妊娠月份小，原有的胎心消失，胎囊变形，下移至宫腔下段，囊内无胚芽与卵黄囊

超声特征如下。

（1）少量宫腔残留，子宫内膜大部分呈正常回声，仅在残留处有极小的中强回声斑点，宫腔内残留物多时，宫腔内有条状、扁平状、团块状中强回声，合并感染时，有较多的血流信号，尿妊娠反应可弱阳性也可阴性，血HCG数值偏高。

残留时间稍长，宫腔被机化的实性稍强较厚的回声团块占据。此时刮宫，总觉得宫腔东西多，刮不干净，为避免子宫穿孔，须在超声引导下进行。有时因怕子宫穿孔，一次刮不干净，过一段时间再刮，结果超声发现宫腔又被大量中等回声团块占据，须做宫腔镜处理。

（2）宫腔残留合并宫腔积血，有时宫腔上半部内膜正常，下半部宫腔内充满中低不均回声至宫颈外口，宫颈内口同时扩张呈喇叭状。

（3）宫腔残留彩多普勒超声血流评定标准（采用Alder分级评定标准）：

0级：宫腔残留物周边及内部无血流信号；

Ⅰ级：宫腔残留物周边及内部可见1～2条<1 mm的血管，血流量较少；

Ⅱ级：宫腔残留物周边及内部可见3～4条血管，呈放射状分布或至少1条血管横跨病灶；

Ⅲ级：宫腔残留物周边及内部可见>4条血管，呈网状分布，血流丰富。

其中认定血流信号丰富=Ⅱ级+Ⅲ级。

经阴道彩色多普勒超声观察宫内残留情况，并与病理活检结果比较，发现绒毛膜蜕膜组宫腔内残留物超声以团块状为主，部分患者会出现子宫增大，CDFI显示周边及内部可见丰富血流信号，以Ⅱ级与Ⅲ级血流为主，血流常阻力较低，而非绒毛膜蜕膜组宫腔内残留物以片状为主，子宫无明显增大，CDFI显示周边及内部血流信号较少，以0级与Ⅰ级血流为主，血流阻力往往较高。见图3-3-2，见图3-3-3。

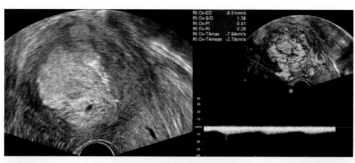

图3-3-2 宫腔内被偏强回声占据，内部与周边均有丰富血流信号

提示：宫腔内中强回声区待查（药流后宫腔残留）

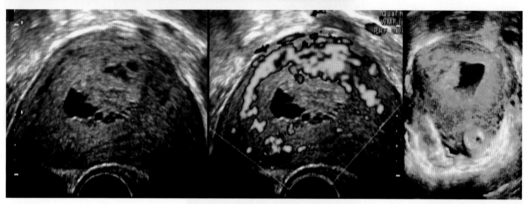

图3-3-3 宫腔内不均实性区与液性分离，周边均有丰富血流信号

提示：宫腔内不均实性区（残留），宫腔积液

3. 胎盘植入与残留 引产后、产后由于胎盘迟迟无法分娩或大部分分娩小部分残留，手取胎盘与刮宫均未能将其取出。

超声特征：

（1）内膜部分区域欠清，宫腔内有团块状中强不均回声；

（2）宫腔内有团块状与肌壁分界不清，距肌壁浆膜层最薄距离反映有胎盘植入深度；

（3）残留的胎盘边缘底部与子宫肌层粘连，内部血流与周边血流信号少；

（4）植入的胎盘与肌层分界不清，有血管深入到肌层或浆膜层，有时子宫外形在植入处局部隆起。

如无阴道大出血。可暂时不处理，HCG与超声实时监测以下变化，以待合适时机处理。

病例：高某，30岁，因"胎盘植入术后10个月"收住入院。平素月经欠规律，近期口服药物控制月经，周期6～7/30天，量中，无痛经，LMP：2019.01.10，患者10个月前晚期流产后发现胎盘植入，2018年3月28日行宫腔镜手术，切除宫腔内残留组织，术后口服短效避孕药5个月。见图3-3-4。

患者2018年7月行海扶治疗，近两月口服黄体酮控制月经周期，复查彩色多普勒超声提示宫壁不均回声范围较前减少，再次宫腔镜：宫腔深15 cm，见子宫形态规则，宫颈内口上方至宫底部见陈旧胎盘组织，左侧输卵管似开口可见，右侧输卵管开口似可见。大勺钳钳夹取出胎盘组织约30 g。标本：宫腔取出物约45 g，病理见图3-3-5。

4. 宫腔内骨残留　宫腔内可见强回声线段，仔细检查发现强回声线段后方有声影。这要与宫内节育器相鉴别。追问病史，患者有中期引产史，引产后一直不孕，无上环史，后在超声监测下做宫腔镜，取出残留的骨片。见图3-3-6。

病例：患者29岁，自诉外院中期引产术后，医生告知似胎儿排出不全，建议到上级医院诊治。见图3-3-7。

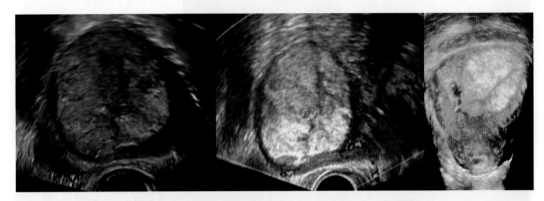

图3-3-4　宫腔内到宫底部中强回声区范围8.5 cm×7.9 cm×6.8 cm，近达浆膜层

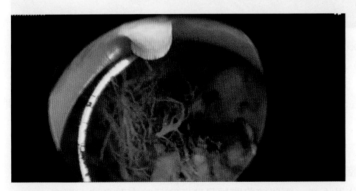

图3-3-5　胎盘残留宫腔镜图像
病理：（宫腔残留）送检血凝块中见大片退变的组织，可见残留少量绒毛伴钙化，局灶坏死伴大量中性粒细胞浸润，可见少许子宫内膜，符合胎盘残留

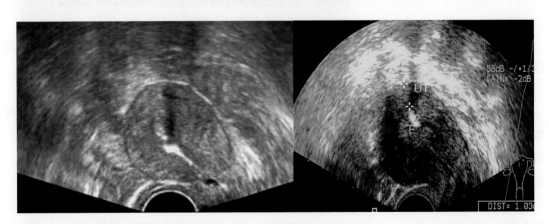

图3-3-6　宫腔内强回声，后伴声影。宫腔镜：胎儿骨片残留

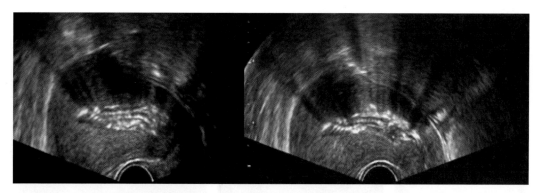

图3-3-7　宫腔内类多条状强回声后伴声影。手术钳夹证实为胎儿脊柱残留

提示：为胎儿脊柱、肢体残留

第四节　各种宫内节育器与其位置超声特征

一、概述

宫内节育器（IUD）是长期避孕的方法之一，在我国1960年起于临床推广使用。1994年WHO年度报告全世界妇女应用IUD者占各种节育措施的21%，发达国家占8%左右，发展中国家约占25%，我国则占38%左右。超声在对宫内节育器的诊断方面优于X线与CT诊断，一是避免患者过度吃"线"，二是能准确地看清IUD与宫腔的关系。X线报告，只是在骨盆腔内可见IUD，因为无子宫显示，IUD是否在宫腔内，有无IUD下移或嵌顿，均不清楚。故超声是显示宫腔与IUD关系的最好检查手段。

二、超声特征

各种IUD的形状；IUD有金属结构，超声能看清各种IUD的声像，曼月乐（药物释放）环虽然不是金属环，但依靠病史仔细辨别也是可以分辨的。见图3-4-1。

1. 正常节育器的位置　应在宫腔中央，不受内膜薄厚的影响。测量时量节育器的上界距宫腔底部的距离，而不是距宫底浆膜层的距离。正常测量内膜时，测量的内膜厚度是两层内膜叠加在一起的厚度，而节育器在宫腔中央，等于一半内膜厚度即一层内膜的厚度。节育器的正常位置距宫腔底部距离为一层内膜的厚度。三维超声能更清晰地显示IUD的种类与位置。

曼月乐环是近年来新型的药物避孕环，它的纵形管内含左炔诺孕酮52 mg，宫内每天释放左炔诺孕酮20 μg，使宫颈黏液变稠，抑制精子正常活动，抑制子宫内膜的增殖，使内膜对雌二醇无反应，内膜不活跃和萎缩，前列腺素产生减少，从而达到避孕与治疗内膜增生、子宫腺肌病的目的。见图3-4-2。此节育器作用时间≥5年。因是药物性环，不是金属环，节育器在宫腔内显影稍差，需仔细辨认。但此节育器只要在宫腔内，不管是否下移，均可发挥作用。患者开始放置宫内节育器有不规则淋漓出血，以后可以不来月经，是孕激素对抗雌激素使内膜萎缩造成的，这种闭经是可逆的，勿让有的患者认为闭经不好，不要轻易取出。

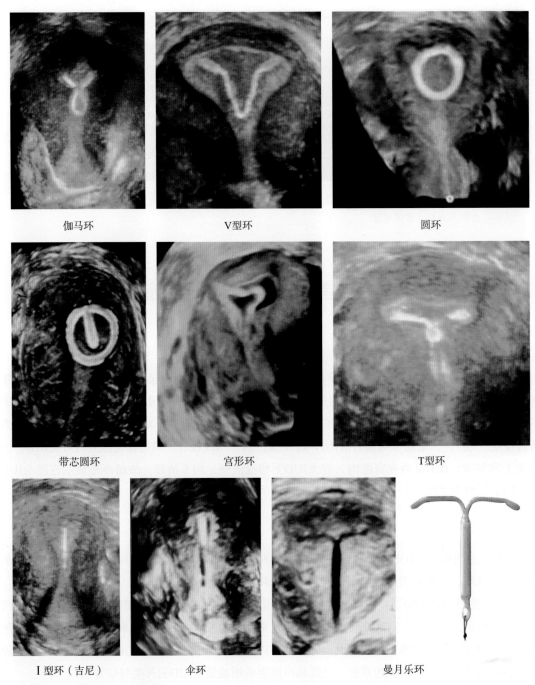

伽马环	V型环	圆环
带芯圆环	宫形环	T型环
Ⅰ型环（吉尼）	伞环	曼月乐环

图3-4-1 常见宫内节育器

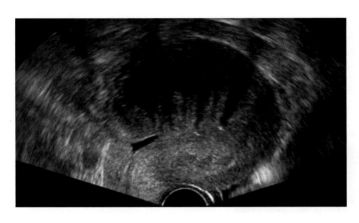

图3-4-2　子宫腺肌病

宫腔内曼月乐环（稍强点后有微声影）

2. 宫内节育器下移　宫内节育器上界距宫腔底部的距离超过内膜厚度（两层内膜）即为节育器下移。纵切面要看宫内节育器的上界是否大于内膜一半的厚度，超过内膜一半的厚度，还要提示节育器的上界距宫腔底部的距离及节育器的下界位置。横切面要看，子宫底部内膜最宽的横线中无节育器显示，而在偏下的内膜中才有节育器的声像，两种切面结合，才能诊断。

有的医生不管内膜多厚、子宫肌层多厚，只要节育器的上界距子宫底（不是宫腔底部）超过2 cm，就提示节育器下移，这是不对的。一定要看节育器的上界距宫腔底部的距离是否大于内膜的厚度，这样避免肌层内有肌瘤的影响，有肌瘤或腺肌病肯定肌层厚度大于2 cm。见图3-4-3，图3-4-4。

带节育器怀孕者，经常发现宫腔内孕囊在上或一边，宫内节育器在下靠近宫颈或位于宫颈管内部位。见图3-4-5。

3. 宫内节育器嵌顿　用阴道二维超声，有时发现为节育器的声影不在宫腔中央，而是偏在内膜一侧，有时可见节育器的一臂嵌在子宫肌层内或全部在肌层内。此时报告描述节育器的类型、嵌入部位及深度、距浆膜层的距离。

阴道三维超声将子宫立体全面显示，看清节育器的形状及与内膜、子宫壁、浆膜层的关系。如有三维超声条件，当二维超声发现可疑节育器的位置不对，一定加用三维超声协助诊断。见图3-4-6。

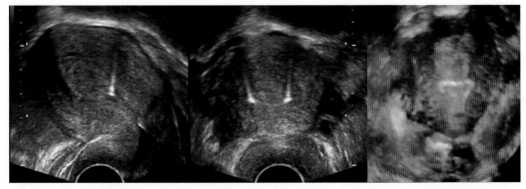

图3-4-3　内膜厚1.2 cm，宫内V环上界距宫腔底部1.8 cm

提示：宫内节育器下移

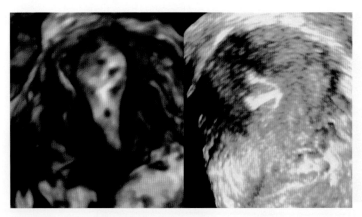

图3-4-4　宫内节育器转位倒置

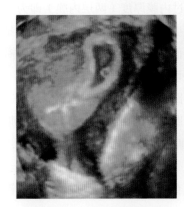

图3-4-5　宫内胎囊1.0 cm，
位于宫底左侧，距浆膜层
0.7 cm，囊内可见卵黄囊，
胎芽长0.5 cm，可见胎心搏
动，宫内"T"环，位于胎囊
右下方

提示：宫角妊娠，宫内节育
器下移

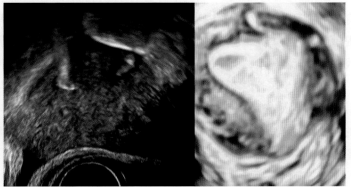

图3-4-6　V环右侧壁位于宫底后壁内距浆膜层0.4 cm，V环左侧
壁位于子宫左后壁宫角处，距浆膜层0.3 cm

提示：宫内节育器嵌顿

病例：李某，36岁，剖宫产术中放置节育器。近期下腹痛，有不规则少量阴道出血。见图
3-4-7～图3-4-10。

4. 节育器残留　患者有节育器取出史，超声检查发现宫腔内有变形的断续线状强回声。见
图3-4-11，图3-4-12。

注意宫腔节育器残留需与宫腔钙化鉴别诊断：曾有一误诊病例，患者取出节育器后，仍见宫腔
内强回声带，考虑为节育器残留，患者做了宫腔镜，在做宫腔镜时并未发现残留节育器，立即超声
探查也未发现宫腔异常回声，只是在做宫腔镜时液体内有小强回声点，考虑为内膜钙化所致。

5. 节育器游走　很少见。节育器不在宫腔内，而是位于子宫壁的外侧——盆腔内。有时金属
环的一小部分粘连在子宫浆膜层，大部分游离在盆腔内，或金属环在子宫旁阔韧带内。见图3-4-13。

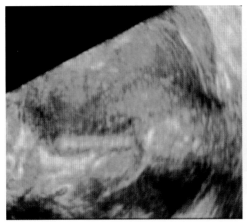

图3-4-7　T环位于子宫下段，环的横壁伸
到剖宫产瘢痕内，已穿透浆膜层

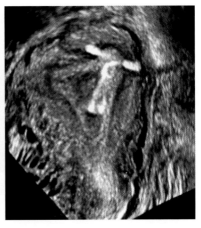

图3-4-8　T环两个横臂均嵌顿在
子宫左角部，环的纵壁在宫腔内

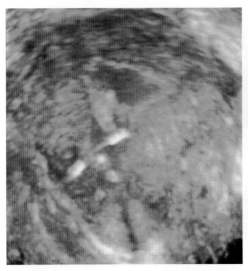

图3-4-9　宫腔积液，T环完全嵌顿在子宫
下段前壁内

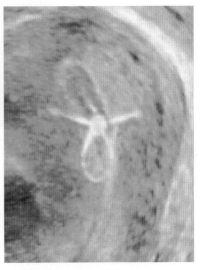

图3-4-10　伽马环下移，环的两
个横臂均嵌顿在宫壁内

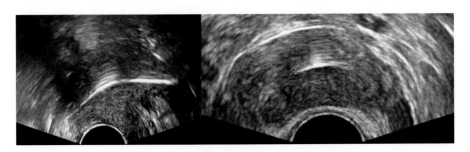

图3-4-11　子宫后位，宫腔内与宫壁底部可见环的线段强回声

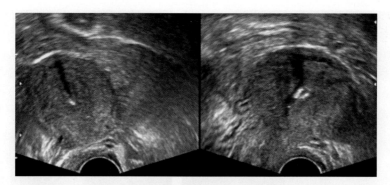

图3-4-12　宫腔中部可见中强回声段（∨），直径0.8 cm

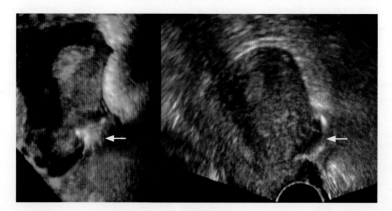

图3-4-13　子宫左后方外可见金属圆环

第四章　妊娠滋养细胞疾病

第一节　概述

在正常妊娠时，滋养细胞对胚胎着床与胎儿生长发育起到重要作用，滋养细胞具有增生活跃、侵袭和破坏母体组织和血管的特性。增生与侵袭超过一定限度时，便可形成各种滋养细胞疾病。妊娠滋养细胞疾病（GTD）是一组来源于胎盘的滋养细胞疾病。

良性妊娠滋养细胞疾病包括完全性葡萄胎和部分性葡萄胎。

恶性妊娠滋养细胞疾病，即妊娠滋养细胞肿瘤（GTN），包括侵蚀性葡萄胎、绒毛膜癌（绒癌）及胎盘部位滋养细胞肿瘤。

第二节　良性妊娠滋养细胞疾病

一、完全性葡萄胎

1. 概述

葡萄胎为妊娠后胎盘绒毛滋养细胞的一种异常增生，又称"水泡状胎块"。完全性葡萄胎（CHM）无正常绒毛及胚胎成分，其恶变率较高，遗传物质均来源于父亲，形成为无核卵母细胞的单精子受精，父系起源的染色体在核内复制，或无核卵母细胞同时接纳双精子受精。基本上均为二倍体，染色体核型为46，XX；少数为46，XY。基因物质导致绒毛滋养细胞不同程度增生，宫腔内充满水泡状组织。复发性葡萄胎为卵子缺陷，应供卵体外受精（IVF），预防复发。

完全性葡萄胎患者的HCG水平均＞10000 IU/L。

镜下所见：滋养细胞不同程度增生，绒毛间质水肿，形成大小不等的水泡；绒毛间质内血管减少或消失。

2. 超声特征

（1）子宫增大，明显大于妊娠月份，宫壁回声薄，尚均匀。

（2）宫腔内充满大小不等的水泡样结构，如蜂窝状、葡萄串珠样或落雪状，水泡囊壁薄，与周围组织具有清楚的界限。

若伴宫腔积血，则在蜂窝组织间出现不规则、边界不清晰的非纯囊或囊区。宫腔内无正常胎儿回声。

（3）双卵巢可出现有多房囊性肿物（黄素化囊肿）。

（4）宫腔内蜂窝状回声区无明显或少量血流信号，子宫壁内有丰富的网状彩条血流信号，为高速低阻频谱，动脉阻力指数降低（RI＜0.40）。见图4-2-1，图4-2-2。

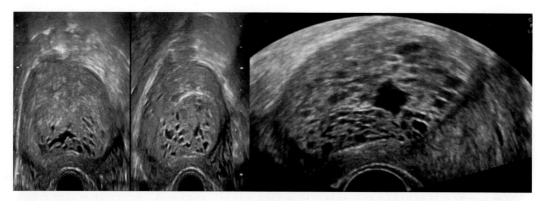

图4-2-1　子宫前位8.8 cm×7.7 cm×6.1 cm，表面平，回声不均，宫壁厚0.7～2.2 cm，宫腔内布满不均大小不等囊区范围7.7 cm×5.8 cm×3.2 cm，以小葡萄为主，囊区大小0.2～0.4 cm，宫腔液性分离0.7 cm

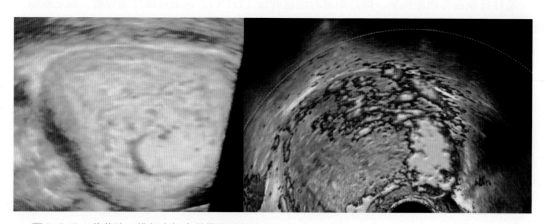

图4-2-2　葡萄胎三维超声与多普勒血流的表现

二、部分性葡萄胎

1. 概述

部分性葡萄胎（PHM）基本上均为三倍体，其中额外的基因物质多为父系来源，大部分为正常卵母细胞和双精子受精。部分性葡萄胎是由父系基因转录的过度表达和母系基因转录丢失造成的。遗传学本质是部分性葡萄胎与胎儿和部分胎盘形成共存，部分绒毛受累，绒毛水肿葡萄样变。胚胎可存活，很少转化为恶性。

2. 超声特征

（1）子宫正常或者略大于孕周。

（2）宫腔内可见水泡样结构胎盘的一部分甚至一半增厚，内有大量小囊泡回声，类似蜂窝，部分胎盘正常。

（3）宫腔内可见妊娠囊、胎芽或胎心搏动或宫腔内孕囊变小、形态失常，未见胚胎组织。

（4）CDFI：病变区无明显血流信号。

由于一些葡萄胎的声像图表现缺乏典型特征，尤其是部分性葡萄胎，比较容易出现漏诊或者误诊。见图4-2-3。

病例：刘某，27岁，2年前因葡萄胎刮宫治疗后恢复正常，此次停经12周，无阴道出血。血HCG：130000 IU/L。见图4-2-4。

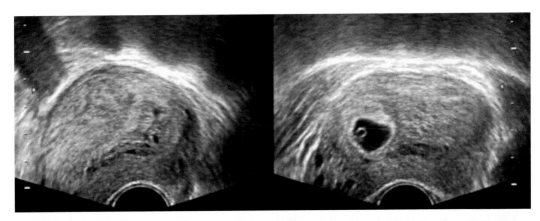

图4-2-3　子宫后位6.8 cm×6.8 cm×5.6 cm，表面平，回声不均，宫壁血管多，宫壁厚0.8 cm，宫内胎囊厚1.0 cm，可见卵黄囊，胎芽长0.3 cm，可见胎心搏动。在胎囊周边宫腔内有大小不等囊区范围3.6 cm×3.3 cm×1.9 cm，内有大量多个囊区大小0.1～0.3 cm

提示：部分性葡萄胎（以小葡萄为主）

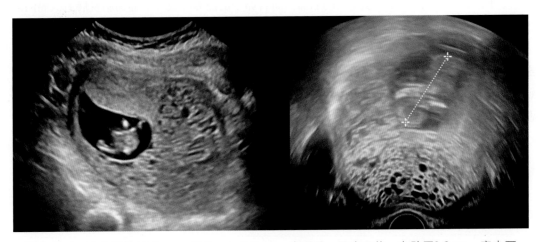

图4-2-4　子宫前位10.4 cm×10.0 cm×9.7 cm，表面平，回声不均，宫壁厚0.6 cm，宫内可见胎囊3.3 cm，胎芽长4.3 cm，可见胎心搏动。宫腔下段内布满不均大小不等囊区范围7.7 cm×7.6 cm×4.8 cm，囊区大小0.1～0.8 cm，宫腔液性分离1.5 cm。双卵巢（-）

提示：部分性葡萄胎（以小葡萄为主）

第三节　妊娠滋养细胞肿瘤

滋养细胞肿瘤是一组来源于滋养细胞的疾病，包括侵蚀性葡萄胎、绒毛膜癌（绒癌）和胎盘部位滋养细胞肿瘤。其恶性程度高，组织学病理特征为滋养细胞过度增生，并具有浸润性和穿透组织血管的生物学行为，患者病死率极高。

依据FIGO 2000年审定的滋养细胞肿瘤解剖学分期标准：

Ⅰ期病变在子宫；

Ⅱ期病变在生殖器，包括附件、阴道、圆韧带；

Ⅲ期病变转移至肺，有或无生殖器病变；

Ⅳ期所有转移，其远处广泛转移。

1. **侵蚀性葡萄胎**　葡萄胎组织侵入子宫肌层或转移至子宫以外称为侵蚀性葡萄胎，继发于良性葡萄胎刮宫后一年之内。

HCG持续8周不能降低至正常水平以下，HCG滴度下降后又上升，尿HCG转阴后又转阳。

组织标本：葡萄胎组织浸润子宫肌层或其他组织器官，子宫肌层或子宫以外转移病灶中可见侵入的绒毛及滋养细胞成分。

2. **绒毛膜癌**　绒癌是一种高度恶性的肿瘤；绝大多数绒癌与妊娠有关，可继发于葡萄胎，50%以上来源于葡萄胎，也可来源于流产、足月分娩，极少数继发于异位妊娠。也有报道认为可以直接由孕卵发生，甚至极个别来自畸胎瘤内所含卵子的滋养叶成分。葡萄胎发展为绒癌的潜伏期：3个月内占4%，9~12个月占12%，1年以上占80%。

镜下：可见滋养细胞高度增生，大片侵犯子宫肌层与血管，肿瘤细胞多存在于肿瘤组织与肌层交界处，中心为坏死区，周围可见肿瘤细胞（成团的滋养细胞）环绕，无绒毛与水泡状结构，无间质、无肿瘤血管。病灶多数发生在子宫，少数见邻近器官转移灶，常伴远处器官转移，最常见是肺转移，其次为宫颈、阴道、消化道、脑组织，侵犯部位形成一个或多个病灶。由于此病对化疗药物敏感，近30年来预后明显改善。自发现有效化疗药物之后，治愈率达90%以上。见表4-1。

表4-1　妇产科国际联合会（FIGO）的妊娠期滋养层肿瘤（GTN）风险评分系统

高危因素	计分（分）			
	0	1	2	4
年龄（岁）	<40	≥40	—	—
前次妊娠	葡萄胎	流产	足月产	—
妊娠后的间隔（月份）	<4	4~<7	7~<13	≥13
治疗前血清HCG（IU/L）	$<10^3$	$>10^3~10^4$	$>10^4~10^5$	$>10^5$
肿瘤最大直径（cm）	<3	3~5	≥5	—
转移位置	肺	脾、肾	胃肠道	肝、脑
转移灶数量	—	1~4	5~8	>8
既往失败的化疗药物	—	—	单一	多种

注：对患者个体而言，每一个变量有一个分值，评分值为不同变量分值的总和，最后的结果用分期表示（罗马数字），而不是评分值（阿拉伯数字）；评分≤6为低风险，≥7为高风险。

3. 侵蚀性葡萄胎与绒癌

（1）子宫增大，外形不规则，如有肿瘤浸润并穿破子宫浆膜层，则有结节状隆起，子宫的周界毛糙。

（2）子宫肌壁内回声复杂多样：子宫壁内出现不规则的不均低回声区与多囊区，宫壁的大部甚至全部充满粗大而弯曲的管腔状囊性回声（血窦形成、动静脉瘘），管腔内可见流动波。

（3）宫腔线断续不清或清晰。

（4）黄素化囊肿形成，一侧或双侧卵巢多房性囊肿，清宫后卵巢囊肿不缩小或继续增大。

（5）宫外邻近器官转移，水泡状组织继续发展穿透肌壁引起盆腔内转移或内出血，宫旁浸润处呈蜂窝状结构、边界毛糙的包块，病变可向下浸润宫颈与阴道。

（6）远处器官转移常见肺部、肝脏、肾脏、脑部。

（7）病变区内有极丰富的五彩镶嵌的血流信号，出现动静脉瘘，即子宫动脉与静脉之间出现不经过毛细血管网异常短路通道，动脉为低阻力频谱（RI＜0.40），有时呈毛刺状。见图4-3-1，图4-3-2。

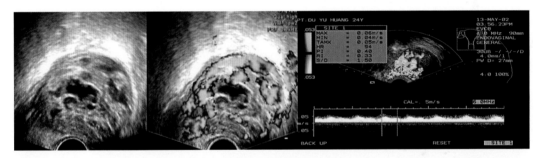

图4-3-1　子宫后位7.1 cm×8.5 cm×5.6 cm，表面不平，回声不均，宫壁血管多，左前壁外突血窦池范围5.0 cm×4.3 cm×4.1 cm，最粗管径0.8 cm，内膜回声三线厚0.9 cm，未见妊娠囊。左前壁外突血窦池血流信号RI：0.33，PI：0.40，血流频谱似毛刺状

提示：宫壁血窦池形成（滋养细胞疾病，动静脉瘘？）

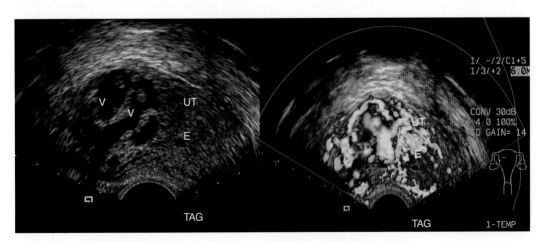

图4-3-2　子宫肌层病变区出现动静脉瘘，内有极丰富的五彩镶嵌的血流信号

4. 胎盘部位滋养细胞肿瘤 胎盘部位滋养细胞肿瘤（PSTT）是指来源于胎盘种植部位的一种特殊类型的滋养细胞肿瘤，其病理形态及生物学行为与其他滋养细胞肿瘤有诸多不同。

胎盘部位滋养细胞肿瘤较少见，是一种起源于中间型滋养细胞的罕见肿瘤，过去曾被称为滋养细胞假瘤、不典型绒毛膜癌、绒毛膜上皮病、合胞体瘤或不典型绒毛膜上皮瘤等，1981年Scully等将其命名为PSTT。PSTT与葡萄胎、侵袭型葡萄胎、绒毛膜癌并列为第四种滋养叶细胞肿瘤。

本病大多数为良性病变，10%～15%由于出现转移性病变被称为恶性PSTT，死亡率为20%。多见于生育期妇女，患者多因闭经、流产、葡萄胎或足月妊娠后阴道不规则流血而就诊。

镜下，在正常妊娠过程中，中间型滋养叶细胞的功能是将胚体固定在肌层表面。当中间型滋养叶细胞呈肿瘤增生时，浸润的方式和胎盘附着部位的正常滋养叶上皮相似，仍然位于滋养叶上皮生长旺盛的典型部位，细胞形态比较单一，多数为单核，胞浆丰富，边界清楚，淡红色，体积大于细胞滋养层细胞。少数细胞呈多核或双核，瘤细胞在肌层细胞之间呈单个、条索状、片状或岛屿状排列，一般无坏死和绒毛。

与绒毛膜上皮癌不同的是，胎盘部位滋养细胞肿瘤由单一增生的胎盘中间滋养叶细胞组成，而绒毛膜上皮癌由两种细胞构成。免疫组织化学染色大多数中间型滋养叶细胞胎盘催乳素阳性；而仅少部分细胞HCG阳性。少数情况下，肿瘤细胞可出现异型，细胞丰富密集，核分裂象多见，并伴有较广泛的坏死，呈恶性组织学表现。

第四节　葡萄胎的鉴别诊断

1. 胎盘绒毛水泡样退行性变过期流产与部分性葡萄胎鉴别 两者在声像图上极为相似，均有停经与HCG升高史，但患者无明显妊娠剧吐、咳嗽、血压升高。过期流产胎盘绒毛组织水泡样变的宫内囊区少且稀疏。

病例：陈某，29岁，停经6$^+$周，尿妊娠反应（+），因有少量阴道出血，用黄体酮保胎。见图4-4-1。

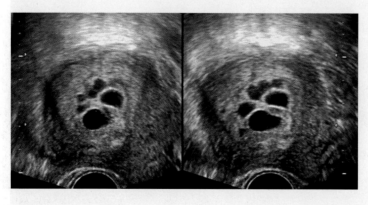

图4-4-1　子宫前位，5.5 cm×5.5 cm×5.3 cm，表面平，回声不均，宫腔内中等不均回声范围2.9 cm×2.8 cm×2.5 cm，内有大小不等囊区直径0.3～1.0 cm，未见明显妊娠囊

刮宫：宫腔内吸出物可见水泡样物质，以中小水泡为主，直径0.2～0.8 cm，未见明显绒毛及胚胎组织，水泡样物质及蜕膜样物质约80 g，均送病理。

病理：（宫腔）送检子宫内膜组织，腺体呈高度分泌表现，可见A-S征，间质蜕膜样变性，局灶可见少许绒毛，未见明显异常。

2. 子宫内膜腺肌瘤样息肉与葡萄胎的鉴别　子宫内膜腺肌瘤样息肉患者病史为不规则阴道出血，宫腔内容物有时为蜂窝状，但HCG正常。葡萄胎患者有停经，HCG异常升高，可帮助鉴别。见图4-4-2。

手术病理：（宫内物）符合子宫内膜腺肌瘤性息肉。

3. 子宫肌瘤变性与葡萄胎的鉴别　子宫肌瘤变性，患者肌瘤位于子宫正中，内有多个大小不等的囊区，内膜有时被压向一侧，需仔细寻找，无停经史，HCG正常。葡萄胎患者正好相反，HCG异常升高，宫腔内大小不等多个囊区。

病例：付某，23岁，未婚，2年前因左下腹疼痛体检发现子宫肌瘤。见图4-4-3。

手术病理：（子宫肌瘤+子宫肌层）切除标本：肿瘤细胞丰富，呈短梭形、卵圆形，细胞无明显异型，核分裂象少见（1～2个/10 HPF），部分细胞较大，胞浆宽且红染，另见奇异形细胞及多核瘤巨细胞，未见明确凝固性坏死成分，间质水肿变性，结合免疫组化染色结果，符合富于细胞的平滑肌瘤，部分区域呈现奇异型平滑肌瘤表现。

4. 子宫腺肉瘤与葡萄胎鉴别　子宫腺肉瘤患者有时宫腔内为蜂窝状多囊区，与葡萄胎相似，各个年龄段均可见，常见年龄偏大绝经后妇女，但HCG正常。

病例：王某，25岁，因停经2月余于当地医院行超声检查：子宫内膜2.3 cm。予口服黄体酮2周期，后复查超声内膜仍为2.5 cm。与当地医院行分段诊刮，病理：腺肉瘤。见图4-4-4。

手术病理：宫腔内可见2个分叶状肿瘤结节，镜下由裂隙状及不规则腺体及短梭形间叶细胞组成，腺上皮分化好，无异型，间叶细胞丰富，可见核分裂象（3～5个/10 HPF），符合腺肉瘤。

5. 内膜过度增生蜕膜样变性与葡萄胎的鉴别　内膜过度增生患者有停经服孕激素史，超声内膜增厚内有多量囊区，血HCG正常。葡萄胎患者有停经、HCG升高。

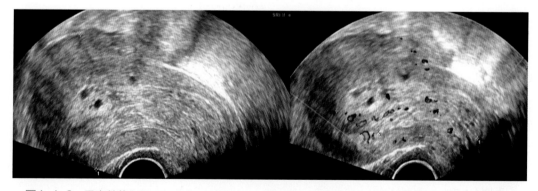

图4-4-2　子宫前位6.0 cm×5.9 cm×5.5 cm，表面平，回声不均，单层内膜厚0.2 cm，宫腔后底部可见中低不均回声区范围2.2 cm×2.5 cm×1.6 cm，内兼有多个囊区，最大直径0.5 cm，宫腔中段前壁中等不均回声团范围7.3 cm×3.6 cm×1.7 cm，内兼有多个囊区，最大直径0.7 cm

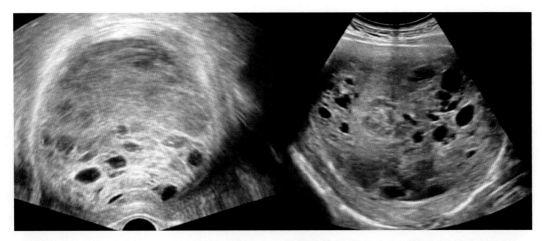

图4-4-3　子宫前位11.5 cm×12.1 cm×10.9 cm，表面不平，回声不均，前壁下段低回声结节1.9 cm，前壁压向内膜不均中低回声结节10.4 cm×9.5 cm×9.3 cm，内有多个囊区，最大直径2.0 cm，房隔密集区之间5.7 cm，距浆膜层0.5 cm，内膜回声中等厚0.6 cm

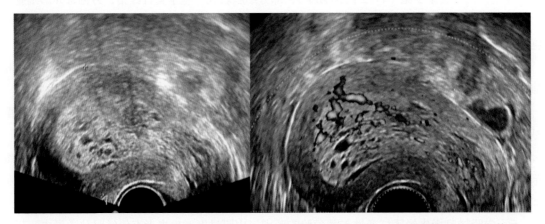

图4-4-4　子宫前位6.3 cm×6.4 cm×5.2 cm，表面平，回声不均，宫腔中等不均回声范围5.0 cm×3.6 cm×2.6 cm，内有多个囊区，最大直径0.8 cm，边界毛糙与后壁界限不清，距浆膜层0.9 cm

病例：李某，57岁，停经55天，阴道流血14天。见图4-4-5。

刮宫病理：子宫内膜组织，子宫内膜呈高度分泌表现，可见A-S征，间质蜕膜样变，小灶滋养细胞。

6. 多胎妊娠胎停育与葡萄胎鉴别　均有停经血HCG升高史，患者妊娠恶心剧吐史，但超声所见多胎妊娠子宫增大，宫腔内有数个妊娠囊，妊娠囊内均有卵黄囊与胎芽；而葡萄胎宫腔内多个囊区，无双环征，内无胎芽卵黄囊等。见图4-4-6。

病例：赵某，27岁，停经47天，停经36天开始恶心，自查尿妊娠反应（＋），阴道少量出血1天。见图4-4-7。

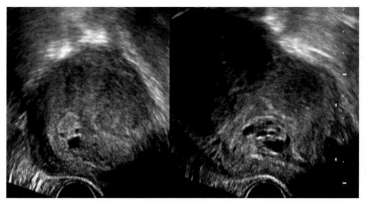
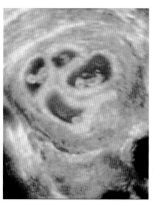

图4-4-5　子宫前位10.5 cm×8.7 cm×8.0 cm，表面不平，回声不均，后壁底部低回声结节4.3 cm，底部低回声结节5.7 cm，内膜回声不均厚2.6 cm，宫腔中下段多个大小不等小囊区集中区，囊区大小0.3～0.9 cm，宫内未见妊娠囊及胎芽

图4-4-6　宫腔内四个妊娠囊，囊内均有胎芽与卵黄囊

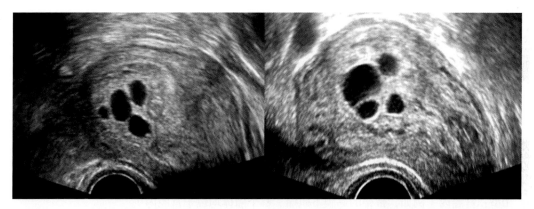

图4-4-7　子宫前位5.8 cm×6.1 cm×4.2 cm，表面不平，质地不均，后壁低回声结节1.0 cm，宫腔内可见4个囊区0.5～1.5 cm，右下及左上囊内隐约可见卵黄囊，未见明显胎芽，其余均未见卵黄囊及胎芽

提示：宫内多胎妊娠孕6周（四胎？部分胎停育？）

7. 宫内残留伴感染与滋养细胞疾病的鉴别　超声特征均有宫壁内多量动静脉瘘的丰富血流信号，宫内残留伴感染有近期宫内孕流产或刮宫史，再次刮宫病理有绒毛组织。滋养细胞肿瘤HCG异常增高，刮宫病理无绒毛组织，为滋养细胞。

8. 获得性动静脉畸形（动静脉瘘）与假性动脉瘤　动静脉畸形是动脉系统和静脉系统之间不通过毛细血管网的多种血管连接，是先天性的。获得性动静脉畸形是继发于创伤、感染、恶性肿瘤或医源性宫腔操作所致。灰阶超声为不规则多囊性结构，呈迂曲血管状。彩色多普勒与能量多普勒显示囊区处为充满丰富动静脉混杂的高速低阻血流信号。假性动脉瘤为创伤后引发，灰阶超声呈无回声囊性结构，彩色多普勒超声可以观察到"阴-阳征"或"往-返征"样漩涡血流。滋养细胞肿瘤通常为获得性动静脉瘘，由于葡萄胎反复清宫术后也可出现假性动脉瘤。

第五章　子宫肌瘤

第一节　概述

　　子宫肌瘤起源于子宫内膜、平滑肌、血管或上述组织混合构成的一组肿瘤，是妇科最常见肿瘤之一，发病率随育龄年龄升高，占比也随之升高。30岁占30%，50岁约占70%。确切病因尚未明了，因青春期前少见，绝经后萎缩或消退，提示肌瘤与女性性激素有关，也有遗传倾向。平滑肌瘤依赖于激素生长，肌瘤中有雌激素受体，浓度明显高于周边肌组织，肌瘤局部对雌激素高敏感性是肌瘤发生的重要因素之一。孕激素有促进肌瘤有丝分裂、刺激肌瘤生长的作用，据报道约50%的患者妊娠期肌瘤迅速增长，并与遗传因素有关，一级亲属中患肌瘤女性该病的发病风险增加2.5倍。25%～50%子宫肌瘤存在细胞遗传学异常，约40%染色体异常，包括染色体12、14转位，12号和17号染色体长臂片段相互换位，12号染色体长臂重排，12号染色体为三倍体，7号染色体长臂部分缺失。肌瘤细胞有基因的上调与下调，许多基因与细胞生长、分化、增殖和有丝分裂相关。还有引起其病变的很多原因酶异常、神经中枢活动以及致病因子等。子宫肌瘤是由单克隆平滑肌细胞增殖而成，多发性子宫肌瘤是由不同克隆细胞多源性形成。

一、分类

1. 按肌瘤所在部位分类

子宫肌瘤按FIGO分类系统将其分为黏膜下、肌壁间、浆膜下以及透壁肌瘤。

0型：宫腔内（例如，带蒂的黏膜下肌瘤、整个瘤体均位于宫腔内）。

1型：肌瘤大部分突向宫腔，累及肌层的体积<50%。

2型：肌瘤部分突向宫腔，累及肌层的体积≥50%。

3型：肌瘤紧邻子宫内膜，不向宫腔凸起。

4型：肌壁间肌瘤，整个肌瘤位于壁间，既不凸向内膜，也不凸向浆膜层。

5型：肌瘤≥50%在肌壁间，部分向浆膜下凸起。

6型：肌瘤<50%在肌壁间，大部分向浆膜下凸起。

7型：浆膜下肌瘤，有蒂与子宫相连。

8型：其他（宫颈型、位于阔韧带或圆韧带内肌瘤且与子宫无直接连接，以及"寄生"肌瘤）

　　混合肌瘤（同时累及子宫内膜和浆膜层）两个数字用连字符连接。习惯上，第一个数字表示与内膜的关系，第二个数字表示与浆膜的关系。2-5黏膜下和浆膜下，凸向宫腔及腹腔的部分均小于肌瘤的50%。见图5-1-1。

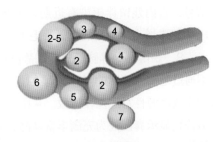

图5-1-1　子宫肌瘤按部位分类示意图

2. 按肿瘤病理性质分类　子宫平滑肌瘤、子宫肌瘤变性（玻璃样变性、囊性变、脂肪变性、红色变性、钙化、恶变）；子宫恶性潜能未定型平滑肌瘤、子宫肉瘤。

3. 其他类型　组织变异性肿瘤，平滑肌瘤变异，可能存在低度恶性。

（1）核分裂活跃的平滑肌瘤。

（2）富于细胞性的平滑肌瘤。

（3）卒中性平滑肌瘤（出血性平滑肌瘤和激素导致改变）。

（4）异型核平滑肌瘤（不典型平滑肌瘤）。

（5）黏液样平滑肌瘤。

（6）上皮样平滑肌瘤。

（7）脂肪瘤性平滑肌瘤。

（8）水肿性平滑肌瘤。

（9）分离性（叶状）平滑肌瘤。

（10）伴有明显淋巴浸润平滑肌瘤（转移性）。

（11）具有性索样分化的平滑肌瘤。

4. 特殊类型　血管内平滑肌瘤病，为平滑肌增生伴有少见的生长模式。

（1）弥漫腹膜平滑肌瘤病。

（2）良性转移性平滑肌瘤。

（3）静脉内平滑肌瘤病。

（4）淋巴血管内平滑肌瘤病。

二、超声特征

按肌瘤所在子宫的位置与内膜的关系、大小、个数、边界清晰度、内部均质度、有无变性等区分判断。

（一）黏膜下肌瘤（0型）的超声特征

1. 单纯局限型

（1）子宫正常大小或稍大，表面光滑，质地均匀。

（2）肌瘤局限于宫腔内，宫腔内有低回声结节，一般为单发、无蒂。

（3）如宫腔少许积血时，可清晰看到肿瘤与内膜之间有缝隙，或呈三角形液。见图5-1-2，图5-1-3。

2. 带蒂脱出型

（1）子宫肌瘤蒂从子宫腔内某壁发出，条状血流起点。

（2）宫腔内可见偏低条状回声可向下延伸到宫颈或阴道内，脱出物呈实性低回声或中低回声，肿物上窄下宽，大小1.5～8 cm。

（3）此时子宫内口开大，宫颈呈喇叭状。

（4）黏膜下肌瘤脱出宫口或阴道口，常合并感染，伴有局部坏死、溃疡及黏膜脱落。见图5-1-4，图5-1-5。

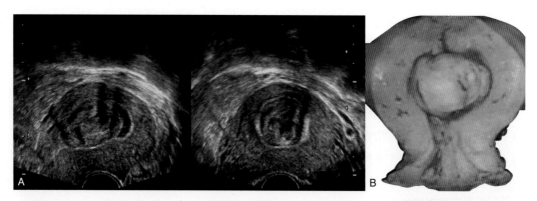

图5-1-2　A.宫腔内低回声结节；B.黏膜下肌瘤标本

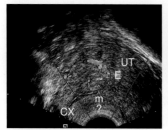

图5-1-3　宫腔内低回声
结节，蒂部位于前壁底部

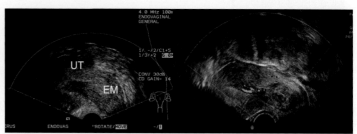

图5-1-4　彩色多普勒血流在黏膜下肌瘤较小时为星点状散在型；
有蒂时，均可见蒂部条状血流，蒂部血流发出点是肌瘤附着点，合
并感染时，血流信号极丰富

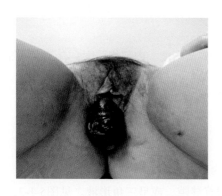

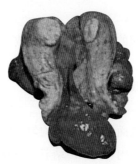

图5-1-5　黏膜下肌瘤脱出
阴道口与手术标本

（二）子宫肌瘤的超声特征

（1）子宫增大（子宫长、宽、厚三径之和＞15 cm）。

（2）子宫表面不平，失去正常形态，壁间肌瘤常见单个或多发低回声结节；如前壁凸起结节
可向膀胱有压迹；后壁外凸结节向直肠有压迹。

（3）子宫肌瘤大多数为低回声结节，也有中等回声或高回声结节。

（4）肌瘤内可见漩涡状结构，小结节以实性低回声为主，大结节呈漩涡状中低回声，肌瘤内
纤维组织增多或肌瘤较大时，结节后伴超声衰减。

（5）壁间压向内膜的结节，内膜可偏移弯曲。

（6）肌瘤周围有假包膜低回声晕与正常肌层组织分界清。

（7）肌瘤周边为环状或半环状血流信号，肌瘤内彩色信号呈星点状、条状、网状。见图5-1-6，图5-1-7。

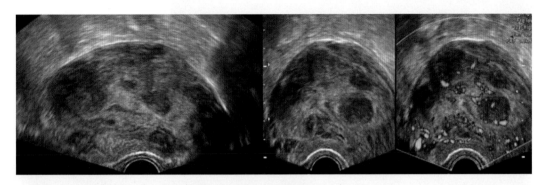

图5-1-6 子宫肌壁间数个低回声结节为多发性子宫肌瘤

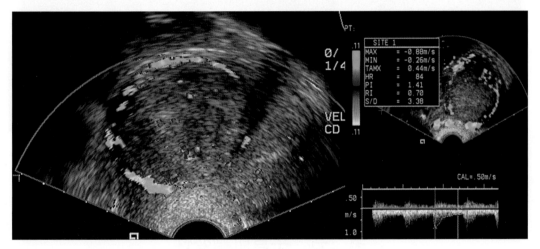

图5-1-7 子宫肌瘤周边环状血流信号，RI: 0.72，PI: 1.71

（三）浆膜下子宫肌瘤（阔韧带肌瘤）的超声特征

（1）肌瘤突出在子宫表面，单发浆膜下肌瘤时，子宫体的某一部位球状结节向外突起，子宫两旁可见正常卵巢组织。

（2）子宫外实性结节有蒂与子宫壁相连，浆膜下肌瘤距发出侧宫壁有蒂呈条状血流信号相连。

（3）多发浆膜下肌瘤时子宫表面凹凸不平，如结节突在阔韧带内称为阔韧带肌瘤。

（4）阔韧带肌瘤近期生长快，原有肌瘤增大，内部发现囊区，为肌瘤变性。声像图显示肌瘤结节内有大小不等囊区，可数个囊腔融合成一大腔，内有胶冻样或黏液样物质，占据整个盆、腹腔，将正常子宫挤在一边。此时易于卵巢囊实性肿物混淆。

（5）结节内部血流信号根据血管供应多少显示，结节周边为环状、半环状血流信号。

（6）静脉超声造影因浆膜下肌瘤与子宫同步灌注，与卵巢肿瘤灌注时间不同可帮助区分。

病例：慈某，48岁，发现腹部包块3个月。手术：浆膜下肌瘤。见图5-1-8，图5-1-9。

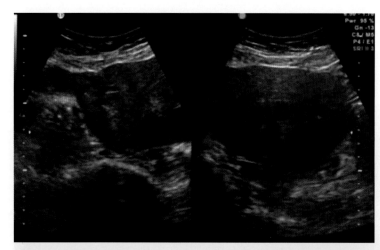

图5-1-8 子宫正常大小，被挤到一边，其右下腹10 cm实性肿物，双卵巢（-）

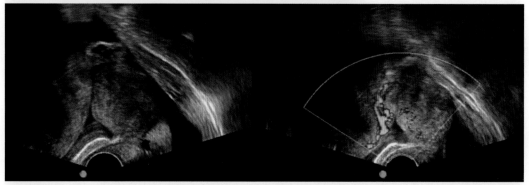

图5-1-9 可见正常大小子宫，在宫底后壁外见蒂部与腹部实性肿物相连，判断为浆膜下肌瘤

第二节 子宫肌瘤变性

一、肌瘤玻璃样变

最常见的肌瘤变性，瘤体过大，肌瘤组织水肿、变软，肌纤维退变，旋涡状或编织状结构消失，融合成玻璃样透明体。由于玻璃样变多发生在结缔组织，这种变性在纤维结缔组织成分较多的肌瘤更明显。声像图显示肌瘤内回声呈弥漫性，无明显螺旋状结构，部分区域回声偏中等。见图5-2-1。

二、肌瘤囊性变性

常继发于玻璃样变性，在其基础上发生坏死、液化，形成囊腔，囊腔单个也可多个，肿瘤过大时，有时将正常肌层压挤成膜状。此时由于子宫肌瘤变软，很难与妊娠子宫或卵巢囊肿区别。

病例：侯某，61岁，绝经8年，后因自觉乏力2年，10余天前于当地医院就诊，发现盆、腹腔巨大囊实性混合团块，增强CT提示肝多发囊肿，不除外转移，右肾多发囊性病变。无异常阴道出血、排液。见图5-2-2。

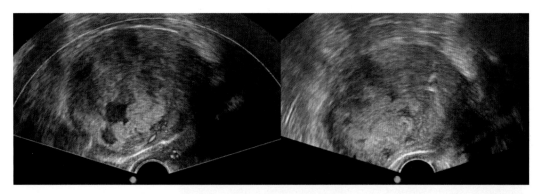

图5-2-1　子宫前壁肌瘤回声不均匀呈弥漫性，部分区域回声偏中等，无明显螺旋状结构，病理为子宫肌瘤玻璃样变

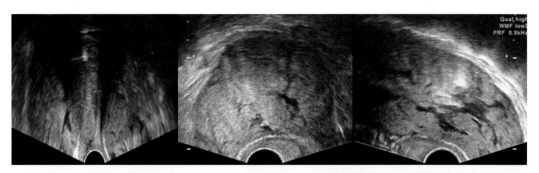

图5-2-2　子宫中位厚2.9 cm，宫腔内圆环位置正常，盆、腹腔内包绕子宫从左到右以右侧为主，以实性为主疏松多团块状肿物范围28.3 cm×27.2 cm×11.9 cm。双卵巢欠清。无腹水

　　术中探查子宫前位，常大，质中，左侧卵巢萎缩，子宫右侧阔韧带处可见一巨大肿物膨出，质地软，色黄，似脂肪，囊性变，有的囊腔有黄色液体渗出，质地不糟脆，肿物前壁包绕部分子宫右侧壁，子宫前壁达膀胱后壁，肿物前叶大小约20 cm×12 cm×4 cm，肿物靠近子宫顶端及后壁部分为上叶大小约20 cm×15 cm×6 cm，肿物后壁越过宫颈，肿物底端达后腹膜，与直肠关系不密切，肿物位于盆底部分在腹膜后，底端难以触及。

　　病理：子宫多发性平滑肌瘤，大小直径1 cm、1.2 cm及40 cm×30 cm×8 cm，伴水肿变性。

　　病例：陈某，50岁，发现腹部增大半年，伴双下肢浮肿，小脑萎缩。曾因葡萄胎在当地刮宫。CA125：44.63 U/ml。见图5-2-3。

　　CDFI：盆、腹腔内多房隔囊实性肿物，实性区血流信号RI：0.56，PI：0.86。

　　手术：术中无腹水，因肿物过大占据整个腹腔，不知来源，30 cm×30 cm×28 cm，先在肿物内放置吸引管，引出3200 ml清亮淡黄色液体，将肿物缩小后从盆、腹腔内将肿物牵出，探查肿物基底部来源于子宫前壁下段肌瘤变性，子宫常大，双侧输卵管7 cm，双侧卵巢稍萎缩偏实性。剖视肿物囊内胶冻状，布满蜂窝状组织，有分隔，厚0.1～0.2 cm，囊区直径0.3～1.5 cm不等，剖面淡粉色，质地尚均匀，偏软，无糟脆。

　　病理：子宫平滑肌瘤伴水肿变性、玻璃样变及囊性变，部分区域细胞丰富，生长较活跃。

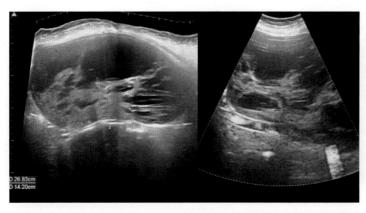

图5-2-3 子宫位于盆腔右上方，前位6.1 cm×5.2 cm×4.1 cm，表面平，回声不均，内膜回声中等厚0.6 cm，宫内"O"环位置正。盆、腹腔内巨大多房隔囊实性肿物范围26.8 cm×29.7 cm×14.2 cm，内偏实性区范围13.1 cm×14.0 cm×7.6 cm，隔厚0.3～1.1 cm，卵巢欠清。盆腔游离液（－）

三、肌瘤脂肪变性

脂肪球沉积于瘤体内，是一种真正的退行性变，一般病灶较小，常见于绝经后妇女。声像图显示肌瘤呈偏中强回声较均匀的结节，后方无声影。见图5-2-4，图5-2-5。

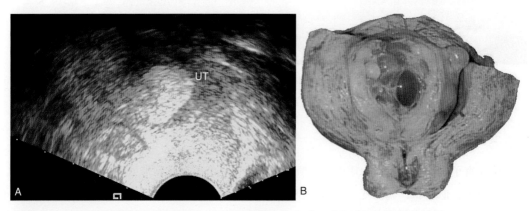

图5-2-4 A. 子宫前壁内强回声结节，无后方声影；B. 子宫肌瘤脂肪变性标本

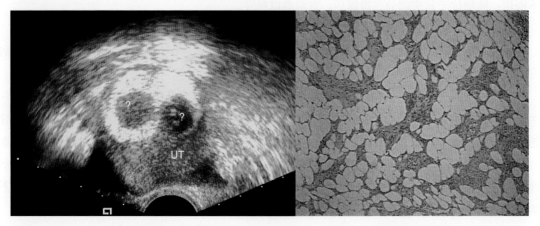

图5-2-5 A. 子宫底部强回声环状强回声，内部偏低回声；B. 病理：子宫肌瘤脂肪变性

四、子宫肌瘤红色变性

一般认为子宫肌瘤红色变性多发于妊娠期和产褥期，而非孕期子宫肌瘤红色变性发病率为2.3%，发生的范围很广，生育年龄至绝经后均可发生，但以生育年龄妇女为主（65%）。围绝经期30%，绝经后也可发生（5%）。有报道90%的红色变性肌瘤直径在5 cm以上，77.8%为壁间肌瘤，68.6%有典型牛肉样改变，54.8%存在漩涡状结构，65%为单纯红色变性，余35%可合并其他类型变性。子宫肌瘤红色变性是一种特殊类型的坏死，最初血供受阻，引起脂肪变性，以后发生出血性梗塞，引起血栓或溶血，血红蛋白渗入肌瘤内所致肌瘤发生淤血，进而水肿与渗血，壁薄的小血管破裂出血。肉眼切面观肌瘤呈暗红色，如半熟的牛肉状，质软。子宫肌瘤红色变性典型的症状为剧烈腹痛伴发热，体温一般不超过38.5℃，只有少数患者有典型症状，部分患者有下腹隐痛，大多数无任何腹部症状（75%），且盆腔检查只有30%有肌瘤结节局部压痛。超声在术前诊断中，一要根据病史，肌瘤较前增长速度快，一要注意变性肌瘤结节常位于壁间，内部回声不均，漩涡状结构消失。彩超可见肌瘤结节内有血流（高阻或低阻），血流与肌瘤红色变性的关系尚待进一步研究。见图5-2-6。

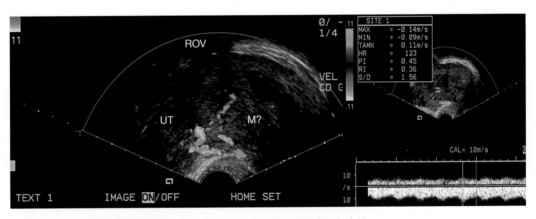

图5-2-6 子宫后壁结节回声不均，有低阻血流，病理为肌瘤红色变性

五、肌瘤钙化

由于钙盐沉积于瘤体内造成肌瘤钙化。声像图显示强回声结节且后伴声影，有时结节边形成半周、一周强回声环，内部为低回声。见图5-2-7。

六、子宫恶性潜能未定型平滑肌瘤

子宫恶性潜能未定型平滑肌瘤（STUMP）是一种少见的子宫平滑肌肿瘤，不能用常用的子宫平滑肌肿瘤的诊断标准进行诊断分类，具有特殊的形态学特征，居于子宫肌瘤与子宫平滑肌肉瘤之间，较难与平滑肌肉瘤鉴别，可发生复发及转移。

我院报道2000年1月～2006年2月子宫平滑肌肿瘤患者1371例，子宫恶性潜能未定型平滑肌瘤12例。占同期子宫平滑肌肿瘤总数的0.88%。12例患者发病年龄30～76岁，平均42.67岁。9例术

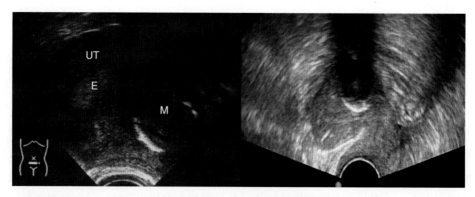

图5-2-7 子宫后壁内结节环状强回声，不伴声影与后伴声影

前检测血清CA125：6.72～189.7 U/ml。超声检查均为子宫肌瘤内部回声略不均，无特殊发现。术中大体病理检查：肿瘤实性8例，剖面有漩涡状结构4例，无漩涡状结构8例，3例结节质地糟脆，弯钳钳夹后易碎，手术证实单发4例，多发8例。常用的检查手段不能在术前诊断子宫平滑肌肿瘤的性质，主要依靠病理诊断。

病例：闫某，76岁，45岁绝经，绝经后无阴道异常流血流液，无腹痛腹胀。自觉下腹部包块伴尿频1年。见图5-2-8。

术中探查：子宫前位，孕20周大小，前壁外突结节，直径约15 cm，质地中等，左侧盆壁与子宫侧壁及左侧卵巢紧密粘连，双侧卵巢、输卵管外观无异常。

病理：全子宫及双侧附件切除标本：子宫前壁巨大肿瘤，肿瘤细胞丰富，呈卵圆形及短梭形，细胞核轻-中度异型，可见核分裂象（3～4个/10 HPF），胞浆略嗜酸性及透明状，局灶间质水肿变性，未见明确凝固性肿瘤坏死，肿瘤与周围肌壁境界尚清。免疫组化染色结果：CK（-），EMA（-），Desmin（+），caldesmon（+），Vimentin（+），CD10（-），HMB45（-），S-100（-），Inhibin（-），Ki-67（5%+），考虑恶性潜能未定型上皮样平滑肌肿瘤。

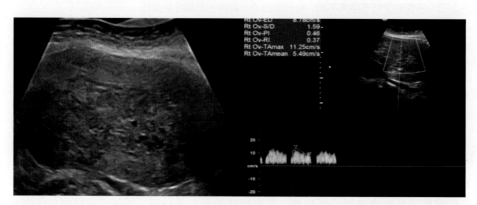

图5-2-8 盆、腹腔内宫颈上方可见实性肿物范围16.1 cm×14.9 cm×8.7 cm，内兼有多个囊区，最大直径2.2 cm，内膜回声欠清，盆、腹腔内实性肿物血流信号RI：0.37，PI：0.46

提示：子宫肌瘤伴变性？

七、子宫肌瘤恶变

极少见。子宫平滑肌肉瘤几乎肯定不是由平滑肌瘤恶变而来。恶变的病理一定看到由良性到恶性的过渡区转变。

第三节 子宫肌瘤的鉴别诊断

一、子宫肌瘤与腺肌病

阴道超声比腹部超声显示更清晰。

（1）子宫腺肌病患者临床表现以继发性、进行性痛经为主，月经量可增多，子宫增大。肌瘤患者有不规则阴道出血，浆膜下肌瘤患者以压迫症状为主，黏膜下肌瘤患者以下腹坠痛，阴道淋漓出血伴贫血。

（2）子宫腺肌病在宫壁有散在的中等回声短线与栅栏样声影，内掺杂有囊区，病变弥漫。子宫肌瘤呈结节状大部分偏低回声，少部分偏中等或强回声，结节内有螺旋状结构。

（3）子宫腺肌病瘤体周边无明显环状血流包绕，边界不清，病变肌壁内显示程度不等的动静脉血流信号，散在分布。子宫肌瘤周边有环状或半环状血流包绕，有假包膜。内可见网状、条状、星点状血流信号。

（4）子宫腺肌病的患者，病变部位有小囊腔，腺肌瘤形成时，内有圆形非纯囊腔直径在2 cm左右，一般囊腔不会太大。而肌瘤变性时（如囊性变、红色变性、肉瘤）囊腔形态各异，以单个囊腔为主，囊腔最大可达5～6 cm。见图5-3-1。

二、子宫肌肥大与子宫肌瘤

（1）子宫肌肥大为子宫增大，宫壁增厚回声尚均匀，有时宫壁充血，在弓状血管处有充盈的血管显示。

（2）子宫肌瘤时，因子宫肌瘤子宫增大，宫壁内有低回声结节，周边假包膜，环状血流显示。

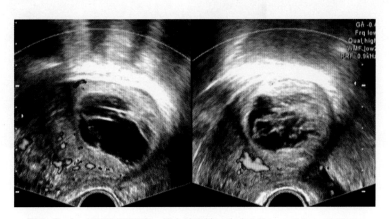

图5-3-1 子宫平滑肌瘤，伴水肿变性，大小4.5 cm×4 cm×3.5 cm

三、肌瘤中强回声变性的鉴别诊断

1. 肌瘤钙化与宫内节育器鉴别　患者年龄偏大或绝经后，肌瘤钙化有肌瘤史，可有节育器放置和取出史。肿瘤在宫壁内，内部低回声，周边环状强回声，后不伴声影或后伴声影。带节育器者有节育器放置史或节育器取出困难残留史，宫内节育器在宫腔内，完整嵌在肌层内较罕见，后不伴声影。

2. 肌瘤脂肪变性与肌瘤钙化鉴别　肌瘤脂肪变性，肿瘤回声偏中强，但后方无声影。肌瘤钙化时一般结节内部回声低周边回声强，后伴声影。

3. 肌瘤脂肪变性与宫腔残留鉴别　肌瘤脂肪变性，无近期妊娠史，内膜清晰，一般位于壁间或壁间突向黏膜的中强回声结节，周边环状血流信号。见图5-3-2。宫腔残留有近期妊娠史或胎盘植入残留史，阴道不规则出血，内膜欠清，宫腔内偏强回声区，一直连到宫壁。

病例：曹某，29岁，剖宫产后阴道淋漓出血51天，腹痛伴流血加重2天。见图5-3-3。

宫腔镜宫颈内口上方至宫底部见陈旧胎盘组织。病理：（宫腔残留）送检血凝块中见大片退变的组织，可见残留少量绒毛伴钙化，局灶坏死伴大量中性粒细胞浸润，可见少许子宫内膜，符合胎盘残留。

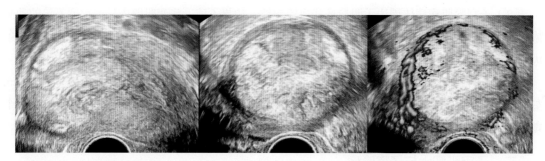

图5-3-2　肌瘤脂肪变性

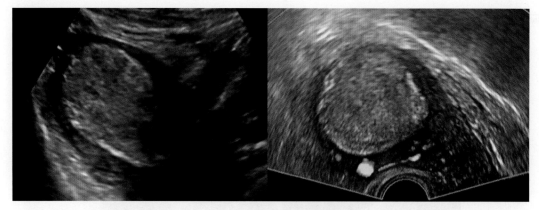

图5-3-3　子宫前位9.7 cm×8.9 cm×6.8 cm，表面平，回声不均，宫腔内中强不均回声范围7.7 cm×5.4 cm×4.5 cm，距前壁浆膜层最薄0.3 cm。双卵巢（−）。盆腔游离液（−）。CDFI：子宫血流信号增多，子宫动脉RI：0.59，PI：0.94；宫腔内不均回声内部血流信号RI：0.47，PI：0.60
提示：产后子宫宫腔内不均回声（胎盘残留？）

四、肌瘤囊性变与宫内早孕鉴别

注意病史，有无停经与HCG（＋）；注意内膜完整性，囊区呈双环征，在宫腔内可见卵黄囊及胎芽，为宫内早孕。如囊区无双环征，在实性区内并将内膜压迫，尿妊娠反应（－），为肌瘤囊性变。见图5-3-4，图5-3-5。

五、子宫浆膜下肌瘤的鉴别诊断

1. 子宫浆膜下肌瘤与双子宫或残角子宫的鉴别　双子宫内膜薄或第③型的残角子宫无宫腔为实性结节状最易与子宫浆膜下肌瘤混淆，发育侧的子宫形态为单角型，横切面子宫底宽度较窄，内膜在宫腔底部不是呈倒三角形而是呈香蕉形，一侧与卵巢相连另一侧则无，残角子宫的底外侧与同侧卵巢输卵管相连。残角子宫内可有内膜线或无内膜线，与宫体下部相连与子宫颈不相连，无周边环状血流。而子宫浆膜下肌瘤突出在子宫一侧，子宫底部为倒三角形，突出的实性肿瘤有假包膜，有蒂与子宫任何部位相连，另一侧游离无卵巢相连，有环状血流信号。见图5-3-6，图5-3-7。

2. 子宫浆膜下肌瘤囊性变与间质部妊娠鉴别　浆膜下肌瘤患者可有肌瘤变性侧的腹痛，无停经史，尿妊娠反应（－），在子宫底部外凸肌瘤生长快、供血不足出现肌瘤内囊腔，此囊腔壁薄，无妊娠双环征。间质部妊娠，患者有停经史，HCG阳性，子宫一侧角部向外凸起，内有绒毛造成的回声增强的双环状囊区，囊内可见卵黄囊与胎芽，此时加做三维超声可帮助鉴别。见图5-3-8，图5-3-9。

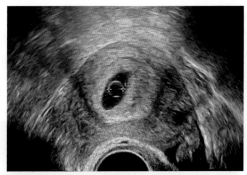

图5-3-4　宫内早孕

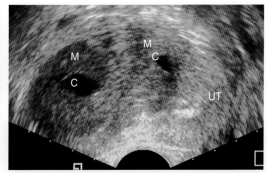

图5-3-5　浆膜下肌瘤囊性变

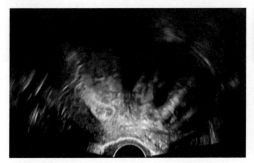

图5-3-6　子宫后壁下段外凸低回声结节

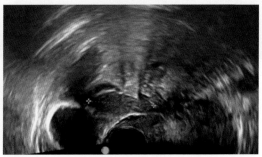

图5-3-7　测量的实性区为残角子宫

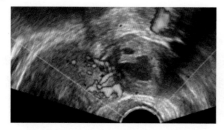
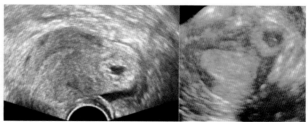

图5-3-8　子宫右侧壁外突中等回声结节4.0 cm×3.4 cm×2.1 cm，内有不规则囊区直径1.3 cm，有血流信号显示与子宫体相连，同侧可见正常卵巢

提示：肌瘤变性？

图5-3-9　宫腔内无妊娠囊，宫腔左角部外侧可见周边呈强回声内有囊区范围3.3 cm×2.9 cm×1.9 cm，内兼有囊区直径1.2 cm，可见卵黄囊，三维超声内膜与妊娠囊不连

提示：为间质部妊娠

3. 浆膜下子宫肌瘤与卵巢实性肿瘤鉴别　注意在浆膜下子宫肌瘤的同侧是否找到正常卵巢，如有卵巢，那么附件处肿物为浆膜下肌瘤；未找到卵巢，浆膜下肌瘤或卵巢肿瘤两种可能均存在。还要根据肿瘤的质地回声、蒂部来源、与浆膜层的关系综合判断。

最难判断的是绝经后妇女（卵巢萎缩），子宫缩小，内膜薄，在一侧宫旁出现实性结节样肿瘤，伴后穹窿少量液体，患者从未有以前超声检查结果作为参考。

遇到这种病例，首先观察实性结节的回声均质度，子宫肌瘤相对均质，有螺旋状结构，有假包膜，蒂部短与子宫关系更密切，在附件区有条索状实性卵巢，浆膜下肌瘤可能性大；如果结节回声均匀，极低实性回声，肿瘤后方声衰减明显，卵巢纤维瘤的可能性大；肿瘤内部不均质，囊实不均，无包膜也无环状血流信号，伴有后穹窿结节与腹水，卵巢恶性肿瘤可能性大，后两种均有手术指征，建议患者手术。必须让患者先查卵巢癌的标志物化验，化验结果正常，可在两周内复查超声，化验结果异常，直接入院手术。见图5-3-10，图5-3-11。

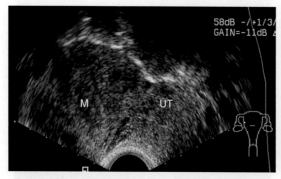
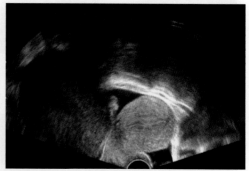

图5-3-10　子宫右角部外凸肿物偏实不均肿物，有血流信号与子宫相连，其外同侧找到正常卵巢

提示：浆膜下肌瘤

图5-3-11　子宫正常右侧实性低回声肿物，后伴轻度声衰，腹腔少量液体

手术病理：纤维瘤

提示：右卵巢实性肿物（纤维瘤？）

4. 变性的阔韧带肌瘤与卵巢肿物的鉴别　阔韧带肌瘤一般位于子宫体或宫颈的两旁，当肌瘤生长过快过大时易发生变性（如囊性变、红色变性、肉瘤），变性的肿瘤呈多房囊性特征，直径可达5～6 cm，与卵巢多房囊肿极为相似，因肿瘤本身较大，占据盆腔，将正常子宫、卵巢挤在一边，如不细致查找，可将变性肿瘤当成卵巢囊肿。当阔韧带肌瘤较大时，一定注意子宫的位置，并在子宫底的两侧注意找卵巢，有正常卵巢存在，发现的多房肿瘤，要想到肌瘤变性。

病例：胡某，49岁，月经经期延长半年，发现盆腔巨大肿物20天。见图5-3-12。

患者手术中发现两侧卵巢正常，右侧多房囊肿与子宫肌瘤连在一起，占据整个盆腔。

病理为富于细胞型平滑肌瘤，局灶区域可见水肿变性。见图5-3-13。

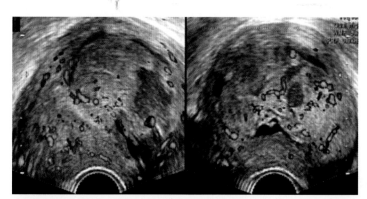

图5-3-12　子宫正常大小，被肿瘤顶在上面，子宫后壁外凸实性肿瘤21 cm×13.3 cm×9.8 cm，与肿物紧连的右侧为一囊性多房肿瘤6 cm×5.2 cm×4.9 cm，当时未查找到子宫底右侧正常卵巢，将右侧多房囊性肿瘤提示为右卵巢多房囊肿

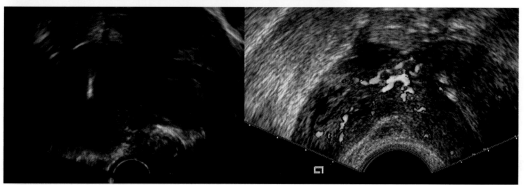

图5-3-13　子宫后壁外凸可见囊实性包块，子宫有血管有伸向囊实性包块，双侧探及到正常卵巢
提示：浆膜下肌瘤变性？

六、肌瘤伴钙化与腹腔残留纱布鉴别

肌瘤伴钙化有肌瘤环状强回声，后伴声影，腹腔内纱布残留均为强回声后伴声影图像，如有剖宫产胎盘残留或大出血手术史，注意纱布残留部位在子宫前壁下段处。

病例：张某，27岁，5天前患者孕足月进入产程宫口开2 cm时因"胎儿窘迫"于外院行"子宫下段剖宫产术"，术中子宫收缩差，出血多，用促宫缩治疗后仍出血，遂行"宫腔填纱+双侧子宫动脉上行支结扎术"，经处理后出血止，术中共出血1000 ml。术后24小时取出宫腔塞纱，取纱过程见少许纱布嵌入子宫前壁肌层，取出困难，遂剪断纱布，残余少许纱布无法取出。见图5-3-14。

病例：李某，46岁，十年前剖宫产，发现子宫肌瘤4个月。见图5-3-15。

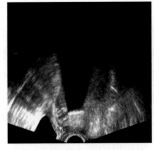

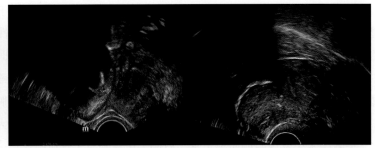

图5-3-14　子宫中位
11.1 cm×11.5 cm×
7.6 cm，子宫左前壁下
段见强回声段1.5 cm，后
伴声影，距外口3.3 cm，
距浆膜层1.4 cm，内侧
位于内口处，单层内膜厚
0.8 cm，液性分离0.4 cm

图5-3-15　子宫前位，大小6.9 cm×10.5 cm×10.0 cm，表面突
起，回声不均，右前壁外突极不均回声结节范围6.0 cm×7.2 cm×
6.7 cm，内有强回声后伴声影。内膜回声中等回声厚0.4 cm；双卵巢
大小回声正常

术中所见子宫前位，常大，腹壁原剖宫产切口下方可见一包块，局部包裹大网膜，与子宫前壁膜状粘连，双输卵管及卵巢未及明显异常，剖开包块内为纱布。

第四节　子宫血管平滑肌瘤病

一、概述

子宫血管平滑肌瘤病又称子宫静脉内平滑肌瘤病，是一种特殊类型的、少见的子宫中胚叶良性肿瘤。主要临床特点是平滑肌瘤细胞超出子宫范围沿血管蔓延结节样生长。虽然肿瘤的组织结构与子宫平滑肌瘤一样，均由良性增生的平滑肌细胞组成，但生物学行为具有与子宫肌瘤完全不同的酷似恶性肿瘤的生长方式，侵袭性生长，能够沿血管腔扩展，甚至可长入右心房或右心室，具有潜在致命性，故称血管内平滑肌瘤病，如播散在腹腔，称为腹膜播散性平滑肌瘤病；播散到髂血管或腔静脉，称为髂血管或腔静脉内平滑肌瘤病，以播散到的血管命名。

据统计，约75%子宫静脉内平滑肌瘤的病变不超出阔韧带范围，25%病变扩展超出阔韧带，如病变扩展到下腔静脉或右心房，则导致患者死亡。

二、临床表现

1. 妇科系统症状　不规则阴道出血、会阴部疼痛不适、妇科炎症等。
2. 压迫症状　由于肿块压迫周围器官引起盆腔隐痛、排尿频繁、腹部下坠等表现。

3. 静脉栓塞症状　由于静脉系统被肿瘤占据，血管闭塞，引起下肢水肿等表现。

4. 心脏受累表现　肿瘤侵袭心脏，引起右心衰竭、呼吸困难、间歇性晕厥等症状。

超声心动与螺旋CT增强除检出盆腔子宫肌瘤外，可以检查下腔静脉–右心腔–肺动脉占位性病变。

结合病史及盆腔情况综合分析可得到病变诊断。子宫或盆腔内肿块与髂静脉内肿块相连，可能有助于子宫静脉内平滑肌瘤病的诊断。因子宫肌瘤病属于多源性，受雌激素、家庭遗传性多种因素影响，故此病易复发。

三、超声特征

（1）子宫可有肌瘤。

（2）子宫外两旁静脉内有条索状、分枝状、蚯蚓状或结节样肿块，由子宫肌壁扩展到阔韧带内的静脉内，形成分叶状肿瘤，呈蠕虫样穿行于周围脉管内。

（3）少数病例可沿盆腔静脉到达下腔静脉，甚至进入右心房。

近年我院总结40余例此病。有肌瘤切除子宫史，在做超声发现下腔血管内实性肿物或超声心动在心脏内发现实性肿物。临床医生可将其抽出，抽出结节后可见光滑的脉管管壁。

病例1：白某，48岁，2015年5月因"子宫肌瘤"行经腹子宫肌瘤剔除术（术中剔除肌瘤2个），术后病理结果提示：子宫平滑肌瘤大小9 cm×8 cm×5 cm，细胞较丰富，伴水肿变性，未见坏死，可见核分裂象3个/10 HPF。

2017年11月再次复查彩超提示：子宫后壁外凸低回声结节5.8 cm，右侧壁外凸蚯蚓状不均质回声结节5.8 cm×4.3 cm×3.0 cm，结节周边血流信号RI：0.42～0.53，PI：0.57～0.78，内膜回声中等厚0.5 cm，双侧卵巢（−），盆腔游离液（−）。

提示：血管平滑肌瘤病?

再次手术病理：（宫旁组织）送检肿瘤组织呈索条状，由梭形细胞组成，细胞较温和，未见核分裂象，部分区域间质中血管较丰富，局灶伴有水肿变性，结合临床符合静脉内平滑肌瘤病。

静脉内平滑肌瘤病的手术标本。见图5-4-1，图5-4-2。

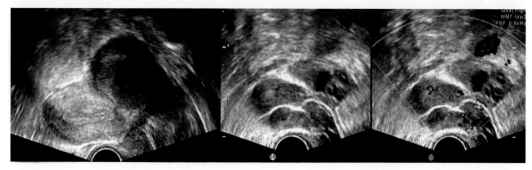

图5-4-1　子宫前位5.7 cm×5.5 cm×4.2 cm，表面不平，回声不均，后壁不均回声1.5 cm，内有散在强回声，右侧壁外突蚯蚓状不均低回声结节范围7.2 cm×4.7 cm×3.1 cm，内膜回声中等厚0.5 cm

提示：静脉内平滑肌瘤病复发

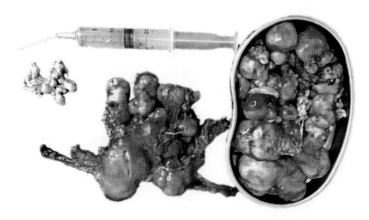

图5-4-2　手术标本

病例2：侯某，61岁，劳累后喘憋1年，发现下腔静脉、右心房及右心室占位性病变7月余。患者1999年因体检发现子宫肌瘤，行子宫次全切除术；2010年因下腹胀痛，发现盆腔肿物，行盆腔肿物及双附件切除术。术后考虑子宫血管内平滑肌瘤病。此次主动脉增强扫描：右卵巢静脉、下腔静脉肾上段、右心房及右心室占位性病变；盆腔内软组织密度影，结合病史考虑子宫血管内平滑肌瘤病可能大。见图5-4-3。

住院血管外科手术证实此病。

病例3：赵某，29岁，发现宫颈肌瘤2年，月经量增多1个月。见图5-4-4。

病理：（子宫颈肌瘤）碎切标本：梭形细胞肿瘤，可见大量厚壁血管，伴玻璃样变性，符合血管平滑肌瘤（22 cm×18 cm×6 cm）。

病例4：范某，54岁，腹胀、腹痛、恶心、憋气、乏力1月，CA125：740 U/ml。见图5-4-5，图5-4-6。

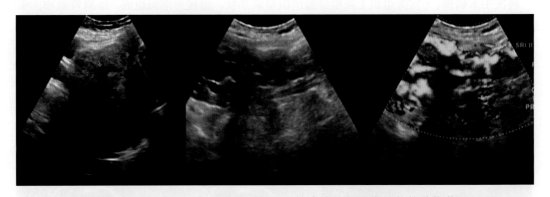

图5-4-3　阴道断端厚1.3 cm。盆、腹腔内可见实性多核状低回声结节状肿物范围11.0 cm×13.1 cm×9.7 cm，前壁外突低回声结节1.5～3.3 cm，右侧脐旁串珠样囊实性包块范围9.0 cm×7.4 cm×3.7 cm。盆腔偏右侧非纯囊包裹性积液5.8 cm×7.5 cm×4.0 cm。CDFI：盆、腹腔内实性低回声结节状肿物血流信号RI：0.52，PI：0.72。右侧脐旁串珠样囊实性包块血流信号丰富RI：0.36，PI：1.57

提示：子宫＋双侧附件切除术后盆、腹腔内实性低回声结节状肿物（血管平滑肌瘤病），右侧脐旁串珠样囊实性包块待查，盆腔非纯囊包裹性积液

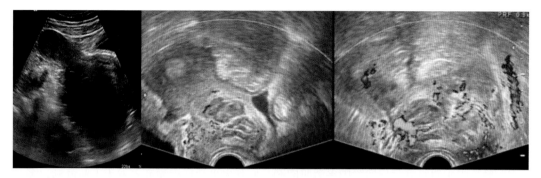

图5-4-4　子宫前位，稍大，宫颈后壁凸向子宫左侧多核不均低回声结节17.1 cm×10.7 cm× 8.0 cm，基底部位于宫颈外口水平。双卵巢（－）

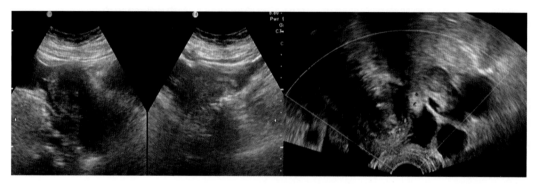

图5-4-5　子宫前位5.0 cm×4.8 cm×4.4 cm，表面不平，回声不均，后壁外突低回声结节 2.6 cm，右后壁下段低回声结节0.9 cm，单层内膜厚0.2 cm，液性分离1.5 cm，左卵巢2.4 cm× 1.9 cm×2.2 cm，呈实性；右附件区实性低回声肿物范围3.5 cm×1.6 cm×2.3 cm，后穹窿片状增 厚0.4 cm，右侧实性肿物内血流信号RI：0.55，PI：0.83

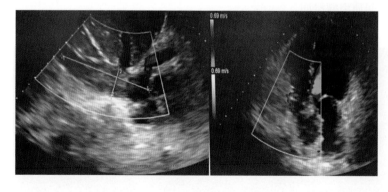

图5-4-6　髂静脉、下 腔静脉内充盈缺损，考虑 栓塞

超声心动示：右心房实性 占位

　　我院血管外科布加综合征行根治术。手术切开右侧心包探查下腔静脉汇入右心房处实性占位 病变。交界处套线绳控制。打开部分膈肌，沿汇入部向下方分离显露肝段下腔静脉后壁，分离出 长约8 cm下腔静脉，探查内为实性占位。在右心房处插管建立体外循环作为快速输血通路。阻断 下腔静脉和右心房汇合部，切开下腔静脉后壁长约6 cm，用双腔尿管临时阻断下腔静脉远心端血 流，可见下腔静脉内为实性肿物，直径约5 cm×4 cm×4 cm，质硬，鱼肉样。

　　病理：下腔静脉恶性肿瘤（平滑肌肉瘤）。

四、静脉内平滑肌瘤病的鉴别诊断

1. 静脉内平滑肌瘤病与静脉系统血栓的鉴别　静脉内平滑肌瘤病子宫有肌瘤、宫旁串珠样多结节肿物。静脉系统血栓超声可见血栓较瘤体略呈絮状回声，形状不规则，CDFI示其内可见少量血流信号穿梭，血流速度较低，结合凝血机制的改变寻查病因。

2. 静脉内平滑肌瘤病与布加综合征的鉴别　布加综合征为下腔静脉阻塞，常因肝静脉发育畸形，下腔静脉先天狭窄，或为邻近组织病变的侵犯及压迫，血管造影可助寻找病因。

3. 静脉内平滑肌瘤病与血管内平滑肌肉瘤　血管内平滑肌肉瘤亦多发于下腔静脉，多与静脉壁粘连，早期影像表现易与子宫血管内平滑肌瘤病混淆，但病理检查其核分裂象＞5个/10HPF。

4. 静脉内平滑肌瘤病与心房黏液瘤的鉴别　心房黏液瘤多发生于左心房，并且不与静脉内占位相连。静脉内平滑肌瘤病有肌瘤史，有时下腔静脉肿瘤与心房内肿瘤相连。

5. 静脉内平滑肌瘤病腹部肿瘤的鉴别　如肝癌、肾癌、肾上腺癌等的瘤栓累及下腔静脉，可同时发现原发病变。

6. 静脉内平滑肌瘤病与血管内皮细胞瘤的鉴别　静脉内平滑肌瘤病是血管内实性占位，血管内皮细胞瘤可发生于全身各处骨骼，多伴有骨质被破坏。

7. 静脉内平滑肌瘤病与子宫内膜间质肉瘤双卵巢转移的鉴别　静脉内平滑肌瘤病尽管宫旁有多个低回声结节，但卵巢正常，而子宫内膜间质肉瘤双卵巢转移子宫卵巢均有实性肿物。

病例：蔡某，53岁，发现盆腔肿物4月余。见图5-4-7。

MRI增强扫描影像学结论：子宫占位性病变，侵犯双侧卵巢、生殖静脉，盆腔淋巴结肿大，恶性可能性大，应鉴别静脉内平滑肌瘤与平滑肌肉瘤可能。

手术病理：子宫肌壁间可见结节状浸润性生长的肿瘤成分，细胞较一致，小血管增生，符合低级别子宫内膜间质肉瘤，脉管内可见瘤栓，左、右宫旁可见肿瘤侵犯，分泌期子宫内膜，双卵巢组织中可见低级别子宫内膜间质肉瘤浸润。

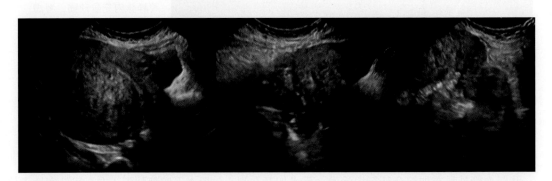

图5-4-7　子宫前位11.6 cm×12.8 cm×10.3 cm，表面不平，回声不均，散在多量短线，以后壁为主，前壁厚2.0 cm，后壁厚7.1 cm，内膜回声中等厚0.7 cm，子宫左侧壁外突串珠状结节范围7.2 cm×7.0 cm×2.2 cm，右侧壁外突低回声结节5.8 cm×3.6 cm×3.9 cm。前穹窿游离液2.4 cm。结节周边血流信号RI：0.34，PI：0.42

提示：子宫腺肌病双宫旁结节待查（双卵巢实性肿物平滑肌瘤病待排），盆腔积液

第五节 子宫肌瘤与妊娠

（1）子宫肌瘤在妊娠期的发病率为8%～18%，大多数子宫肌瘤在妊娠期轻度增大。一项前瞻性研究对有单发肌瘤的36名妇女在孕早期进行超声筛查，并以2～4周的时间间隔复查超声，结果发现69%的孕妇在孕期肌瘤体积无增大，31%的孕妇有肌瘤体积增大，孕10周的增长最快。孕期肌瘤生长的情况与其初始大小无关，产后4周发现瘤体积较基线水平缩小。

（2）研究发现约5%发生肌瘤变性。总结113例子宫肌瘤患者，在孕期随诊中，10例患者因严重腹痛而需住院，超声发现肌瘤内出现无回声区域粗糙的不均回声，符合肌瘤变性。大多数保守治疗，少部分需行子宫肌瘤雕核术。

（3）孕期子宫破裂，子宫肌瘤雕核术后子宫破裂的发生率无法估计。与子宫肌瘤的位置、当时肌瘤是否到达内膜，术者的手术技巧、缝合手法、肌层愈合、有无感染等因素均有关系，如为双胎妊娠子宫破裂几率增加。

我院曾有一病例在此次怀孕2年前，因子宫前壁下段肌瘤于外院做超声聚焦治疗，此次怀孕未告知，在孕37周时发生子宫破裂。

（4）肌瘤本身很少导致妊娠不良结局，尽管妊娠后肌瘤随之长大或者红色变性，有研究对大量的妊娠妇女进行检查与分娩结局分析显示，有肌瘤患者在流产、早产、胎膜早破、胎儿生长受限、前置胎盘、胎盘早剥、产后出血或胎盘滞留的发生率与其他妇女无差异。

第六章　子宫畸形

第一节　概述

子宫畸形的发生率为1.2%~3.5%不等。是根据副中肾管发育障碍不同而分类的。内生殖器始基的形成在胚胎6~7周，在胚胎早期，每个人两侧生殖嵴的外侧均有两对纵行的生殖管道，称中肾管（又称为午菲管）和副中肾管（又称为苗勒管）。中肾管是形成男性（XY）内生殖器的始基，副中肾管是形成女性（XX）内生殖器的始基。睾丸分化早于卵巢2周，中肾管在副中肾管的发育中起到引领作用，中肾管发育早于副中肾管。

女性无Y染色体、无睾丸决定因子（TDF）的刺激，卵巢的正常分化需要在两条X染色体和常染色体及FSH的参与作用下，在胚胎6周末，两侧副中肾管的中段及尾端，向内向下，越过中肾管前方，在中线与对侧汇合，形成宫体和宫颈。12周时两侧副中肾管间的隔融合形成单腔。在胚胎早期，受致畸、致癌、致突变等环境、激素、药物等一系列因素影响，均可导致胎儿染色体异常、基因突变，引起内、外生殖器畸形。在胚胎发育过程中，如受任何内外因素的影响，发育停止或融合不全，形成各种子宫发育畸形。中肾管对中肾旁管的发育有诱导作用，因此女性生殖道畸形常合并泌尿系异常（如异位肾、独肾等），应注意检查。

女性1岁到青春期前，为性器官发育静止期，生殖器维持于幼稚状态，阴道黏膜薄、无皱褶、厚4 mm；宫颈细长，宫颈与子宫比例为2:1或1:1；宫颈厚度为8 mm；10岁以上女孩体内雌激素水平增加，阴道壁与宫颈、子宫厚度明显增加，与青春期第二性征的启动有明显关系。所以注意测量阴道与宫颈的厚度可反映女孩生殖器的发育程度。

子宫畸形对生育力、妊娠与分娩的影响取决于子宫异常的部位与发育异常的程度。

目前临床常用的是美国生殖学会（AFS）分类法，共七类。见图6-1-1，表6-1。

图6-1-1

表 6-1　苗勒管发育异常的分类

Ⅰ类．节段性苗勒管未发育或发育不良	B．无残角
A．阴道	Ⅲ类．双子宫
B．宫颈	Ⅳ类．双角子宫
C．宫底	A．从内口开始
D．输卵管	B．部分性
E．多部位	
Ⅱ类．单角子宫	Ⅴ类．纵隔子宫
A．合并残角	A．完全纵隔
1．宫腔相通	B．不完全纵隔
2．宫腔不通	Ⅵ类．弓状
3．无宫腔	Ⅶ类．药物导致宫腔形状异常（T型子宫）

谢红宁教授总结了除美国生殖学会（AFS）分类法外的特殊类型子宫畸形。子宫畸形细节的准确判断对临床处理起到非常重要的指导作用。特殊类型子宫畸形具有不典型性，难以简单归于"分类法"的某种类型，其临床意义也与典型的子宫畸形不同，不但诊断上需仔细鉴别，临床上也需个性化处理。

图6-1-2

谢红宁教授等在2006年报道的子宫畸形特殊类型。见图6-1-2。

（1）双宫体单宫颈双宫颈管：因阴道窥诊只有一个宫颈外口，2个宫体容易误诊为双角子宫，宫颈管内很薄的纵隔被忽略，若进行宫腔操作时难以进入目标宫腔。

（2）内膜X形纵隔子宫：易被误诊为双子宫，因两侧宫腔相通，进行宫腔操作时从一侧宫颈常会进入对侧宫腔内，例如行早孕吸宫术从有孕囊的同侧宫颈进入时，容易进到对侧而造成漏吸。

（3）类纵隔残角子宫：因子宫外形无明显异常，残腔内膜发育良好，使其在子宫冠状切面上似纵隔子宫，但当孕囊种植在残腔时，其结局类似残角子宫妊娠。

（4）管状子宫：二维扫查极易漏诊，常是引起不孕和习惯性流产的原因之一。

（5）子宫横膈：二维扫查极易漏诊，本研究中的病例为宫内妊娠20周，发现胎头下方液性暗区，上部分羊水过少，经阴道三维超声检查证实子宫下段环行横膈，指导其抬高臀部使羊水流通，避免流产。

（6）子宫下段缺失：此类病例常被临床误诊为阴道闭锁，三维成像显示无子宫下段和宫颈结构。

（7）苗勒管遗迹：双侧苗勒管早期发育停止，形成实性结构，容易误诊为附件肿瘤。

（8）DES相关异常子宫：多因应用雌激素避孕所致，我国较少见，诊断率低，可能与对其认识不足有关，常是不孕症的原因之一。

第二节　种类与超声特征

最好在月经周期的后半期，内膜中等回声并较厚时做超声检查为宜。二维超声可在不同角度、不同切面扫查子宫，鉴别子宫畸形；三维超声能立体反映子宫及内膜全貌，故三维超声较二维超声诊断子宫畸形更准确。

一、子宫未发育与发育不全

1. 先天性无子宫无阴道畸形　超声扫查在膀胱后方呈空虚，未见阴道的"三明治"气道声像，也无子宫实性声像，但可见正常双侧卵巢、输卵管。见图6-2-1。

2. 始基子宫　在膀胱后方有呈实性低回声条索状子宫，厚度<1 cm，内膜欠清（多数无宫腔无内膜显示），常合并无阴道，双侧卵巢正常。见图6-2-2。

3. 幼稚型子宫　子宫各个径线较正常子宫小1～1.5 cm，宫颈相对较长，子宫形态正常，子宫厚度<2.0 cm，有内膜回声显像。

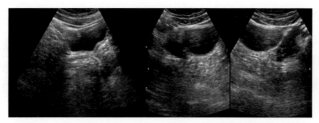

图6-2-1　膀胱后方空虚无子宫显像，双侧卵巢正常

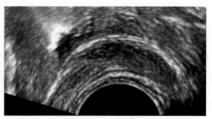

图6-2-2　子宫呈实体，厚度<1cm，无内膜

二、双侧副中肾管融合障碍所致子宫异常

1. 单角子宫或残角子宫　在胚胎发育期间，子宫由一对纵形的苗勒管的中段合并而成。当出现一侧苗勒管发育正常，另一侧在发育中发生停滞等异常情况时，有纤维带与发育侧子宫相连，便形成不同程度的残角子宫。

单角子宫，子宫细长，似香蕉状；横切时，子宫底部宽度变窄，缺一角，正常一侧有卵巢相连，残缺一角可无卵巢。

根据1998年美国生殖医学会对苗勒管发育异常的分型，残角子宫畸形被认为Ⅱ类苗勒管异常，可分为：

Ⅱa：残角子宫有腔，与单角子宫相通；与宫颈不相通；

Ⅱb：残角子宫有腔，与单角子宫不相通，自月经初潮起，残角子宫腔经血潴留造成积血而出现痛经，并进行性加重；

Ⅱc：单角子宫与无腔的残角子宫，即实体残角子宫，仅以纤维带与子宫相连。多数残角子宫与对侧正常宫腔不相通，仅有纤维带相连；

Ⅱd：单角子宫无残角子宫。见图6-2-3。

（1）残角子宫的超声特征：①一侧子宫呈单角子宫表现，另一侧仅有肌层组织为残角子宫，其位于发育侧子宫中下段或子宫底部，与发育侧子宫颈不相连；②根据残角子宫腔内有无子宫内膜分为子宫内膜型和无子宫内膜型；③根据残角子宫与发育侧子宫腔是否相通分为相通型和不相通型残角子宫；④单宫颈管，无分隔。

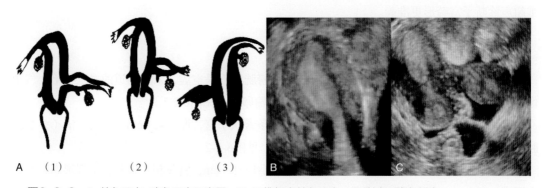

图6-2-3　A.单角子宫+残角子宫示意图；B.三维超声单角子宫；C.单角+残角子宫

三维超声在子宫畸形的诊断中具有独特的优势，可以同时显示三个相互垂直的平面，即矢状面、横断面和冠状面，并且可以根据需要灵活地旋转或平移图像，在冠状切面上，单角子宫的内膜为"香蕉型"，残角一侧则根据分型不同而表现为不同的结节样回声，其内有或无内膜回声，当残角子宫有腔且与单角子宫不相通时，残角宫腔内可见经血潴留的液性区域。见图6-2-4。

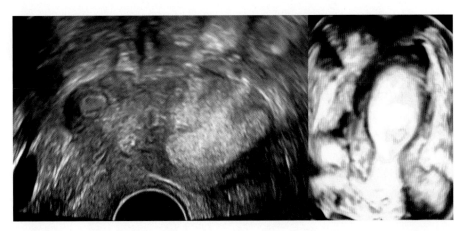

图6-2-4　子宫后位4.1 cm×3.7 cm×3.1 cm，表面平，回声不均，内膜呈 I 字形，宫腔右角部缺失，内膜中等厚1.5 cm，在子宫右侧可见实性似子宫样回声 2.0 cm×2.6 cm×1.4 cm，内膜厚约0.6 cm

提示：子宫畸形（单角子宫＋残角子宫Ⅱa）

（2）单角+残角子宫易发生腺肌病与内异症等合并症。

我院报道，2010年7月至2019年4月就诊患者，经二维超声结合三维超声检查诊断为单角子宫的158例病例，年龄12～54岁，多以痛经、月经不调、不孕、流产等原因来就诊，其中ⅡA型13例，残角并子宫肌瘤2例，残角并腺肌病2例，卵巢囊肿4例，宫外孕（右附件）1例，残角妊娠2例，畸胎瘤1例；ⅡB型14例，残角宫腔积血5例，残角并子宫肌瘤1例，残角并腺肌病2例，残角子宫妊娠1例，附件非纯囊肿4例，输卵管积水2例；ⅡC型87例，残角并子宫肌瘤3例，卵巢囊肿2例，畸胎瘤1例，输卵管积水6例，宫外孕2例，单角子宫宫腔内葡萄胎1例，腹腔妊娠1例，双卵巢癌2例，ⅡD型44例，腺肌病2例，单角子宫妊娠1例，间质部妊娠1例，输卵管积水5例。

（3）妊娠的单角子宫或残角子宫的超声特征。

①单角子宫妊娠，注意横切面宫底无倒三角形内膜，因宫腔相对狭小，易流产、早产、宫外孕。

②残角子宫妊娠是一种罕见而严重的异位妊娠，残角子宫一般内膜与肌层发育差，如妊娠至14～20周时，往往残角子宫妊娠破裂而发生严重内出血，危及生命，有时还发生胎盘植入、胎盘滞留、子宫扭转。举例见异位妊娠。

病例：张某，31岁，停经42天。见图6-2-5。

病例：齐某，31岁，停经41天，尿妊娠反应（＋）。见图6-2-6。

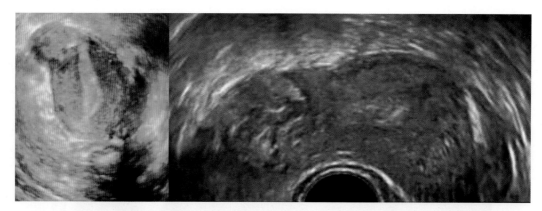

图6-2-5　子宫后位5.2 cm×5.4 cm×4.2 cm，表面平，回声不均，内膜呈I字形，宫腔右角部缺失，右宫角外突囊实性包块范围3.0 cm×2.5 cm×4.1 cm，内不规则囊区直径0.5 cm。内膜中等厚0.8 cm，未见胎囊。双卵巢（-），盆腔游离液（-）

提示：子宫畸形（单角子宫？），右宫角外突囊实性包块待查（间质部妊娠？）

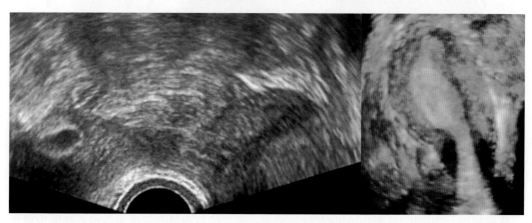

图6-2-6　子宫前位4.9 cm×3.9 cm×3.3 cm，表面平，回声不均，内膜呈I字形，宫腔右角部缺失，内膜中等厚1.2 cm，未见妊娠囊。在子宫右侧可见子宫样回声2.1 cm×3.5 cm×2.1 cm，内可见胎囊直径0.9 cm，其内可见卵黄囊，未见胎芽，其内侧有条索状与宫颈相连，厚约1.0 cm。其外上方可见正常右卵巢

提示：右侧残角子宫妊娠，腹腔镜手术证实

（4）恶性病变：残角子宫内膜癌偶见、残角子宫腺泡状软组织肉瘤：发生于残角子宫的子宫内膜间质肉瘤实属罕见。残角子宫内膜间质肉瘤超声特征为巨大囊实性混合回声包块，极易误认为卵巢肿物，超声在清晰显示双侧卵巢并明确一侧单角子宫后，对于另一侧附件区包块仔细扫查，巨大混合回声包块以蒂部连于宫底，从而推测肿物有可能来源于残角子宫。

（5）残角子宫的鉴别诊断。

①无内膜的残角子宫与浆膜下子宫肌瘤或卵巢实性肿物鉴别：患者多无症状，检查一侧宫角外可见实性包块，内部回声与子宫肌层相近。关键是要看子宫是否为单角，此肿物的回声是否与子宫肌层回声一致；外侧有无卵巢，有卵巢相连，就是残角子宫，无卵巢发现相连就为肿瘤，但卵巢因蒂部长，游离度大，有时贴在子宫后方，不好鉴别。三维超声同样能在诊断中发挥重要作

用，如为残角子宫则三维冠状面另一侧子宫内膜呈"香蕉形"且弯向一侧，而附件区实性肿物和子宫浆膜下肌瘤则位于正常宫体轮廓之外，且子宫内膜形态正常。

②Ⅱb有内膜残角子宫与浆膜下子宫肌瘤内液化变性相鉴别：三维冠状面一侧子宫内膜呈"香蕉形"且弯向一侧时，一侧发现似子宫样回声包块，宫腔内有囊液，可做出残角子宫的诊断。如不能确定包块中央是否为子宫内膜，还可对患者进行动态观察，了解其厚度是否随月经周期而变化。有内膜残角子宫与单角子宫不相通时，患者多因周期性腹痛来诊，检查一侧宫角区可见包块，内部为液性区，多伴细小点状回声。外凸的子宫肌瘤囊性变，子宫内膜呈倒三角形。因二者均可有腹痛症状，且声像图特点有相近之处。

病例：李某，22岁，因外院诊断为卵巢恶性实性肿瘤，就诊。见图6-2-7。

病例：白某，29岁，月经正常，突发下腹痛就诊。手术证实左侧子宫内膜与宫颈不通，有一个蒂部与宫颈相连，宫腔积血，左卵巢内膜异位囊肿，左侧输卵管肿大积血。见图6-2-8。

2. 双子宫　为双副中肾管完全未融合造成。

双子宫的超声特征：

①两个子宫完全独立，左右各一。

②每个子宫角部分别连同侧的输卵管和卵巢。在连续多个切面上扫查，可见两个子宫之间有间隙，两个子宫分别有自己的内膜，内膜一直向下连到宫颈。

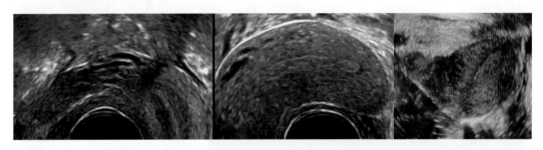

图6-2-7　子宫为单角，在子宫一侧实性肿物上有卵巢相连，隐约可见实性肿物有条索状与子宫相连

提示：单角＋残角子宫Ⅱc

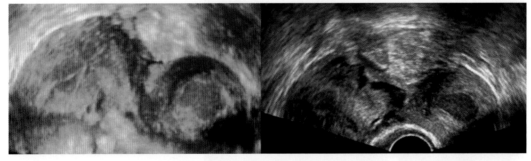

图6-2-8　单个宫颈，宫颈上段有一平台，右侧子宫，其内膜与宫颈相通，左侧有一个增大的子宫，宫壁厚1.0 cm，宫腔内充满非纯囊液直径3.2 cm，左侧子宫下段闭锁，与宫颈成角相连。两个子宫之间有非纯囊肿物，直径6 cm。腹腔少量游离液

提示：子宫畸形（单角子宫＋残角子宫？），左侧残角子宫宫腔积血；左附件非纯囊肿

③两个宫颈管内膜，阴道也可是双的。

④三维超声内膜显示为完整的倒八字形，两个子宫完全分开。见图6-2-9。

病例：田某，14岁，出生时肛门闭锁，曾做经腹会阴肛门成形术+尿道成形术+阴道成形术，13岁月经初潮，发现腹部包块1个月。见图6-2-10。

经会阴超声：阴道内积血下方可见中等回声横膈约1.9 cm×2.6 cm×0.6 cm，其左侧似有低回声通道宽约0.2 cm，距阴道口约2.1 cm，未见肛管回声，直肠代肛管长约1.4 cm。见图6-2-11。

3. 双角子宫　双副中肾管部分融合形成。

双角子宫子宫底部横径均明显增宽，呈蝶形或分叶状，中央凹陷＞1 cm。为分开的两个子宫角，单宫颈。见图6-2-12。

（1）不完全双角子宫：底外形的凹陷分离在内口水平以上的任何部位。

（2）完全双角子宫：底外形的凹陷双侧宫角分离在宫颈内口水平。

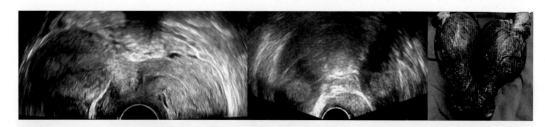

图6-2-9　双子宫二维超声显示纵切时可测到两个单独子宫，横切时，宫颈上方两个分开的子宫

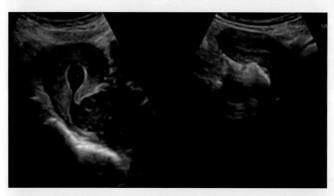

图6-2-10　左子宫前位4.6 cm×3.0 cm×2.1 cm，表面平，回声均，内膜回声中等厚0.5 cm；右子宫前位4.4 cm×6.3 cm×3.7 cm，表面平，回声均，单层内膜厚0.1 cm，非纯囊区范围4.8 cm×5.6 cm×4.7 cm，下连到右侧阴道非纯囊积液5.5 cm×5.8 cm×3.8 cm

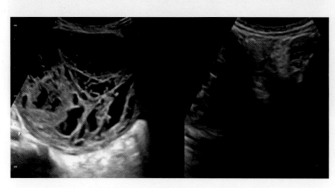

图6-2-11　左卵巢1.8 cm×2.2 cm×1.8 cm，内最大囊泡直径1.4 cm。盆、腹腔内右附件区多房隔肿物范围10.4 cm×10.2 cm×7.9 cm，密集房隔区5.1 cm，最大囊区直径5.1 cm

提示：子宫畸形（双子宫？），右宫腔非纯囊积液（积血）、右宫颈及阴道积血，右附件多房隔囊肿性质待查，阴道闭锁成形术后粘连？

三维超声显示双角子宫时，内膜为完整的"Y"字形，见分开的两个子宫角，宫底部肌层凹陷分开，子宫底中央部凹陷深度＞1.0 cm；两侧子宫角内的子宫内膜回声汇合于子宫中下段至宫颈内口处；均为单宫颈管。

双角子宫：根据宫底外形的凹陷是否到达宫颈内口区分。见图6-2-13。

完全双角和部分双角子宫：

- 宫底外形凹陷＞1 cm，呈双角状；

- W＞4 cm；

- α＞90°；

- 一个宫颈。

4. 鞍状子宫　在横切时宫底部宽，中间稍凹陷，内膜在宫腔底部上翘。见图6-2-14。

5. 纵隔子宫　双副中肾管已融合，纵隔未消失。分为完全性与不完全性纵隔子宫。子宫外形正常，宫底部较宽，中央无凹陷。两侧副中肾管汇合后，吸收过程出现异常形成纵隔。

（1）不完全纵隔子宫：纵隔终止在子宫内口上任何部位，内膜呈"Y"字形。

不完全纵隔子宫：超声特征为左右两侧子宫内膜汇合于子宫腔下段、两侧内膜夹角，＜90°、宫腔中部有分隔，分隔从子宫底部向宫颈方向延伸其中分隔止于宫颈内口以上部位诊断

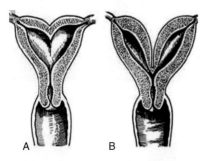

图6-2-12　双角子宫示意图
A. 不完全双角子宫；B. 完全双角子宫子宫

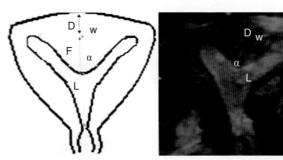

图6-2-13　注意观察宫底的形态三维超声显示不全型双角子宫

W—两宫角处内膜顶点之间的距离；

F—宫腔底部凹陷的最低点到W中点的距离；

L—W中点到宫颈内口的距离；

D—W中点至宫底浆膜层的距离；

α角—两个分开内膜缘之间的夹角

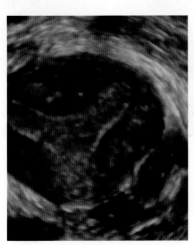

图6-2-14　鞍状子宫：宫底外形正常或凹陷＜1 cm，宫底部增厚突向宫腔，呈"弧形"，F＜1 cm，α＞90°，F/L＜1/3

为不完全纵隔子宫，宫颈管内无纵隔。如患者要做宫腔镜切除不全纵隔时，超声要提示隔在宫颈内口上方何处汇合、隔的厚度、隔上血流等。三维超声显示内膜为完整的"Y"字形，宫底无凹陷。见图6-2-15。

（2）完全纵隔子宫：子宫底稍向外凸或轻微凹陷；子宫腔中部有分隔，分隔从子宫底部向宫颈方向延伸，分隔达宫颈内口或外口。见图6-2-16。

纵隔子宫：根据纵隔是否达到宫颈内口进一步区分完全纵隔与不全纵隔子宫。

- 宫底外形正常或凹陷＜1 cm；
- F＞1 cm；
- F/L＞1/3；
- α＜90°；
- W＜4 cm。

病例：宋某，55岁，绝经9年，阴道间断出血1月余。见图6-2-17。

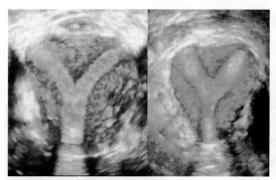

图6-2-15　不全纵隔子宫

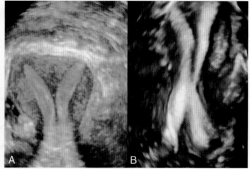

图6-2-16　A. 完全纵隔子宫；B. X型完全型纵隔子宫

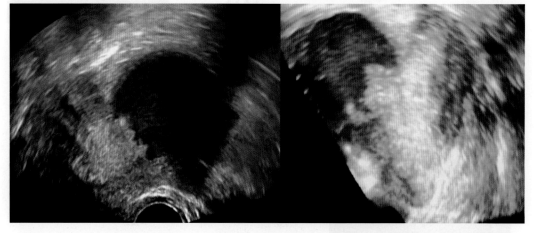

图6-2-17　子宫前位7.0 cm×8.2 cm×5.8 cm，表面不平，回声不均，前壁低回声结节1.4 cm，内膜呈倒八字形，达宫颈内口水平，右侧宫腔后下方实性多乳头状中等不均回声包块范围4.8 cm×4.1 cm×3.6 cm，穿透左宫腔，左侧宫腔内非纯囊液性分离厚4.4 cm，一直达宫颈口，边界毛糙，距浆膜层0.2 cm

提示：子宫畸形（完全纵隔？），子宫肌瘤，子宫内膜癌（累及宫颈）

手术标本：子宫9 cm×7 cm×6 cm，宫腔8 cm，颈管长3 cm，阴道纵隔一直延伸至宫颈，近宫颈处薄弱，无法判断真的纵隔抑或双宫颈，双宫腔，宫底部厚，似鞍形。宫腔内弥漫性菜花样病灶5 cm×4 cm×4 cm，下缘过宫颈内口，侵及子宫肌层大于1/2。宫腔内因病灶弥漫中央隔显示欠清晰。

病理：子宫内膜样癌（Ⅰ级），局灶伴鳞状上皮分化，范围约6 cm×5 cm，侵及深度＜1/2肌层。

第三节 子宫畸形的鉴别诊断

1. 双子宫与完全型双角子宫鉴别 完全型双角子宫为单宫颈、双单角子宫；双子宫为双宫颈、双单角子宫。

2. 双角子宫与纵隔子宫鉴别 纵隔子宫：若宫底浆膜层内陷＜宫壁厚度50%，凹陷＜1 cm，且宫腔内膜厚度＞宫壁厚度50%；双角子宫：若宫底浆膜层内陷＞宫壁厚度50%，凹陷≥1 cm，形成完整两个宫角。

3. 子宫畸形与宫腔粘连的鉴别 宫腔中央片状低回声区（粘连带），有时宫腔呈"Y"字形，易与子宫纵隔相混淆。宫腔粘连部分宫腔底部内膜失落，易于单角子宫混淆。见图6-3-1。

4. 三维超声对双角子宫、子宫纵隔及弓形子宫的鉴别标准

（1）弓形子宫：子宫底部肌层回声结构正常，内膜在宫底部凹陷。

（2）子宫纵隔：子宫底部肌层回声结构正常，无凹陷，但自宫腔底部开始，子宫横切面即显示双内膜腔，可达宫颈内口，也可中止于宫腔的任何部位。纵隔内无子宫肌层回声。

（3）双角子宫：宫底肌层回声显示为两个分开的子宫，内膜腔可完全分开至宫颈内口或部分分开。

①主要鉴别点为子宫外形的改变，即双角子宫子宫底部融合不全，子宫底部凹陷深度大于1.0 cm，两侧子宫角分开呈羊角状；而不完全纵隔子宫子宫底部外形基本正常或轻微凹陷，但凹陷深度＜1.0 cm。

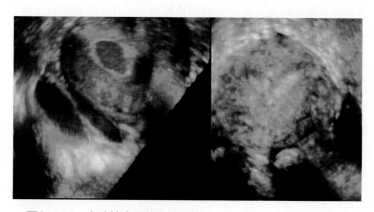

图6-3-1 宫腔粘连导致宫腔积液

②伴有子宫底部浅凹的不完全纵隔子宫需与弓形子宫作出鉴别，可依据两侧子宫内膜是否成角、角度大小及子宫内膜形态作出判断；当子宫内膜夹角>90°并呈弧形凹陷时，符合弓形子宫的声像图特征，而当两侧子宫内膜夹角<90°时更倾向于不完全纵隔子宫的诊断。

③当子宫腔周边的子宫肌瘤或其他实质性肿块导致子宫腔受压变形时可形成弓形子宫的假象，应根据子宫腔周边肿块回声与子宫肌层回声不一致、肿块有边界或包膜、周边有彩色血流环绕等子宫肌瘤图像特征综合分析作出诊断。

第四节　两性畸形

一、男性假两性畸形

染色体核型为46XY，性腺为睾丸或发育不良的性腺。性腺位于大阴唇、腹股沟、腹腔内。

1. 睾丸女性化综合征　外阴似女性，青春期乳房发育，体态似女性，无阴毛、腋毛、子宫，阴道为盲端。

2. 女性化男性假两性畸形　幼年外阴似女性，青春期开始男性化表现，乳房不发育，嗓音变粗，男性体态。

3. XY单纯性腺发育不全　胚胎期由于性腺发育不全，导致性别发育异常，外阴似女性，有发育不良的子宫和阴道，性腺位于腹腔内。

二、女性假两性畸形

染色体核型为46XX；性腺是卵巢，外阴发育为男性化，阴蒂肥大。

先天性肾上腺皮质增生，合成过程某种酶缺乏，最终导致睾酮产生过多，产生高雄激素血症，致外阴不同程度男性化。

三、真两性畸形

患者有双重性腺性别，即体内同时有睾丸及卵巢，并可有双重遗传性别或遗传性别和性腺性别相矛盾。由于患者具有两种性腺，体型多有两性表现，而且往往与染色体核型没有直接关系。真两性畸形染色体核型大部分为46XX（占80%~90%），约2/3的患者被当作男性抚养；染色体核型也可为46XY（约10%），极小部分为嵌合体。除了生殖器官发育畸形外，无特殊体征，未见身体上的畸形，也没有明显的智力障碍。见图6-4-1。

1. 乳房发育　多数真两性畸形的卵巢在青春期后分泌雌、孕激素。乳房发育可见于任何核型，乳腺的发育可能出现较晚，但也有乳房不发育者。

2. 子宫　嵌合体真两性畸形患者中子宫发育的比较多，而XX核型及XY核型的真两性畸形中子宫发育良好者较少，子宫发育不良与阴道不通而产生经血潴留，约有一半仅有子宫的残遗体。

图6-4-1

3. 输卵管、输精管　一般在睾丸的一侧没有输卵管形成，部分病例在卵巢的同侧有输卵管形成，或有输卵管及输精管形成。

4. 外生殖器　真两性畸形的外生殖器主要有三种表现。

（1）外生殖器男性化：阴茎长短不一，合并尿道下裂或阴茎系带及唇囊皱襞合并不全等。

（2）外生殖器两性化：可见阴蒂增大，唇囊皱襞合并不全，或与尿道沟通，阴道下端闭锁或无阴道，无阴道者约占真两性畸形的1/4。

（3）外生殖器女性化：阴蒂肥大，大、小阴唇发育不良，有阴道，青春期后有月经来潮。

超声注意探查：有无阴道、子宫发育是否正常大小、卵巢有无异常外，有无异位的睾丸是关键，如在患者大阴唇高位、腹股沟、腹腔内发现睾丸，要提示。对混合性性腺发育不良，不能分辨卵巢或未下降的睾丸时，要注意探查肾上腺或肾脏形态学变化。

根据患者社会性别定手术方案。

辅助检查：

• 小于6个月新生儿的基础睾丸值大于40 ng/dl（正常应小于15 ng/dl），HCG诱导睾酮反应大于40 ng/dl，提示存在睾丸间质细胞；

• 反复注射人绝经期促性腺激素（HMG）引起的雌二醇反应是存在卵巢组织的一个可靠指标；

• 有男女两性的激素表现，提示两种性腺均有功能；

• 确诊：通过腹腔镜或开腹手术看到睾丸并有卵巢组织学加以证实。

病例：于某，34岁，外型为男性，无尿道下裂，睾丸正常，乳房轻度发育，未查染色体，手有风湿变形。每个月从肛门行经7天。见图6-4-2。

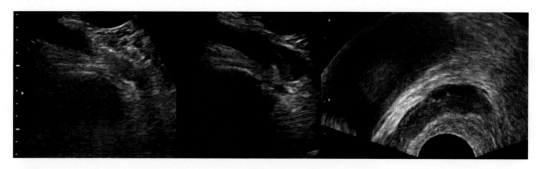

图6-4-2　TR+AS：膀胱后方偏下可见似子宫样回声范围2.9 cm×4.0 cm×1.7 cm，表面平，回声均，呈实性，内有似内膜样中等回声厚0.4 cm。左侧似卵巢样组织范围3.2 cm×2.5 cm×1.2 cm，内有似卵泡直径0.4 cm，右侧似卵巢样组织1.7 cm×1.4 cm×0.9 cm，内有3～4似卵泡，最大0.3 cm。盆腔游离液（-）。左侧睾丸3.3 cm×1.9 cm，右侧睾丸4.3 cm×1.9 cm

提示：膀胱后方偏下可见似子宫样结构，其双侧似卵巢样组织，双侧腹股沟处可见睾丸

第七章　妇科常见的急腹症

第一节　概述

妇科急腹症是超声医生最常见的，也是临床医生要求最急于鉴别诊断的病症，考验超声医生的经验与诊断水平。患者痛苦表情、被动体位、病情复杂、又不能配合长时间检查，给超声医生带来诊断一定难度，如果平日对急腹症的诱因有全面的了解，就能沉着应对。掌握每个病的特点，就可协助诊断。妇科急腹症是对每个妇科医生的严峻考验，需在短时间内迅速诊断并进行必要的处理，任何误诊或延缓治疗均将给患者带来严重危害，甚至造成死亡。因为超声诊断妇科急症符合率90%以上，有一病多图或一图多病状态，多种疾病声像图重叠的情况，易造成误诊。故超声前在短时间内，全面了解病史与相关检验非常重要。

1. **全面掌握病史与腹痛特点**　现病史是诊断疾病的主要依据。

（1）腹痛发病情况（突发性与渐进性）：突发性提示腹腔内脏器或肿物急性穿孔、破裂或扭转；渐进性腹痛发作缓慢，初为隐痛，逐渐加重，常见于严重梗阻、积血。

（2）腹痛部位（初发部位、转移部位、放射部位）：下腹部和耻骨联合上方痛源自胸11～12神经支配，子宫颈、子宫、宫骶韧带等多处病变可引起下腹痛，腰骶部痛和大腿放射痛。

弥漫性腹痛，压痛（＋），反跳痛（＋），提示腹腔内已被血液、脓液或胃肠腔液所充满，且可引起肩部放射痛。

阑尾炎初发病时为脐周痛，继而转移至右下腹。当任何部位先局限性疼痛扩展至全腹时，常提示内脏穿孔刺激物扩散。

胃肠穿孔由于为化学性液体，所以腹痛较剧烈，而内出血造成的腹痛，疼痛较轻。

（3）腹痛性质（阵发性与持续性）：阵发性绞痛是平滑肌为克服阻力而收缩的结果或空腔内压力增加所致，见于肠道、胆道、输尿管梗阻。妇科常见于原发性痛经、流产。

持续性疼痛而无阵发性加剧多为肿瘤浸润压迫或炎症所致。腹腔内出血、脓液引起腹痛为持续性。

（4）腹痛与经期的关系：腹痛的时间长短，以往有无类似发作，及其与经期的关系有助于诊断。

经期痛：原发与继发痛经、内异症；经间痛：排卵痛；经前痛：黄体破裂；停经后腹痛：流产、宫外孕。

（5）加剧与缓解因素：当移动身体或咳嗽时腹痛加剧，表明有腹膜炎存在。结石、子宫阵发性疼痛，患者常辗转不安，不停的变换体位，以求解脱。局部肌肉或骨骼来源的疼痛往往采取某种体位加剧，休息或局部加热后可缓解。

（6）合并症状：阴道出血：腹痛合并阴道出血一般均为生殖道病变。胃肠道症状：卵巢囊肿蒂扭转可因交感神经受刺激引发恶心、呕吐，肛门坠胀是腹腔内液体积于后穹窿处的典型症状。

腹胀、便秘、不排气为肠梗阻所致。腹泻伴呕吐为胃肠炎的表现。发热与寒战：下腹痛合并此症为盆腔感染所致。晕厥与休克：腹腔内出血、宫外孕、卵巢囊肿或脓肿破裂。

（7）症状出现顺序：停经→腹痛→阴道出血伴HCG升高→宫外孕

脐周疼→恶心呕吐→转移性右下腹痛伴发热→阑尾炎

（8）近期诱因：腹痛前有过流产、分娩、妇科手术史多为盆腔炎。早孕人流刮宫后无绒毛，继而腹痛，考虑宫外孕。凡有宫内节育器，现有腹痛及少量阴道出血亦可考虑宫外孕、炎症、节育器下移。

2. 体格检查　全身检查包括体温、脉搏、血压、呼吸、一般情况及心肺情况。血压下降、面色苍白、肢体湿冷，仅有腹痛而无外出血时提示腹腔内出血或中毒性休克。体温偏高伴腹痛多为感染。

腹部检查：初诊时注意腹部形状，腹膨隆见于内出血、有手术瘢痕、肠梗阻。

触诊时注意：压痛—炎症；反跳痛—内出血、脏器穿孔、肿物破裂；肌紧张—继发于感染或化学物质的腹膜刺激；有无包块；叩诊时注意有无移动性浊音。听诊时注意肠鸣音的强弱、有无。

妇科检查：阴道分泌物性状（泡沫状—滴虫；豆腐渣状—霉菌；脓性；血性）；宫颈有无着色、举痛、摇摆痛、宫口的松紧度；子宫大小、位置、活动度、质地、有无压痛；双附件有无包块、压痛；三合诊：后穹窿饱满、有无包块、结节；实验室及辅助检查：血及尿HCG、Hb、WBC；诊断性刮宫；后穹窿穿刺，阳性率为85%～95%；腹腔镜检查。

3. 老年妇女的妇科急腹症　在老年妇女手术中占重要地位。老年妇女急腹症特点，以卵巢肿症扭转和破裂为主，但由于老年妇女各种组织，器官的形态与功能随着年龄的增长逐步出现一系列退行性改变。老年患者反应迟钝，对症状缺乏敏感，常不能回忆症状最初的确切时间，由于腹部肌肉萎缩，脂肪组织增厚，腹肌紧张程度也较轻，甚至囊肿破裂，盆腔腹膜炎，疼痛与腹肌紧张仍不明显，同时老年人防御机制薄弱，使体温白细胞变化不明显，往往导致一系列器官功能连锁性变化，后者可掩盖原发疾病的症状或体征，这就构成复杂的特殊临床表现。如果以典型的临床表现用于诊断老年患者，常易发生误诊。超声发现卵巢肿瘤与子宫肿瘤或宫腔积脓等，可帮助确诊。

第二节　与子宫收缩痛有关疾病的超声特征

常见与子宫收缩造成的腹痛疾病有腺肌病痛经、膜样月经、流产与不全流产、宫颈粘连、滋养细胞疾病、黏膜下肌瘤等。

1. 痛经与腺肌病　常见年轻患者、有时见工作压力大的中年妇女。有原发痛经或继发痛经史，临床表现为月经期阵发性下腹正中痛，有时痛经无法上班，须服止痛药或用止痛针。超声检查时，有腺肌病患者子宫增大，宫壁有散在的中等回声短线，散在中等回声集中区或内有小囊区，宫腔可有液性暗区与内膜回声，卵巢可有非纯囊肿。见图7-2-1。

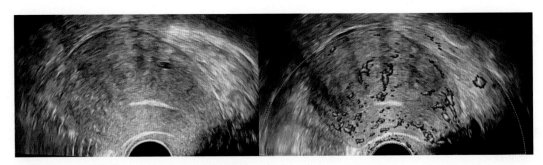

图7-2-1　子宫增大，后壁散在短线与小囊区

提示：子宫腺肌病

2. 膜样月经痛经　患者月经周期长，月经期腹痛明显，有时阵发性腹痛造成患者出冷汗、晕厥；超声可见子宫正常大小，并可探及子宫收缩波；内膜很厚（呈膜样管状），宫口可略扩张，当增厚的内膜被排出，腹痛缓解。

3. 流产与不全流产腹痛

（1）难免流产：停经后阴道出血史，尿妊娠反应阳性，下腹正中阵发性腹痛，超声可探及子宫增大，宫腔内可见双环征的胎囊变形并向下移位，宫腔内有非纯囊液，宫口可开大。见图7-2-2。

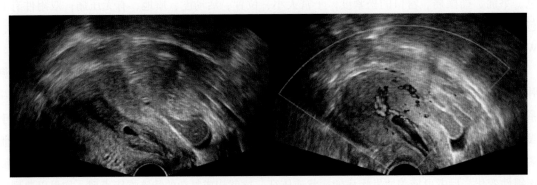

图7-2-2　宫腔下段内到宫颈内口可见变形的胎囊，宫口开大

提示：难免流产

（2）完全流产：患者病史同前，经阵发性腹痛与排出白色肉样膜物后腹痛减轻。超声见子宫增大、宫腔内无妊娠囊、宫腔内中低回声不均或有流动波，宫口略松。双附件未见异常，盆、腹腔无积液。

4. 宫颈粘连、处女膜闭锁　有宫颈LEEP或锥切术后、宫颈癌放疗后、宫腔操作史或炎症史、月经减少或无，阵发性周期性腹痛，超声可见宫腔内有积液，处女膜闭锁患者，无月经来潮，有较严重腹痛或周期性腹痛，盆、腹腔肿物。超声根据积液量多少，见闭锁的上方器官（如宫颈、宫腔、输卵管、腹腔等），根据积液多少，逐个器官有积液声像。

病例1：袁某，28岁，宫颈LEEP术后，腹痛。见图7-2-3。

病例2：患者25岁，人流术后2个月，不来月经伴腹痛。见图7-2-4。

病例3：韩某，78岁，宫颈癌放疗术后37年，腹痛半年，无阴道排液。见图7-2-5。

病例4：刘某，70岁，绝经24年，阴道少量出血半年，下腹痛伴发热10天。见图7-2-6。

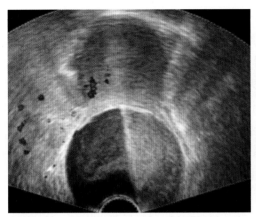

图7-2-3 宫颈非纯囊积液5.1 cm×6.1 cm×
5.9 cm

提示：宫颈外口粘连，宫颈管内积液

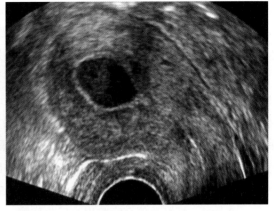

图7-2-4 子宫前位厚4.5 cm，单层内膜0.1 cm，
液性分离1.2 cm

提示：宫腔积液

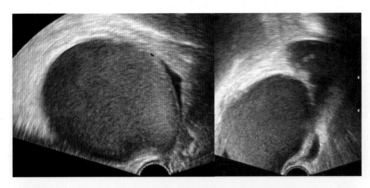

图7-2-5 子宫前位10.5 cm×
9.5 cm×8.9 cm，表面平，回
声不均，宫壁厚0.2 cm，宫腔
非纯囊液性分离范围9.4 cm×
8.7 cm×7.7 cm

提示：子宫增大（宫壁菲薄），
宫腔积非纯囊液，宫颈癌，放疗
后宫颈萎缩粘连

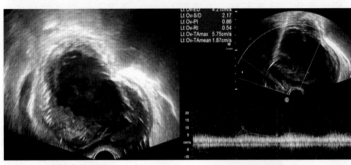

图7-2-6 子宫前位10.2 cm×
10.0 cm×7.8 cm，表面欠平，
回声不均，宫壁厚0.2 cm，宫
腔内液性不均区范围10.3 cm×
10.0 cm×8.3 cm，内掺杂大量
强回声与絮状物

提示：子宫增大、宫腔积脓

　　手术探查时突发子宫破裂，大量黄绿灰白脓液流出，充分洗尽脓液，约500 ml，子宫底部可见长约5 cm裂口，脓液涌出，子宫表面覆盖肠系膜可见同等大小脓苔，未穿透肠壁，子宫壁软，仅厚0.3 cm，内大量脓苔，双侧卵巢及输卵管未见异常。

　　病理：宫颈正常结构消失，未见正常黏膜结构，可见非角化鳞状细胞癌浸润（中-低分化），弥漫浸润宫颈，最深处浸润宫颈肌壁全层。子宫内膜结构不清，宫腔见大量坏死，坏死下可见炎性肉芽组织形成，肌壁可见大量中性粒细胞浸润，结合临床符合宫腔积脓。

　　5. 滋养细胞疾病造成的腹痛　滋养细胞疾病是一组胎盘绒毛滋养细胞的疾病，根据滋养细胞增生程度、侵蚀组织能力与有无绒毛结构等特点分为葡萄胎、侵蚀性葡萄胎、绒毛膜癌；此病造成腹痛的原因，是滋养细胞增生、绒毛水肿，使子宫异常增大，生长过快，刺激子宫收缩或子宫穿孔引起的。肌壁间可见多个无回声囊区（动静脉瘘），沿宫壁血管走形，可占满整个宫壁，达浆膜层。病变区域红蓝相间湖泊样丰富血流信号，可探及高速低阻血流频谱。

病例：邱某，22岁，停经83天，下腹阵痛30天，加重8天。患者平素月经规律：4天/28天，LMP：2017.06.05，停经30⁺天，尿HCG阳性，后出现下腹部阵痛至今。停经41天外院B超示：胎囊1.4 cm×1.0 cm×0.9 cm，停经61天B超示：胎囊3.8 cm×2.6 cm×2.4 cm，可见卵黄囊，胎芽0.5 cm，未见胎心搏动，提示6+5周。当时考虑胎停育，医院建议患者刮宫，患者及家属拒绝，自行回家。8天前自觉下腹痛加剧，无阴道出血。B超示：宫腔中下段见一变形的胎囊，2.9 cm×2.8 cm×2.0 cm，内可见卵黄囊，胎芽0.5 cm，未见胎心搏动。胎囊后方不均回声团，2.9 cm×2.4 cm，怀疑胎停育宫腔出血后收住院，HCG：13357IU/L，3日后复查HCG：5388IU/L，入院后予米非司酮+米索前列醇口服，下腹痛较前加重，未见阴道出血。后转诊以"稽留流产"收住院。见图7-2-7。

病例：刘某，35岁，葡萄胎术后3个月HCG＞50000 IU/L。见图7-2-8。

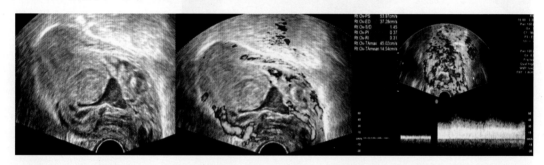

图7-2-7　子宫前位，子宫上段表面平，回声不均，内膜厚0.4 cm，子宫下段到宫颈膨大范围6.3 cm×7.6 cm×7.0 cm，片状实性区3.0 cm，宫腔前壁到宫颈管内偏低不均回声区3.7 cm×3.6 cm×1.7 cm，未见妊娠囊，距宫颈外口1.0 cm，前后宫壁增厚2.5 cm，内均为血窦区，最大直径1.0 cm，达浆膜层，为低阻血流信号

提示：不全流产，滋养细胞侵蚀。患者经行子宫动脉栓塞术后刮宫、追踪复查

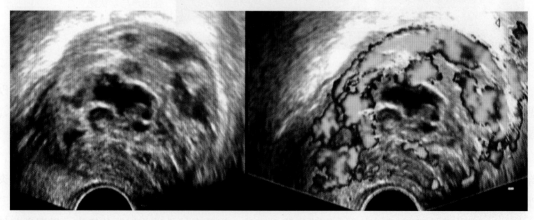

图7-2-8　子宫增大，宫壁内不规则囊区，血流信号丰富为低阻血流，宫腔内不规则囊区

提示：葡萄胎清宫术后残留？侵蚀性葡萄胎？

6. 黏膜下肌瘤造成腹痛 患者不规则阴道出血，量多，伴下腹正中阵发性腹痛。这种肌瘤突出于宫腔，可以改变宫腔的形状，肌瘤仅以蒂与宫壁相连，这种肌瘤由于重力关系，肌瘤逐渐下移至宫颈内口到外口，可反射引起子宫收缩痛。超声可见子宫正常大小或增大，宫腔内低回声结节，或宫颈内口开大，宫腔内低回声结节已经到达宫颈管内或阴道内，蒂部在宫腔内。见图7-2-9。

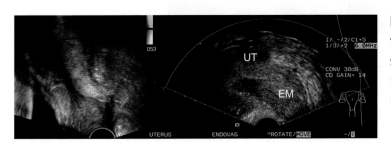

图7-2-9 宫腔内条状实性低回声结节一直达宫颈外口、末端膨大。宫颈内口开大呈喇叭状

提示：黏膜下肌瘤

第三节 与子宫穿孔有关的腹痛疾病的超声特征

常见与子宫穿孔有关的腹痛疾病：手术穿孔、剖宫产憩室自发穿孔、肿瘤生长穿破子宫。

1. 手术操作中患者突发腹痛 在子宫过度屈曲位刮宫；哺乳期妊娠子宫、剖宫产伤口愈合不良患者人流手术时，极易造成穿孔。此时超声的作用是了解有无穿孔、穿孔的部位、子宫浆膜层的断续出现不连区，宫腔内有时有条状暗区，一直从宫腔达宫壁为器械进入部位，证明有子宫穿孔、有无腹腔游离液、液量多少根据穿孔部位与穿孔大小而定。

有时人流同时放置IUD，因为子宫软，也可将节育器直接上到宫壁，造成节育器嵌顿引起腹痛。

剖宫产术后憩室，月经期宫腔一部分经血流入憩室内，一部分经血从宫颈流出体外。憩室内血积得较多易造成自发穿孔而腹痛。

病例：患者36岁，剖宫产术后3年，月经期下腹痛1年，近几个月下腹痛持续存在，临床检查在耻骨处压痛明显。见图7-3-1，图7-3-2。

手术证实为剖宫产切口破裂，做修补术。

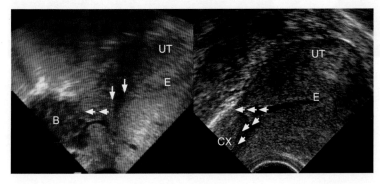

图7-3-1 子宫前壁下段剖宫产切口处非纯囊区范围1.5 cm×1.6 cm×1.0 cm

提示：剖宫产切口憩室自发穿孔？

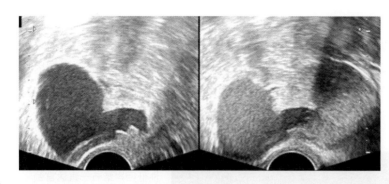

图7-3-2　子宫右前外侧紧连非纯囊肿4.0 cm×3.0 cm×3.1 cm，与剖宫产切口处非纯囊包块相通

2. 肿瘤生长穿破子宫壁造成的腹痛　常见的肿瘤为内膜癌、子宫中胚叶混合瘤、滋养细胞肿瘤等恶性肿瘤细胞生长过快从子宫某侧壁穿出。子宫肿瘤自发破裂，肿瘤（肌瘤变性、恶性葡萄胎、内膜癌）生长快，侵肌自发破裂，造成腹痛、阴道出血。要注意病史，内膜癌患者一般为绝经后妇女，不规则出血。恶性葡萄胎患者有停经史，HCG异常升高，超声可见子宫异常增大，宫腔内大量落雪状声像或宫腔内不规则中低不均回声，在穿孔部位，肿物不均区与子宫肌层分界不清，在穿孔处浆膜层断续不清，共同形成不均包块、隆起凸出于子宫表面，其外紧连包块与游离液。

（1）肌瘤囊性变是良性病变，但有时囊区较大或与腹壁粘连炎症，可造成囊区破裂腹痛。

病例：董某，29岁，未婚，下腹痛1日，以前未做过妇科检查或超声检查。见图7-3-3。

手术探查：子宫前位，后壁近左宫角一肿物直径10 cm，质较软，囊实性，血运丰富，表面有一破口，无活动性出血，盆腔积血20 ml。双卵巢正常。

病理：弥漫分布的肿瘤细胞，呈卵圆形及短梭形，部分区域细胞丰富，轻度异型，部分水肿变性，核分裂象罕见（0～1个/10 HPF，符合平滑肌瘤），子宫平滑肌瘤（囊性变伴出血、梗死、破裂）。

（2）肌瘤红色变性是腹痛的一种类型，肌瘤红色变性是良性病变，多见于妊娠期或产后期，常见病例是妊娠中晚期合并子宫肌瘤伴腹痛的患者。但目前妇科未妊娠的妇女、绝经后妇女也可

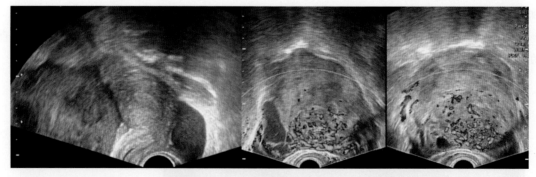

图7-3-3　子宫前位4.3 cm×4.8 cm×3.7 cm，表面平，回声不均，内膜回声中等厚0.7 cm。左附件区非纯囊实性不均回声包块范围11.1 cm×10.7 cm×10.7 cm，内最大非纯囊腔直径4.6 cm，内偏实性不均区直径8.9 cm，与子宫与右卵巢均粘连。右卵巢（－）。前穹窿非纯囊游离液1.8 cm，后穹窿非纯囊游离液2.3 cm。腹腔游离液4.0～6.8 cm。左附件区非纯囊实性包块，内部血流信号RI：0.47，PI：0.67

提示：左附件区非纯囊实性包块性质待查（破裂？），盆腔积液、腹水

见肌瘤红色变性。肌瘤红色变性是肌瘤生长过快的一种特殊类型，肌瘤内部的坏死，小血管发生退行性变，瘤内血栓形成，瘤内灶性出血均可引起腹痛。

（3）子宫肉瘤是子宫恶性肿瘤，由于瘤体近期生长迅速，瘤内出血坏死，造成子宫张力性腹痛，侵犯周围组织出现腰、腿痛。内膜间质肉瘤有时似息肉样赘生物自宫口脱出，肿瘤脱出到宫颈或阴道内，暗红色，质脆易出血，可引起阵发性腹痛。肿瘤回声极不均，有较丰富的血流信号，可诊断性刮宫，取活体病理在术前确诊。

病例：廉某，73岁，22年前自然绝经。2个多月前患者无明显诱因间断阴道出血，伴小腹痛；外院宫腔镜检查+分段诊刮术，镜下见宫腔内占位，根部位于宫底前壁，下缘达宫颈内口，表面可见粗大血管及异形血管。病理诊断：（宫颈内膜、子宫内膜）恶性肿瘤。请我院病理科会诊，病理诊断：恶性苗勒混合瘤。见图7-3-4。

术中宫腔内肿物4 cm，侵犯子宫肌壁全层，并穿透浆膜层。

病理：子宫恶性苗勒混合瘤肿瘤占据整个宫腔并穿透浆膜层。

（4）内膜癌侵犯宫壁较深达浆膜层时，可造成子宫穿孔破裂引起腹痛。

病例：姜某，58岁，绝经3年，阴道出血3个月，腹痛一周。见图7-3-5。

手术病理：内膜癌侵肌，宫壁上有小的穿孔。

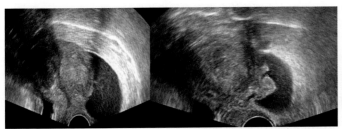

图7-3-4　子宫前位4.4 cm×5.6 cm×7.7 cm，表面不平，回声不均，前壁外突低回声结节3.8 cm，后壁稍外突低回声结节1.8 cm，宫腔内中等不均回声范围3.3 cm×4.3 cm×2.6 cm，与宫壁分界欠清，子宫表面有乳头状突起，最大直径1.3 cm

提示：子宫肌瘤变性？穿孔？

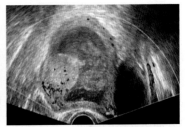

图7-3-5　宫腔内非纯囊液性分离有实性团块，团块血流信号达浆膜层

提示：内膜癌伴宫腔积脓，癌组织达浆膜层

第四节　破裂造成腹痛的超声特征

有腹腔游离液的腹痛妇科病变较多，它们分为少量与大量腹水。

少量腹水的病变有：排卵、卵巢囊肿蒂扭转、巧克力囊肿破裂、子宫恶性肿瘤破裂、子宫穿孔、出血性输卵管炎等。

多量的腹腔游离液病变有：黄体破裂、宫外孕破裂、重度卵巢过度刺激综合征、重度盆腔炎、卵巢囊肿破裂、卵巢恶性肿瘤合并感染等。

1. 排卵痛　有的患者在月经中期有一侧腹痛史，超声检查子宫正常，一侧卵巢内可见不规则囊区或非纯囊网格腔，后穹窿少量积液。

2. 中、重度卵巢过度刺激综合征　有药物诱发排卵史，患者腹胀、腹痛明显。有的患者取卵后腹痛加重；有的患者受孕后仍腹痛明显，不易缓解。经常疑卵巢扭转就诊。可少尿、血压低，有一定量的腹水，可因心、肺、肝、肾功能障碍至衰竭到死亡。见图7-4-1。

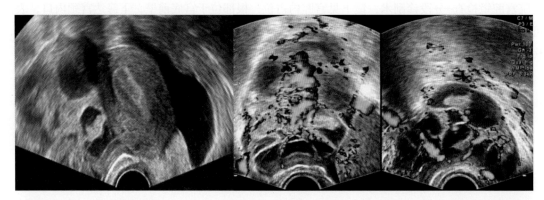

图7-4-1　双卵巢明显增大＞10 cm，内有大小不等的多囊泡或网格状囊区，最大囊腔可达直径5～6 cm，子宫后方游离液2.4 cm，子宫前方游离液2.7 cm

提示：双卵巢过度刺激后腹水

3. 卵巢囊肿破裂　患者原有卵巢囊肿或内膜异位囊肿史，此次有剧烈活动或外伤史，突感原肿瘤所在侧的腹痛，呈持续性。超声所见原有的肿瘤缩小、变形或消失，内膜异位囊肿周边毛糙，破裂处外有粘连的不规则包块（肠粘连）、包裹性积液，腹腔游离液（＋）。

黄体破裂如急性大量内出血，是危及患者生命的急腹症。临床有血液病的女性或育龄女性，月经后半期，HCG阴性，一侧下腹痛，为黄体破裂内出血所致。超声可见一侧卵巢增大，有非纯囊区但欠张力，包膜缺损，中等量腹腔非纯囊游离液。

病例：李某，32岁，腹痛半天，乏力，肛门下坠感伴晕厥。月经规律，此次为月经的后半期，工具避孕，尿妊娠反应（－）。见图7-4-2。

病例：高某，67岁，发现卵巢囊肿20年，腹痛一天。见图7-4-3。

手术证实右卵巢囊肿18 cm，囊壁上有一破口。

4. 宫外孕破裂造成腹痛　因为输卵管结构异常，或是逆行感染的输卵管黏膜炎、卵管周围炎最终都会导致慢性输卵管炎，管腔堵塞。受精卵行走不畅，不能到达宫腔，只能着床在输卵管。绒毛侵蚀其肌层及浆膜层导致输卵管破裂。以间质部妊娠破裂症状明显。患者有停经史或不规则出血史，腹痛后肛门坠胀，伴头晕，晕厥。一侧下腹刀割样、撕裂样疼痛，逐渐发展至下腹和全腹。患者平躺时，血可刺激膈肌，造成肩部疼痛，血腹→休克。宫外孕HCG阳性或弱阳性，超声所见子宫腔内无妊娠囊，双卵巢正常大小，患侧卵巢的内侧或外侧可见不规则包块，内可见小囊，后穹窿与腹腔大量游离液。一定要与细菌性痢疾、急性胃穿孔等疾病鉴别。

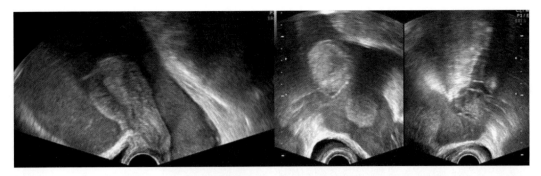

图7-4-2 子宫前位5.1 cm×4.2 cm×3.6 cm，表面平，回声不均，内膜回声中等厚1.1 cm。左卵巢4.1 cm×3.5 cm×3.6 cm，内非纯囊腔直径1.7 cm。右卵巢5.5 cm×5.0 cm×4.2 cm，内中等回声非纯囊区直径3.6 cm。前穹窿非纯囊游离液7.0 cm，后穹窿非纯囊游离液5.5 cm。腹腔非纯囊游离液9.5 cm。CDFI：右卵巢非纯囊肿。周边血流信号RI：0.52，PI：0.76

提示：黄体破裂血腹。术中证实为黄体破裂，内出血2000 ml

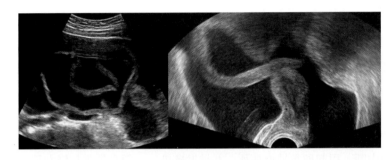

图7-4-3 子宫萎缩，盆、腹腔内右附件区可见壁厚的形态不规则皱褶、挛缩样囊肿，盆、腹腔较多游离液

提示：右附件囊肿破裂、腹水

病例：邸某，24岁，夏季平日月经不规律，当晚与朋友外出吃海鲜后，感腹痛、腹泻，里急后重，直肠刺激症状，伴晕厥。患者腹部稍膨隆，用针穿刺后为不凝血，急查尿妊娠反应（＋），超声诊断为宫外孕，内出血性休克，急诊手术。见图7-4-4。

术中出血3200 ml，由于抢救及时，挽救了生命。

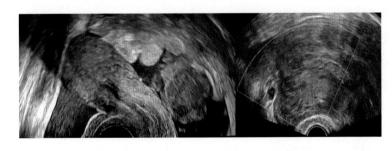

图7-4-4 宫腔内无妊娠囊，宫外孕血腹，盆、腹腔内大量凝血块

5. 卵巢恶性肿瘤晚期 随着肿瘤生长，较常见的症状为腹部不适、腹胀及胃肠道不适。晚期肿瘤破裂或合并感染，可腹痛。超声探查卵巢囊实性肿瘤，囊性肿瘤有密集房隔，隔薄厚不均，实性区不规则，有转移灶，大量腹水。

病例：李某，43岁，腹胀腹部不适半个月，近三天发热伴腹痛。见图7-4-5。

手术病理为浆液性囊腺癌ⅢA。

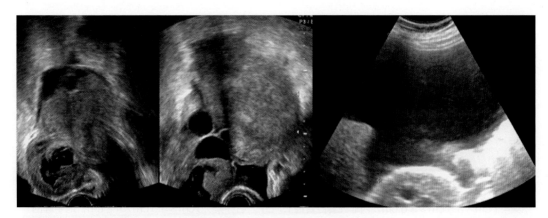

图7-4-5　左附件区以实为主囊实性肿物范围16.2 cm×12.1 cm×8.5 cm，内最大囊区直径3.9 cm，包膜不完整。右附件区以实为主囊实性肿物范围10.9 cm×8.2 cm×9.6 cm，包膜不完整，与子宫粘连。前穹窿非纯囊游离液4.9 cm，腹腔非纯囊游离液8.9 cm

提示：双卵巢囊实性包块（癌？），盆腔积液、腹水

第五节　肿瘤蒂扭转的腹痛的超声特征

（1）卵巢蒂扭转因卵巢蒂部相对较长，有时随体位改变而发生扭转，造成腹痛。主要是静脉回流受阻，然后动脉灌注逐渐中断，引起卵巢缺血坏死，并继发感染。一般常见于年轻女孩。

病例：杜某，10岁，因腹痛就诊，当时超声检查子宫幼稚型，双卵巢正常大小2 cm，但腹痛不缓解，再次超声，右侧卵巢稍大，回声稍不均，与子宫角部粘连，少量腹水。患者症状几天不能缓解，腹痛持续存在，时轻时重，并阵发性加重。复查超声，右卵巢增大至6 cm，最后剖腹探查，为右卵巢蒂扭转360°，卵巢增大、充血、坏死呈黑紫色，致使无法保留，行卵巢切除术。

（2）卵巢囊肿蒂扭转，常见畸胎瘤、卵巢纤维瘤、卵巢黄素化囊肿等。因畸胎瘤其肿瘤内容物有毛发、骨骼、牙齿等相对重的组织，同一肿瘤密度不一，在增加腹压，咳嗽、呕吐，膀胱过度充盈后排空，体位突然改变，均可造成蒂扭转。扭转早期，持续性腹痛，蒂部有触痛，扭转时间长，整个肿瘤均有压痛。超声可见卵巢肿瘤，内可有中强回声实团。有时可见扭转的卵巢与子宫之间有扭转的蒂部包块。囊肿扭转时，原肿物所在的部位变位、移位，一定要与子宫做参照点，扭转的肿物位于子宫的另一侧的前后方，但另一侧的卵巢清晰可见，对侧找不到卵巢。原肿瘤有血流信号，扭转后血流信号消失，提示肿瘤扭转。

病例：李某，36岁，因腰痛1周，突然下腹痛9小时呈坠痛、持续性，疼痛较剧烈。见图7-5-1。

病理：卵巢组织中部分区域可见弥漫肿瘤细胞浸润，可见腺样结构及印戒细胞，大小约17 cm×12 cm×8 cm，大部分组织广泛出血、变性，可见脉管内癌栓；输卵管可见脉管内可见癌栓。左印戒细胞瘤扭转破裂。

病例：窦某，23岁，发现右附件肿物1月，下腹痛2天。见图7-5-2。

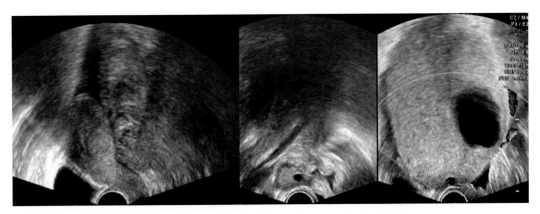

图7-5-1 子宫前位，大小为4.6 cm×3.6 cm×3.7 cm，表面平，内膜回声中等厚0.6 cm，右卵巢
（-），子宫右前方可见实为主囊实性肿物范围11.5 cm×9.8 cm×9.2 cm，内有囊区直径5.4 cm，实
性区中强回声。子宫后方游离液1.9 cm，腹腔游离液6.8 cm。术中探查：腹腔内大量暗色出血，量
约2000 ml，无明显血块；子宫前位，常大，右侧附件正常，左附件扭转360°，左卵巢暗红色实性增
大，直径约15 cm，表面可见破口1.5 cm，内均为坏死凝血块，左输卵管迂曲增粗呈紫黑色

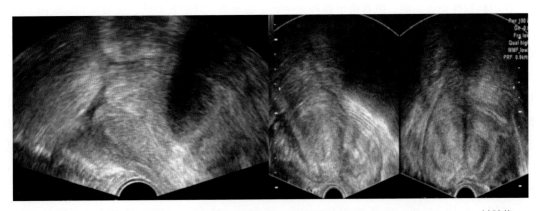

图7-5-2 子宫正常，其左后方可见形态不规则实性肿物范围12.7 cm×7.6 cm×6.3 cm，其肿物
周边可见正常卵巢组织，直径2.3 cm，左卵巢（-）。肿物无血流信号，考虑肿物扭转

手术探查：子宫前位，常大，表面光滑，右侧卵巢固有韧带及输卵管扭转720°，右侧卵巢
肿物直径约10 cm，紫黑色。

（3）子宫浆膜下肌瘤蒂扭转（子宫扭转），浆膜下肌瘤蒂短较粗，发生蒂扭转的几率小于卵
巢囊肿蒂扭转，浆膜下肌瘤重心偏移扭转时，把子宫拽向扭转侧，血运不良，造成肿瘤中心部坏
死，继发感染时，患者急性腹痛、发热，子宫表面可触及肿物有压痛。超声探查，肿瘤与子宫关
系密切。肿瘤实性低回声，内可见不规则囊区，无明显血流信号，双侧卵巢均可见正常。

病例：吴某，48岁，跳舞扭身后腹痛2天。见图7-5-3。

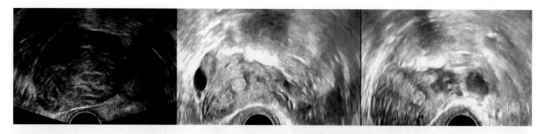

图7-5-3　子宫前位4.5 cm×4.7 cm×9.2 cm，表面不平，回声不均，前壁外突低回声结节 6.2 cm×7.3 cm×5.2 cm，结节内无明显血流信号，超声操作时蒂部触痛明显

提示：浆膜下肌瘤伴扭转？手术证实浆膜下肌瘤蒂扭转360°

第六节　与炎症有关的腹痛的超声特征

在妇科急性炎症初期，患者由于各种微生物（如淋菌、沙眼衣原体、厌氧菌和需氧菌）的混合上行感染，临床可见发热，腹痛，阴道分泌物增多，有恶臭味，呈黄绿色。初期感染盆腔脏器无包块，此时超声探查以子宫、宫旁充血为主。随着病情发展，未及时治疗，炎症可蔓延及周围的组织器官，即卵巢、盆腔腹膜与盆腔结缔组织，由于各种原因引起急性输卵管炎、卵巢炎、输卵管卵巢脓肿或盆腔腹膜炎。下腹部剧痛，超声可见附件增厚，输卵管增粗，内含非纯囊液，输卵管卵巢脓肿包块为混合性、囊实不均，边界毛糙，伴有少量游离液。也可造成盆、腹腔腹膜炎，非纯囊脓液明显，盆、腹腔包块图像均毛糙不清，有肠粘连，血流信号丰富。此种患者对抗生素有效，经过系统治疗，包块可缩小，边界从不清到清，抽取腹水为脓性可区分。盆腔炎性包块，如未得到及时治疗，发展成慢性盆腔痛，可有输卵管积水。

病例：李某，51岁，腹痛伴发热9小时，伴发冷、寒战、胃寒，伴恶心，无呕吐。体温 39.3℃，WBC：1.8×10^9/L。见图7-6-1。

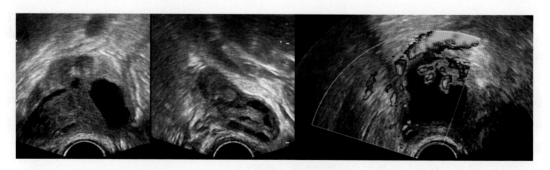

图7-6-1　左卵巢3.0 cm×2.7 cm×1.7 cm，其内侧管状不规则包块4.3 cm×3.4 cm×3.4 cm，最粗管径1.2 cm。右卵巢2.8 cm×2.3 cm×1.2 cm，其内侧管状不规则包块5.8 cm×3.0 cm×2.3 cm，最粗管径1.1 cm

提示：双附件管状包块（炎症？）

经输液消炎后症状明显改善，包块缩小。

当盆腔肿瘤（各种卵巢肿瘤、子宫肌瘤、浆膜下肌瘤）均可合并炎症，造成腹痛。用超声可区分各种肿瘤。卵巢恶性肿瘤与较长期盆腔脓肿未及时治疗的患者超声特征有交叉现象，但追问病史，盆腔炎患者有炎症感染史、发热、腹痛、白细胞升高史，盆腔包块偏实性，边界毛糙，用消炎药治疗有效。卵巢癌患者腹胀、腹围增大，CA125升高，腹痛不明显，超声探查肿瘤囊实性，无明显边界，伴大量腹水。但炎症表现不突出，除非卵巢肿瘤破裂合并感染时，有一定混淆表现。

第七节　与其他急腹症的鉴别诊断

1. 急性阑尾炎　有转移性下腹痛、发热、胃肠道症状，阑尾脓肿有时波及到附件疼。超声妇科无异常，急性单纯阑尾炎仅阑尾轻度肿胀，腔内积液不多，其周围肠腔积气增加，超声往往难以发现。急性化脓性阑尾炎，阑尾肿大，呈长条状弱回声，边界清晰，中心可见强回声或管腔内强回声，严重者可见壁内有多发的小脓肿，肿大的阑尾周围出现局限性积液。

2. 急性胃穿孔　急性腹痛，板状腹，腹部压痛、反跳痛、肌紧张均有。腹部穿刺或后穹窿穿刺为淡黄色液体。妇科超声无异常，后穹窿液（+），追问病史有胃溃疡史，膈肌下有游离气体，腹腔内游离气体可协助诊断。

3. 急性脾破裂　有外伤史，脾大，脾实质内有不规则液性暗区单发或多发，包膜下破裂，包膜呈半圆形或不规则的液性暗区，脾脏轮廓线中断，脾周出现液性暗区，盆、腹腔游离液（+），妇科超声子宫卵巢正常。

4. 肠梗阻腹痛　一般有盆、腹腔手术史，妇科超声无异常。肠管内容淤积、管腔扩张、管腔内积液积气。当机械性肠梗阻时，肠壁蠕动增强，频率较快，出现逆蠕动。而麻痹性肠梗阻时扩张肠管分布范围较广，肠蠕动慢、弱或消失。X线有气液平面可协助诊断。

5. 肾结石、输尿管结石性腹痛　妇科超声无异常，有尿血，超声见肾结石与输尿管结石扩张，积水的输尿管腔内有结石高强回声。常为块状、弧状或条带状，后方伴声影，输尿管内径大小和结石横径基本相似。肾结石如果位于肾盂、肾盏内易分布在肾窦内，结石声影不明显，结石部位的肾盂或肾盏常存在少量尿液。

第八章　异位妊娠

第一节　概述

正常妊娠时，受精卵应着床于子宫腔的内膜中，若受精卵着床于宫腔正常部位以外的其他地方，统称为异位妊娠。异位妊娠绝大多数着床于子宫以外，95%以上发生在输卵管内，故又称宫外孕。但异位妊娠与宫外孕二者的词意不同，如宫颈妊娠、宫角妊娠、子宫肌层妊娠、残角子宫妊娠、瘢痕妊娠等，孕卵虽着床于子宫之内，但皆非正常位置，为异常妊娠情况，因此，异位妊娠比宫外孕词意更准确。

HCG（＋）是妊娠的可靠诊断依据，当HCG>5 IU/L时即为阳性。HCG（囊胚分泌）阳性时间在受精后6～8天，大多数的尿妊娠反应在胚胎着床后3～4天阳性，其仅表示有滋养细胞活动，并不能肯定妊娠的部位，要肯定正常宫内孕或宫外孕，需要连续观察HCG的消长情况，并结合超声检查等情况决定。一般异位妊娠HCG水平比宫内孕低，尽管受精卵着床较早，但由于输卵管腔内部环境差，血供不良，绒毛发育欠佳，HCG产量较低，倍增时间可长达7天（3～8天），大约70%的异位妊娠，血清HCG缓慢上升，或者较典型自然流产HCG下降缓慢。故HCG在48小时内的增长速度<53%，或不增长，异位妊娠可能性大。但也有15%的患者HCG水平倍增时间与宫内孕相似。

HCG的消失时间与测定方法有关。HCG的半衰期长约30分钟，一般认为HCG的消失时间：早孕期人工流产16天，葡萄胎刮宫后4周，子宫切除后8周。如果超出上述时限，血/尿HCG仍为阳性，应视为异常，6%自然流产患者有异位妊娠可能。

由于腹部超声探查深度与分辨力差，早期宫外孕包块分辨不清，明确诊断晚，有时当宫外孕破裂后才能诊断。

经阴道超声较腹部超声探查宫外孕包块更早、更清晰。能早期探查宫外孕包块，使腹腔镜手术保留病变的输卵管成为治疗手段可能，也是宫外孕保守治疗并追踪病情治疗效果的最好方法之一。

第二节　输卵管妊娠

一、输卵管妊娠部位

输卵管妊娠是指受精卵在输卵管的某一部分种植并发育，其发生部位以壶腹部最多，峡部次之，间质部、伞部妊娠较少，双侧输卵管同时妊娠罕见。

二、输卵管妊娠病因

1. 输卵管炎症　是最常见的病因。输卵管黏膜炎使得黏膜粘连管腔变窄，或纤毛缺损影响受精卵运行；输卵管周围炎造成输卵管扭曲，管腔狭窄，影响受精卵的运行。

2. 输卵管发育不良或功能异常　如输卵管过长、肌层发育差、黏膜纤毛缺乏、双输卵管、憩室或有副伞；雌、孕激素调节异常，影响输卵管功能。另外，精神因素可引起输卵管痉挛和蠕动异常，干扰受精卵的运送。

3. 输卵管手术史　曾患过输卵管妊娠的妇女，不论输卵管保守性手术如何，再次发生输卵管妊娠的可能性较大，发生率为10%～20%。输卵管绝育术后输卵管瘘管形成或再通，或因不孕行输卵管分离粘连、成形术，输卵管瘢痕形成均有发生输卵管妊娠的可能。

4. 宫内节育器的广泛应用　异位妊娠发生率增高，可能是IUD后输卵管炎所致。最近的一项研究表明IUD本身并不增加异位妊娠的发生率，但若IUD避孕失败而受孕时，发生异位妊娠的机会较大。

5. 受精卵游走　卵子在一侧输卵管受精，受精卵经宫腔或腹腔进入对侧输卵管称输卵管游走，如移行时间过长，受精卵发育增大，即可在对侧输卵管着床形成输卵管妊娠。

6. 其他　子宫内膜异位症可增加受精卵着床于输卵管的可能性。

三、输卵管妊娠分型

正常时卵子在输卵管壶腹部受精，在宫腔内着床。受精卵因某种原因在输卵管受阻，在输卵管的某部位着床、发育，造成输卵管妊娠。输卵管妊娠发生部位以壶腹部最多，易发生流产型，其次为峡部，此部位易发生破裂型，伞部与间质部少。

输卵管妊娠分型如下。

（1）输卵管妊娠未破裂型（流产型）：常见输卵管壶腹部、伞部妊娠。

（2）输卵管间质部妊娠型。

（3）输卵管妊娠破裂型：常见输卵管峡部妊娠。

（4）陈旧性宫外孕。

四、输卵管妊娠的超声特征

1. 子宫腔内表现

（1）子宫内膜常增厚，50%的内膜厚度超过10 mm。

（2）由于蜕膜反应形成圆形结构（假妊娠囊），宫腔内见囊区无双环征囊区，为蜕膜化的内膜层出血聚积而成的液体囊腔，可充满整个子宫腔，且不随时间变化增大。见图8-2-1。

（3）无妊娠囊。正常早孕时于停经5周，阴道超声可以看到宫腔内出现双环征的妊娠囊，为子宫腔内的一个超声透声区，外包绕一圈厚的环状膜，为蜕膜层包围绒毛囊形成，内有卵黄囊。最初的胚胎是卵黄囊边沿的增厚结构。孕6～7周出现胎芽，及原始心管搏动，腹部B超较阴道超声晚一周探查到。

2. 输卵管内妊娠

（1）早期少数患者输卵管内无妊娠征象，只是输卵管稍增粗。但有宫外孕的间接征象：HCG阳性，直肠子宫陷凹内发现非纯囊液。

（2）患者的输卵管内发现妊娠结构双环征，有时可见卵黄囊与胎芽、胎心搏动，是输卵管妊娠的超声特征；多普勒超声低阻血流图像。

（3）部分患者见膨大的输卵管实性不均质，呈圆形或细长形的结构，系输卵管出血或妊娠产物积于管腔或管壁内的造成输卵管血肿或肿胀。见图8-2-2。

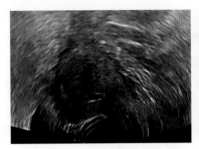 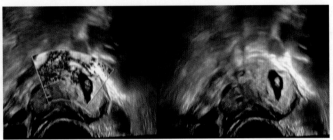

图8-2-1　宫腔内液性暗区，
无双环征的假妊娠囊

图8-2-2　右附件囊实性包块3.3 cm×2.4 cm×2.4 cm，胎囊0.7 cm，胎芽长约0.7 cm，可见胎心搏动
提示：宫外孕活胎

3. 根据妊娠种植在输卵管的部位与程度分类

（1）输卵管妊娠未破裂型（胎囊型）：常见于壶腹部妊娠，输卵管妊娠尚未破裂，附件区可出现一完好胎囊，为0.6～3 cm椭圆形低或无回声区，边界清楚，围绕囊性区为蜕膜形成的强回声环的双环征。甚至可见到胎芽及心管搏动，这是宫外孕的可靠证据，但其出现率极低，为5%～20%。包块同侧可探及到正常卵巢。无腹腔游离液或很少。

经阴道超声较经腹部超声可早1周时间探查出异位妊娠包块，这样使腹腔镜应用于异位妊娠治疗、保留输卵管成为现实。保守治疗方法之一：在超声引导下，穿刺宫外孕的妊娠囊，注药治疗。

（2）输卵管妊娠流产型：流产型宫外孕常见伞部或壶腹部妊娠，附件一侧包块较小，呈实性，少量腹腔游离液。当流产后胚胎无血供支持，发育不良的包块在盆、腹腔内可自行吸收，HCG也可恢复到正常。当包块种植到肠系膜或其他有血供处，可继续生长为腹腔妊娠（见腹腔妊娠）。

（3）输卵管间质部妊娠：输卵管间质部全长2 cm，是输卵管通向子宫的交界处，有子宫肌组织包绕，间质部肌层较其他输卵管部位的肌层厚。子宫、卵巢动脉汇集此处，血管丰富。宫腔皱褶逐渐减少，纤毛减少，蠕动功能减弱。由于肌层厚，此处妊娠可维持3个月或以上才发生破裂，一旦破裂可引起腹腔内大出血，造成休克与死亡。

超声所见：子宫增大，宫腔内无妊娠囊，在宫底一侧外与之相连的凸起包块，内见回声偏强的环状囊腔，囊内可见胚芽或胎儿，并可见胎心搏动，囊胚周围有薄肌层围绕，胚胎较大时其上方肌层不完整或消失。内膜清晰与之相连。见图8-2-3。

（4）破裂型宫外孕（常见于输卵管峡部妊娠）：HCG升高，有或无明显停经史，阴道不规则出血，下腹突发性痛疼、肛门坠胀，伴头晕、乏力，腹腔内出血多时，伴晕厥。妇科检查时，子宫稍大，有漂浮感，附件一侧包块，后穹窿饱满，移动性浊音（+）。

超声特征:

①包块型: 系输卵管妊娠破裂后, 胎囊及血流出, 凝聚于输卵管周围或直肠子宫陷凹内, 形成的血肿。由于发病时间长短不一, 血肿回声也不一样。出血时间短, 大部分血液尚未凝固, 表现为衰减的网状稀疏的包块; 出血时间长, 血已凝固, 可见到团块及类胎囊结构等混合性团块。见图8-2-4。

②漂浮型: 急性大量出血, 形成腹腔内大量不凝的新鲜血, 妇科检查有子宫漂浮感, 多见于异位妊娠包块破裂在较大血管处、间质部妊娠破裂等。超声可见子宫正常, 宫腔内未见妊娠囊, 附件包块, 子宫与附件包块周边均为大量非纯囊游离液包绕。见图8-2-5。

③盆腔内液性暗区与出血量的多少相关, 出血少则积于盆腔直肠子宫陷凹内<300 ml; 多于500 ml则可进入腹腔, 积于两侧髂窝。

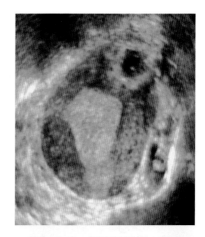

图8-2-3 间质部妊娠, 子宫一侧宫角部向外隆起, 内膜内无妊娠, 隆起处见妊娠囊, 内有卵黄囊

注意: 盆腔液性暗区不是宫外孕的定位诊断, 腹、盆腔内各种脏器组织出血, 都可以在盆腔出现, 必须结合其他临床表现及检查, 判断出血部位。

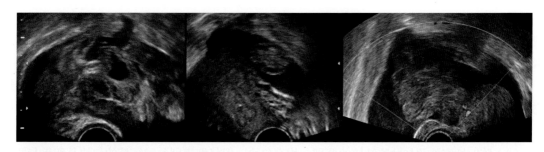

图8-2-4 子宫前位5.1 cm×4.8 cm×4.8 cm, 表面平, 回声不均, 内膜回声中等厚1.1 cm, 未见胎囊。盆腔略偏右侧囊实性包块范围6.6 cm×8.7 cm×6.8 cm, 包绕子宫, 未见卵黄囊及明显胎芽。前后穹窿非纯囊液 (+)

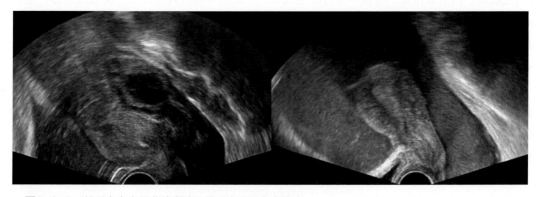

图8-2-5 前后穹窿大量非纯囊液, 使子宫漂浮在血泊中

五、陈旧性宫外孕

陈旧性宫外孕常见于育龄妇女，曾有停经、腹痛史，当时未引起重视或未及时就医，此次因发现腹部包块就诊，HCG可以阴性。

1. 陈旧性宫外孕超声特征　盆、腹腔内包块呈实性极不均质、包块形态各异，因出现血肿内机化，液体吸收或包绕子宫形成"大子宫"的实性包块；或子宫一侧椭圆形、不规则偏实性团块，回声不均，边界毛糙，卵巢可包裹在内，内部血流信号少或无血流信号。

病例：陈某，32岁，因月经不调就诊，妇科检查盆腔包块。见图8-2-6。

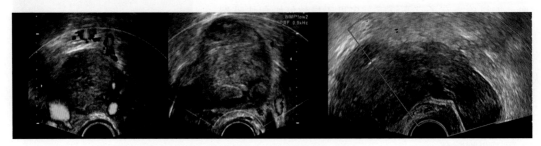

图8-2-6　附件区偏实性极不均质包块，后穹窿少量非纯囊性包裹积液，包块内无明显血流信号
腹腔镜手术：陈旧性宫外孕，包块为机化的血块

2. 陈旧性宫外孕超声的鉴别诊断

（1）陈旧性宫外孕与内膜异位症巧克力囊肿破裂的鉴别：包块边界毛糙，肿瘤内有非纯囊液或机化的血块中强回声，包块内无血流信号，在破裂处包块外有非纯囊液，包块本身有边界。患者无停经史与HCG升高史，有不育史与卵巢肿瘤史。

（2）陈旧性宫外孕与卵巢恶性肿瘤的鉴别：陈旧性宫外孕患者年龄偏小，盆腔内实性包块形态不规则，内无血流信号。卵巢恶性肿瘤患者年龄偏大，盆腔内包块回声可囊实不均，但实性区上有低阻血流信号，伴有腹水。

（3）陈旧性宫外孕与盆腔结核的鉴别：均有包块，但仔细辨别盆腔结核的包块是卵巢与肠管粘连形成，输卵管增粗僵直，有包裹性积液，而陈旧性宫外孕偏实性包块。

注意事项：宫外孕是近年来发生医疗纠纷较多的一种病，目前由于早期诊断不明，一旦病变处突发破裂、内出血休克、抢救不及时即造成死亡。此病本身有其特殊性，易造成误诊。生化指标敏感早于超声图像结构变化，可能宫内孕宫内还未出现胎囊，宫外有黄体或浆膜下肌瘤伴少量腹水可能误诊为宫外孕，也有可能宫内宫外孕同时发生。超声医生一定要结合HCG水平（尿妊娠反应阳性）与声像图同时参考，作出准确诊断。

早期宫外孕由于血供不足，胚胎发育差，尿妊娠反应弱阳性，超声宫内、宫外均未探及到妊娠征象时，一定让患者在三天或一周内复查，阴道超声可把复查时间缩短。如可见宫内有小囊区，但双环征不明显，看不到卵黄囊时，不能诊断为宫内孕，仍须患者复查，因为有时宫外孕也可宫内有假孕囊现象。

如果已经超声探查到宫内孕型特征，也要探查双侧附件，排除卵巢肿瘤或宫内、宫外孕同时存在的可能。当前试管婴儿技术的应用较广泛，宫内、宫外孕同时存在的比例增高。

六、重复性宫外孕

有输卵管妊娠保守治疗史，再次妊娠仍为上次妊娠的输卵管部位。

七、彩色多普勒在异位妊娠的应用

彩色多普勒在解剖结构的基础上，增加了血流显像，提高了鉴别组织结构的能力。滋养层血流通常是弥漫性的、杂乱的散布在附件包块的实质部位，易与卵巢组织区分。彩色多普勒可监测低流速、低阻的血流频谱，使异位妊娠能得到早期诊断。因异位妊娠声像图复杂多样，应用彩色多普勒超声可在输卵管妊娠部位探及绒毛腔隙结构的血流信号，如胎儿存活，可探及到胎心搏动频谱，有利于诊断宫外孕活胎，为临床治疗方法的选择提供诊断依据，是异位妊娠早期诊断的首选方法。

第三节　卵巢妊娠

一、概述

卵巢妊娠（OP）指受精卵在卵巢组织内着床和发育，易导致卵巢破裂大出血，可危及患者生命。卵巢妊娠是一类较少见的妊娠合并症，病因至今不明，发生在育龄妇女，发病率为1：7000～1：50000，占女性各类异位妊娠的0.36%～2.74%，临床症状和体征与输卵管妊娠相似，一般认为临床术前诊断卵巢妊娠困难。临床症状有停经、腹痛、阴道出血、内出血伴肛门坠胀、头晕、休克。

二、原发性卵巢妊娠的诊断标准

（1）患侧输卵管及伞端完整，且与卵巢分离无粘连。
（2）胚囊必须位于卵巢组织内。
（3）卵巢与胚囊是以子宫卵巢韧带与子宫相连。
（4）胚囊壁上有卵巢组织，甚至胚囊壁上有多处卵巢组织。
（5）输卵管组织在显微镜下不存在妊娠现象。

三、卵巢妊娠的超声特征

1. 卵巢妊娠妊囊型
（1）子宫内未见妊娠囊，患侧输卵管正常。
（2）卵巢内或表面稍隆起，或明显外凸完整的妊娠囊样结构，内可见双环状胚囊，胚囊内有时可见卵黄囊或胎芽；卵巢与囊胚经卵巢韧带与子宫相连。
（3）同侧卵巢内有时可见黄体样囊腔。
（4）妊娠囊周边有较丰富的低阻型血流信号。

2. 卵巢妊娠破裂型

（1）附件区形态不规则回声不均包块，卵巢欠清或卵巢表面有不规则的包块，与包块粘连在一起，内有稀少血流信号。

（2）直肠子宫陷凹、腹腔大量非纯囊游离液。

四、卵巢妊娠的鉴别诊断

1. 与输卵管妊娠未破裂型鉴别　卵巢妊娠，妊娠囊在卵巢内同侧边，有正常输卵管（有腹腔少量游离液时可探查到）；输卵管妊娠，妊娠囊在输卵管内，在异位妊娠包块同侧边，有正常卵巢。一旦破裂与输卵管妊娠破裂型声像图相似，很难鉴别。

2. 与卵巢黄体囊肿破裂鉴别　从声像图鉴别较难，卵巢有包块，如卵巢妊娠未破裂，卵巢内有双环征的妊娠囊，但有时黄体也有双环状结构，仔细辨别，黄体内环皱缩，内无胎芽与卵黄囊。当黄体破裂与卵巢妊娠破裂超声图像相似，均有包块与游离液，须靠HCG与病史鉴别。见图8-3-1。

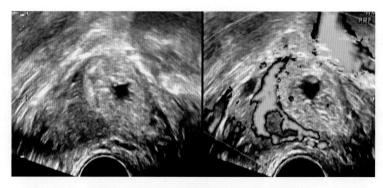

图8-3-1　卵巢内有双环征的妊娠囊，囊内有卵黄囊

第四节　腹腔妊娠

一、概述

腹腔妊娠是指孕卵种植在除输卵管、卵巢及阔韧带以外的腹腔内的妊娠。国外文献报道在所有异位妊娠中的发生率为0.6%～4%，在所有妊娠中的发生率为1/1000。腹腔妊娠的临床表现无特异性，与一般异位妊娠类似，可表现为停经、腹痛、阴道流血等症状。虽然目前通过超声及HCG诊断异位妊娠的敏感性达到93%，特异性达到99%，但对于腹腔妊娠的诊断仍然非常困难，有报道腹腔妊娠超声诊断率为7.1%。因受精卵着床于子宫外，易受检查范围、肠气及周围脏器的影响。

临床上，对于HCG持续升高，B超宫内、宫外均未提示妊娠部位时，要严密复查，需要考虑特殊部位罕见妊娠（如腹腔妊娠）的可能，直到复查明确妊娠部位。

二、腹腔妊娠的超声特征

（1）早期腹腔妊娠宫内、附件区未见明显包块。反复宫内未发现妊娠征象，要注意扩大超声探查范围。

（2）有时发现盆、腹腔内包块，根据种植部位定位妊娠包块，如不能准确提示着床部位，要描述包块所在腹腔区域。

（3）中、晚孕期腹腔妊娠，妊娠囊周边缺少肌层，下不与宫颈相连，如胎盘种植在肠系膜上与肠管关系密切，阴道超声在妊娠囊下方盆腔内可见正常子宫声像。

（4）腹腔妊娠破裂时，盆、腹腔可伴有大量积液。

病例：于某，34岁，患者平素月经规律6～7/28～32天，量中，无痛经，LMP：2017.01.04。因婚后1年余正常性生活未孕，1月8日就诊于外院，监测排卵，监测至1月底无优势卵泡放弃监测，3月26日无诱因出现左下腹痛，伴肛门坠胀，3月28日在医院测尿妊娠反应（＋），彩超提示子宫内膜厚1.4 cm，未见胎囊。复查彩超，子宫内膜逐渐增厚仍未见胎囊。4月19日查血HCG：112480 mIU/ml，开始阴道少许出血，4月20日在当地行刮宫术，病检提示：宫腔：退变蜕膜组织及高度分泌期子宫内膜。刮宫术后阴道少许出血至今，密切监测血HCG逐渐降低，至5月4日复查血HCG：3599.7 IU/L。5月7日患者左下腹痛，无腰酸、下坠、头晕、乏力。在我院彩超：子宫畸形（单角子宫？），发现腹腔囊实性包块2.6 cm×2.7 cm×2.2 cm。见图8-4-1。

术中探查左卵巢外侧邻近乙状结肠及降结肠部位可见直径约4 cm×5 cm陈旧性包块，取出送病理，血块中见输卵管及绒毛组织，结合临床符合异位妊娠。

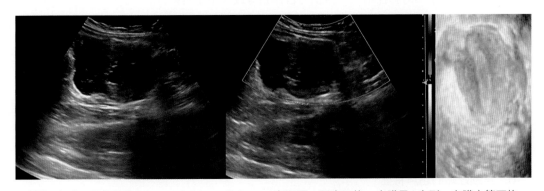

图8-4-1 子宫前位5.3 cm×3.2 cm×3.4 cm，表面平，回声不均，内膜呈 I 字形，内膜中等不均厚0.8 cm，未见妊娠囊，双附件（－），左侧腹部与脐平行处可见囊实性包块范围8.1 cm×5.3 cm×5.1 cm，内可见周边偏强囊区直径1.1 cm，未见卵黄囊及明显胎芽

提示：子宫畸形（单角子宫？），左侧腹部囊实性包块待查（腹腔妊娠？）

第五节　与子宫有关的异位妊娠

一、宫颈妊娠

1. 概述　宫颈妊娠的是指受精卵种植在宫颈管内，组织学内口水平以下，并在该处生长发育。

宫颈妊娠在异位妊娠中发病率很低，但又是很危险的妊娠类型。宫颈妊娠占妊娠数的1∶2500～1∶18000，占异位妊娠数的1∶100～1∶500，占足月活产数的1∶1000～1∶50000。

2. 造成宫颈妊娠的主要原因

（1）受精卵运行过快，在通过宫腔时尚未具有种植能力，或子宫内膜尚未完全成熟而进入宫颈管，并在该处种植、分裂。

（2）宫腔内膜面瘢痕形成或粘连，使受精卵不能在子宫内着床。内膜粘连常发生于有反复人工流产（人流）、剖宫产、因产后胎盘残留而刮宫者，刮宫常常是导致宫颈妊娠的重要原因。

（3）子宫发育不良、内分泌失调、子宫畸形或子宫肌瘤致宫腔变形。

3. 临床表现　宫颈妊娠多见于经产妇，有停经史，血、尿HCG水平升高，阴道少量不规则出血但不伴有腹痛，有时量多不可控制。体征为宫颈膨大变软、着色，宫颈外口开大，颈管内有血块与组织堵塞，内口关闭。

4. 临床诊断标准

（1）停经后无痛性子宫出血。

（2）宫颈软，呈不对称性增大，体积与宫体相等或大于子宫体。

（3）妊娠产物完全封闭并紧密附着在宫颈内。

（4）宫颈内口完好关闭。

5. 病理诊断标准

（1）胎盘附着处必须见宫颈腺体。

（2）胎盘直接附着在宫颈。

（3）胎盘必须低于子宫动脉或低于子宫膀胱腹膜反折。

（4）子宫体内无妊娠产物。

6. 宫颈妊娠的超声特征

（1）宫颈膨大变形，宫颈增大可与子宫体大小相仿。

（2）宫颈管内回声紊乱，内可有双环征的妊娠囊，有时还可见到胚芽或胎心。

（3）宫颈内口闭合。

（4）宫腔内、输卵管均未探及到妊娠囊。见图8-5-1，图8-5-2。

7. 宫颈妊娠的鉴别诊断

（1）宫颈妊娠与流产的鉴别：超声检查如果发现了宫颈处的妊娠囊，则需要鉴别是宫颈妊娠还是宫腔内妊娠流产而脱落于宫颈口的胎囊。

①宫颈妊娠的妊娠囊在宫颈口下为典型的圆形或椭圆形，且经常为宫颈管内的偏心圆。有环状血流信号。流产的妊娠囊常是皱缩、钝锯齿状，囊内胎芽无胎心搏动。

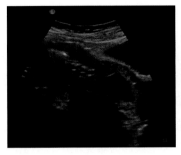

图8-5-1　宫颈内有妊娠囊，
宫腔内未见妊娠囊

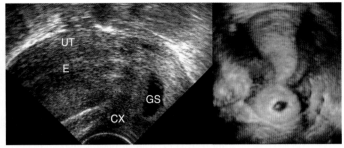

图8-5-2　宫颈妊娠，妊娠囊位于宫颈管内，子宫内口关闭

②彩色多普勒超声可显示异位种植部位的血液供应情况，如无血流者，为脱落的妊娠囊。

（2）子宫峡部妊娠与宫颈妊娠的鉴别：子宫峡部妊娠时，子宫下段可膨大拉长，宫颈上段稍膨大，子宫下段宫腔内有不均回声区，内有不规则的小囊，无明显胎芽，有时患者阴道大出血，宫颈内口开大，宫腔积血，宫颈回声正常。仔细追问病史，尿妊娠反应阳性，有助于诊断。宫颈妊娠子宫内口关闭，下段无膨大，宫颈膨大，妊娠囊位于宫颈管内。

（3）瘢痕妊娠与宫颈妊娠的鉴别：瘢痕妊娠有剖宫产史，妊娠囊位于子宫下段瘢痕处（有时瘢痕偏低在宫颈内口水平稍下方），宫颈内口松。宫颈妊娠囊位于宫颈管内，宫颈内口关闭。

以上患者一旦刮宫，均有造成阴道大出血、出血性休克、子宫不收缩、子宫切除的可能。目前最好的方法是，一经超声诊断，立即做子宫动脉栓塞术或子宫动脉结扎术，然后在超声监测下做刮宫术。这样即安全，又能保全子宫及生育能力。

二、子宫峡部妊娠

由于受精卵着床延迟或内膜容受时间晚于受精卵，胚胎种植于子宫腔下段。

超声特征：宫腔内双环征位于子宫下段，宫颈管内口关闭，妊娠囊位于宫颈内口上方。囊内可见卵黄囊或胎芽及胎心搏动。见图8-5-3。

三、剖宫产切口部妊娠

剖宫产切口部妊娠（CSP）为受精卵着床于剖宫产原切口位置的妊娠，既往较罕见，现在随着剖宫产率的增加及经阴道超声的广泛应用，其发生率明显增加。妊娠滋养细胞往往侵入切口部薄弱的子宫肌层生长，绒毛与肌层间有粘连、植入，甚至穿透肌层发生子宫破裂，严重者危及患者生命。

1. 概述　剖宫产切口部妊娠指受精卵着床于前次剖宫产子宫切口瘢痕处的一种异位妊娠，是一个限时定义，仅限于早孕期

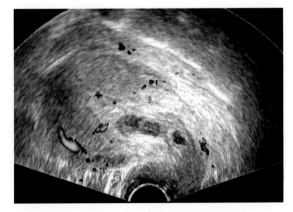

图8-5-3　宫腔下段妊娠囊并宫腔少量积液

（≤12周）。CSP是在体内特殊部位发生的异位妊娠，是在经历剖宫产手术之后的远期并发症，CSP已经成为临床上一种新的疾病，受到了医学界的广泛关注。

1978年Larsen报道第一例CSP，发病率为1：（1800～2500），患者在进行剖宫产手术时，会损伤子宫内膜，瘢痕部位内膜间质缺失，造成肌层不能完全愈合，如果受精卵恰巧着床在瘢痕部位，滋养细胞会侵入肌层，也会植入或者穿透子宫。近年由于我国剖宫产率上升，CSP的发病率也呈上升趋势。到目前，临床还没有明确其发生机制。其主要临床表现为在停经之后、人工流产后出现不规则出血，大部分患者没有腹痛的临床症状，可能会被医生误诊为难免流产、不全流产或者宫颈妊娠。有时人流、药流之前未做超声检查或超声医生误诊，进而给予患者盲目清宫，引发阴道大出血、子宫破裂或因出血不止而将子宫切除。超声是诊断CSP首选的检查方法，其诊断准确率达84.6%。早期正确对CSP有效诊断对治疗具有极为重要的意义。

2. CSP分型

2016年中华医学会妇产科分会计划生育学组提出关于CSP的专家共识分型，将CSP分为三型。

Ⅰ型：

• 妊娠囊部分着床于子宫瘢痕处，部分或大部分位于宫腔内，少数可达宫底部宫腔；

• 妊娠囊变形拉长、下端呈锐角；

• 妊娠囊与膀胱间子宫肌层变薄，厚度＞3 mm；

• CDFI：低阻血流。

Ⅱ型：

• 妊娠囊部分着床于子宫瘢痕处，部分或大部分位于宫腔内，少数可达宫底部宫腔；

• 妊娠囊变形拉长、下端呈锐角；

• 妊娠囊与膀胱间子宫肌层变薄，厚度≤3 mm；

• CDFI：低阻血流。

Ⅲ型：

• 妊娠囊完全着床于子宫瘢痕处肌层，向膀胱方向外凸；

• 宫腔及宫颈管内空虚；

• 妊娠囊与膀胱间子宫肌层明显变薄或缺失，厚度≤3 mm；

• CDFI：低阻血流。

其中，Ⅲ型中有1种特殊的CSP超声表现，即包块型，其声像图的特点：子宫下段瘢痕处的混合回声，囊实性或实性包块，可见低速血流，少数也可仅见少许血流或无血流。包块型多见于CSP流产后子宫瘢痕处妊娠组织残留并出血所致。

3. CSP的超声诊断标准　对切口妊娠处的子宫肌层厚度测量非常重要。

（1）宫腔或宫颈管未探及妊娠囊。

（2）妊娠囊或混合性包块位于子宫峡部前壁宫颈管内口水平既往剖宫产切口处。

（3）妊娠囊或包块与膀胱之间子宫壁下段肌层变薄或连续性中断。

（4）妊娠囊滋养层周边探及明显环状低阻血流信号。

（5）附件区未探及包块。

（6）盆、腹腔游离液（－）。

4．CSP超声特征的分型

（1）外生型：孕囊完全植入瘢痕处，并向浆膜处延伸。

（2）内生型：孕囊在子宫切口瘢痕处的着床位置较浅，向宫腔下段和子宫底的方向生长，且孕囊下端紧贴于瘢痕处，不断被拉长、变形。

（3）包块型：子宫切口瘢痕处出现不规则的囊实性或实性包块。

5．三维超声对CSP的诊断　三维超声可清晰、全面地显示出病灶及其与周围组织的关系，应用3D-CPA技术可以定量检测病灶的血流灌注情况，阴道三维超声可观察妊娠物的大小、形态、位置及残余肌层厚度，进一步采用三维彩色能量多普勒，通过计算VI、FI、VFI定量检测病灶部位的微循环情况，观察清宫术中出血量与上述参数的关系，对该疾病与清宫术中的出血量有显著的相关性。

病例1：季某，28岁，有因过期妊娠行剖宫产史，此次因停经48天，阴道出血2天就诊。见图8-5-4。

病例2：叶某，31岁，有剖宫产史，此次停经后阴道少量出血8天。见图8-5-5。

病例3：白某，34岁，剖宫产术后4年半，停经11+5周，阴道出血1个月，外院清宫时阴道出血较多，现术后4天，仍有阴道出血伴腹痛。见图8-5-6。

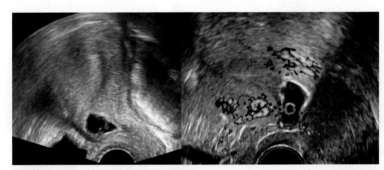

图8-5-4　子宫下段剖宫产切口处内可见胎囊1.1 cm，内可见卵黄囊，胎芽长0.4 cm，未见胎心搏动，胎囊下界位于剖宫产切口处，胎囊边缘距浆膜层0.3 cm

提示：瘢痕妊娠

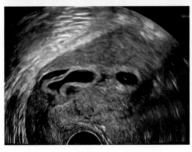

图8-5-5　宫腔内两个妊娠囊，一个位于宫腔内，一个位于宫腔下段剖宫产切口处，前方仍有剖宫产切口憩室。距浆膜层0.2 cm

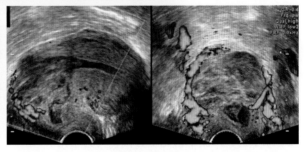

图8-5-6　子宫后位8.6 cm×7.1 cm×4.9 cm，表面不平，回声不均，前壁下段不均回声区范围4.6 cm×4.9 cm×4.9 cm，已达浆膜层，内膜回声中等不均厚0.8 cm，内非纯囊液性分离0.5 cm，未见胎囊，宫腔下段至宫颈上段不均区周边血流信号RI：0.55，PI：0.78，内部无明显血流信号

提示：瘢痕妊娠包块型（刮宫术后）

四、子宫角部妊娠

1. 概述 孕囊种植在近子宫与输卵管口交界处的子宫角部。发生率极低，占异位妊娠的5%～10%，有因急诊手术中被诊断破裂的宫角妊娠。超声有一定的误诊率；角部妊娠转归有两种，一种妊娠囊继续向外生长，可造成子宫破裂；一种向宫腔内生长，需动态观察，判定是否继续妊娠。不均质包块型宫角妊娠需与滋养细胞疾病、子宫肌瘤变性、纵隔子宫妊娠、输卵管间质部妊娠鉴别。

2. 宫角妊娠的超声特征

（1）宫腔正中矢状切面无孕囊，横切面显示子宫横径增宽，妊娠部位角部稍隆起。

（2）一侧宫角内可见孕囊或实性（混合性）包块。

（3）孕囊外侧可见薄层子宫内膜包绕和肌壁回声。

（4）三维超声清晰可见妊娠囊与内膜的关系，一侧宫角处妊娠囊周边有内膜包绕为宫角妊娠。如妊娠囊外无内膜包绕，内膜结束后可见妊娠囊为间质部妊娠。见图8-5-7，图8-5-8。

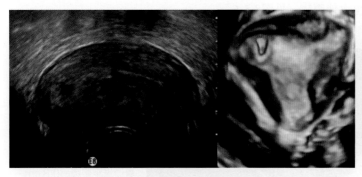 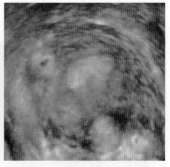

图8-5-7 宫角妊娠宫腔左角部有妊娠囊，此妊娠囊与内膜相连，外有内膜包绕

图8-5-8 宫角部隆起内有妊娠囊，有少量肌层包绕无内膜包绕，提示间质部妊娠

五、子宫畸形合并妊娠的超声特征

1. 双子宫合并一侧妊娠的超声特征

（1）双宫颈。

（2）双子宫，两侧子宫完全分离，均为单角。

（3）一侧宫腔内可见妊娠囊、卵黄囊、胎芽或双侧子宫内分别各自妊娠囊。

病例：王某，28岁，停经45天，尿妊娠反应（＋）。见图8-5-9。

2. 不全纵隔合并妊娠的超声特征

（1）单宫颈。

（2）子宫增大、宫腔底部增宽，中央稍凹陷。

（3）内膜呈"Y"字形。

（4）一侧宫腔内可见妊娠囊与卵黄囊及胎芽。见图8-5-10。

3. 完全纵隔合并妊娠的超声特征

（1）单宫颈。

（2）子宫增大、宫腔底部增宽，中央稍凹陷。

（3）内膜呈倒八字形，达宫颈内口，一侧宫腔内可见妊娠囊与卵黄囊及胎芽。见图8-5-11。

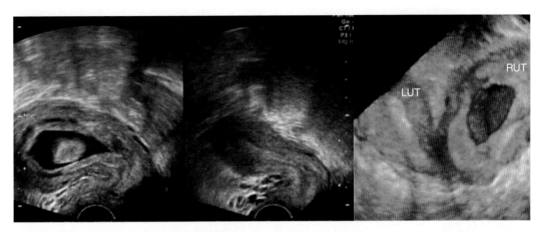

图8-5-9　双子宫，一侧子宫内可见妊娠囊

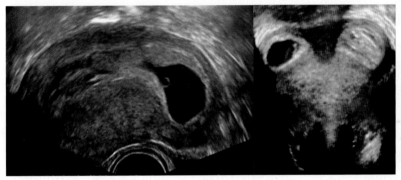

图8-5-10　内膜呈"Y"字形的不全纵隔子宫，一侧宫内可见胎囊1.3 cm，卵黄囊及胎芽长0.3 cm，并可见胎心搏动

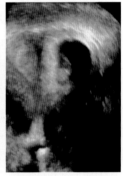

图8-5-11　完全纵隔子宫，一侧内膜中等厚1.0 cm，另一侧宫内可见胎囊2.1 cm，胎芽长1.6 cm，可见胎心搏动

4. 双角子宫合并妊娠的超声特征　子宫底部增宽，在底部中央凹陷＞1 cm。内膜呈"Y"字形。见图8-5-12。

5. 残角子宫妊娠

（1）概述：残角子宫妊娠是一种罕见的妊娠，发病率占所有妊娠的1：76000～1：160000。残角子宫合并妊娠是指受精卵着床和发育于残角子宫。由于残角子宫肌层发育差，随着妊娠月份的增加，子宫肌层发育不良，而不能承受胎儿生长发育，常于妊娠中期自然破裂，严重者可引起腹腔内出血。因此早期诊断十分重要。残角子宫妊娠因残角不与宫颈相连，无法做人工流产，也无法自然流产。残角子宫妊娠一

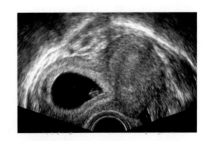

图8-5-12　双角子宫，一侧宫腔内妊娠囊可见胎芽及胎心搏动

经诊断，建议尽早切除妊娠的残角子宫，应同时切除患侧输卵管，其次将残角子宫侧的圆韧带缝合于子宫的同侧，避免日后发生子宫扭转。对于晚期妊娠胎儿存活者应先行剖宫产术，再行残角子宫及患侧输卵管切除术。

（2）残角子宫妊娠的超声特征：见图8-5-13。

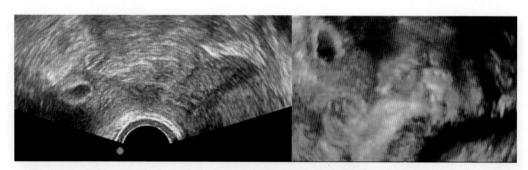

图8-5-13　残角子宫妊娠不与宫颈相连，妊娠的残角子宫与单角子宫成角相连

①非对称性的双角子宫。

②在单角子宫一侧可见另一宫腔内有妊娠囊、肌层薄弱的子宫。

③此妊娠子宫与单角子宫体成角相连不与宫颈相连。

④妊娠中晚期，胎儿宫内发育迟缓，子宫壁菲薄易发生子宫破裂。

（3）残角子宫妊娠，因有正常宫壁，所以超声探查时，不细致、未发现妊娠子宫与宫颈不连接，通常误认为成子宫畸形（双子宫、双角子宫和纵隔子宫）的一侧子宫正常妊娠。

残角子宫妊娠仍需与宫角妊娠、输卵管妊娠、腹腔妊娠等进行鉴别。当检查发现妊娠囊位置异常、位于子宫一侧时，应仔细检查孕囊是否有子宫肌层包绕，除外输卵管妊娠、腹腔妊娠等异位妊娠，如有肌层包绕，还应检查异位妊娠包块与子宫外部轮廓、内膜形态、宫颈关系等。三维超声子宫冠状切面有助于进行鉴别。

①如为宫角妊娠则子宫内膜形态正常，一侧宫角区子宫稍隆起，内可见妊娠囊，但有内膜包绕。

②如为纵隔子宫妊娠，则内膜呈"Y"字形，宫底无凹陷，一侧宫腔见妊娠囊。

③如为双子宫或完全型双角子宫则可见完全分开的双宫体影像，一侧宫腔见妊娠囊，下与宫颈相连，双子宫双宫颈。双角子宫单宫颈。

病例：王某，27岁，停经15周，发现残角子宫妊娠1周，曾在外院于2013年3月行腹腔镜下左侧残角子宫妊娠病灶祛除术+宫腔镜下检查术+刮宫术，当时未切除残角子宫。2014年6月行剖宫产术娩1活女婴。见图8-5-14。

此次手术中见妊娠的残角子宫与单角子宫体相连，与宫颈不连，残角子宫妊娠处肌壁菲薄，呈紫蓝色，为子宫卒中。

六、子宫肌层妊娠

子宫肌层妊娠非常罕见。我院曾有一患者，节育器取出（吉尼环）后一个月，超声发现妊娠囊在宫壁处，考虑为吉尼环本身是扎在宫壁内，节育器取出处肌层损伤处仍未愈合，受精卵到此处受孕。见图8-5-15。

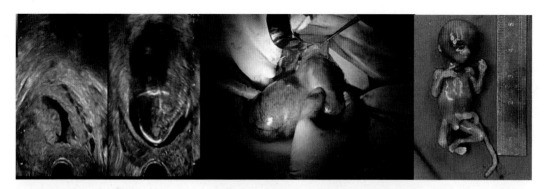

图8-5-14 子宫前位偏右7.8 cm×8.0 cm×6.7 cm，表面不平，回声不均，前壁低回声结节
1.2 cm，底部外突低回声结节1.5 cm，内膜呈 I 字形，宫腔左角部缺失，单层内膜厚1.1 cm，液
性分离0.6 cm。其左上可见子宫样回声厚9.0 cm，内可见胎囊4.2 cm，胎儿头径3.0 cm，头臀长
7.5 cm，股骨长1.4 cm。胎心胎动可见，胎盘前壁，0级，羊水深度3.1 cm，宫壁厚0.5 cm。此子宫
与宫颈不相连且与右侧子宫内膜不相通。宫颈厚3.2 cm。左卵巢4.8 cm×4.2 cm×2.9 cm，内有囊
区直径3.5 cm。右卵巢（−）

提示：子宫畸形（单角＋残角子宫？），残角子宫妊娠（15周），子宫肌瘤，左卵巢囊肿

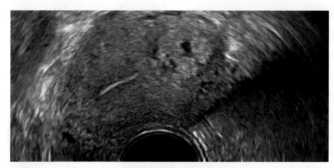

图8-5-15 宫底部可见中强不
均回声区范围1.9 cm×1.5 cm×
1.5 cm，内有囊区直径0.4 cm，隐
约可见卵黄囊，未见胎芽，距浆膜
层0.4 cm，内膜中等厚0.2 cm，未
见妊娠囊

提示：异位妊娠（肌壁间？）

七、其他

异位妊娠中的滋养细胞疾病，宫内外复合妊娠等。

（1）异位妊娠中的滋养细胞疾病见滋养细胞章。

（2）宫内外复合妊娠，自然受孕宫内、宫外同时发生率极低，宫内外复合妊娠常见原因为服
用促排卵药物与IVF后。患者HCG（＋），腹痛。

宫内外复合妊娠的超声特征如下。

①宫内正常妊娠囊。

②宫外仍可见异位妊娠包块。

③盆腔少量积液。

病例1：安某，32岁，患者月经不规律，月经周期1～6个月，LMP：2018.09。2周前无诱因
出现少量阴道流血，深褐色，仅需护垫，1周后阴道出血自行停止，无腹痛，无里急后重感。血
HCG：32039.6 IU/L。见图8-5-16。

腹腔镜证实左附件包块为宫外孕。

病例2：张某，25岁，两个月前外院发现双侧输卵管积水行双侧输卵管切除术。于2019年6月20日在外院移植2枚冻胚，移植后口服戊酸雌二醇片（补佳乐）及阿司匹林片，并肌内注射黄体酮注射液一周，一周后改为口服地屈孕酮片10 mg，每日2次及黄体酮阴道缓释凝胶1支，每日1次，纳阴。6月27日查血HCG示：104.2 IU/L，7月11日复查血HCG示：29674.8 IU/L。因外院发现宫内、宫外孕一天转院就诊。见图8-5-17。

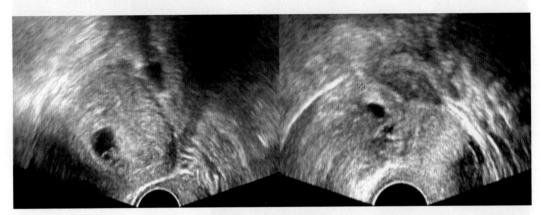

图8-5-16　宫内可见卵黄囊，胎芽长0.4 cm，可见胎心搏动。左卵巢内后侧不均囊实性回声包块范围2.2 cm×1.7 cm×0.8 cm，内有囊区直径0.7 cm

提示：宫内孕6周，左附件包块（宫外孕？）

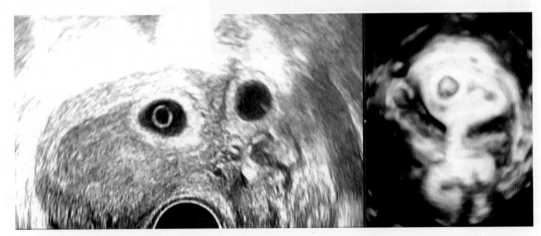

图8-5-17　子宫后位厚4.9 cm，表面不平，质地不均，宫内胎囊1.4 cm，可见卵黄囊，胎芽长0.2 cm，可见胎心搏动。左侧宫角外突囊实性包块2.1 cm×1.9 cm×1.7 cm，内见胎囊直径1.6 cm，可见卵黄囊，未见明显胎芽、胎心

提示：宫内早孕，左侧间质部妊娠

第九章 卵巢病变

第一节 概述

卵巢是女性的生殖腺，为性激素、卵子的产生器官，左右各一对称。体积随年龄差异较大；处于盆腔的上部，髂外血管与腹下血管之间的浅窝内，它的位置变异很大。卵巢大体分为皮质与髓质两部分。卵巢表面由生发上皮覆盖，皮质在外层，有数以万计的原始卵泡及致密结缔组织；髓质在中央，内无卵泡，含有疏松结缔组织及丰富的血管、神经和淋巴。卵巢表面无腹膜覆盖，游离，易扭转。

卵巢是妇科疾病的好发器官之一。卵巢表面生发上皮细胞具有向多方向分化的功能，组织学结构复杂，种类繁多，形态和性质各异，卵巢肿瘤至少有60种以上，是全身肿瘤类型最多的脏器，依临床特点分为生理性、良性、交界性、恶性。良、恶性肿物之比为4.2∶1。大多数卵巢的上皮性肿瘤起源于卵巢表面上皮，即来源于被覆在胚胎性性腺表面的体腔上皮（间皮）；该上皮继续渗入周围的间充质，从而形成苗勒管。因而，当卵巢表面上皮发生肿瘤时就表现为苗勒管的各种分化，如：浆液性肿瘤的输卵管上皮分化、内膜样肿瘤的子宫内膜上皮分化和黏液肿瘤的子宫颈内膜上皮分化。苗勒上皮有诱发间质增生的能力，即形成卵巢表面上皮–间质肿瘤。

一、正常卵巢体积与血流

1. **超声测量卵巢的体积** 卵巢体积在妇女一生中有很大差异。幼女卵巢较小，青春发育期，卵巢随之增长，育龄妇女，卵巢体积可随激素变化而变化，卵巢长2.5～5.0 cm，宽1.5～3.0 cm，厚0.6～1.5 cm；有周期性改变，绝经妇女卵巢萎缩长宽厚均1 cm左右。

卵巢是按椭球体体积公式计算：0.52×长×宽×厚。

各年龄段卵巢平均体积：

<30岁	6.6 cm^3 ± 0.19 cm^3
30～39岁	6.1 cm^3 ± 0.06 cm^3
40～49岁	4.8 cm^3 ± 0.03 cm^3
50～59岁	2.6 cm^3 ± 0.01 cm^3
60～69岁	2.1 cm^3 ± 0.01 cm^3
>70岁	1.8 cm^3 ± 0.08 cm^3

卵巢大小：绝经前卵巢直径持续>5 cm，绝经后卵巢直径持续>3 cm，均视为异常。

卵巢血流测量：卵巢血流有周期性改变。月经周期的1～7天，呈收缩期低幅度的高阻抗血流信号，无舒张期血流；第14天左右，在主滤泡发育侧卵巢有敏感的舒张期血流，RI为0.50左右。第21天达到高峰，为中振幅，低阻抗型血流，RI为0.40。

2. **卵巢血管** 卵巢动脉起源于腹主动脉（左侧可来自左肾动脉），走行于腹膜后沿腰大肌前下行至骨盆腔，并跨过输尿管与髂总动脉下段，经骨盆漏斗韧带向内横行经卵巢系膜进入卵巢门。与子宫动脉上行支卵巢支相汇合。而卵巢静脉在卵巢门外有两条静脉与卵巢动脉相伴。

（1）卵巢肿物内产生新生血管网的血管位置：肿瘤周边、囊团上、中心部、厚隔上。肿块外周血管来源于营养血管，肿块中心部血管为肿瘤细胞生长发育刺激导致，缺乏平滑肌的新生血管网。

（2）常用的肿瘤内血管分成4个等级：

0级：肿瘤内部、周边未见血流信号；

Ⅰ级：肿瘤周边可见点线样血流，肿瘤内部未见血流信号；

Ⅱ级：肿瘤内部可见散在的点样、线样血流，走行规则；

Ⅲ级：肿瘤内部血管呈树枝样、网状，血管走行迂曲、杂乱。

观察的血流动力学指标包括：收缩期峰值流速、舒张末期流速、平均流速、搏动指数、阻力指数、是否存在舒张期切迹等。

（3）卵巢良性肿瘤血管多位于囊性肿物包膜上或隔上，呈规则排列。

（4）卵巢恶性肿瘤呈杂乱血管排列，除周边有血管包绕外，主要是肿块中心部，间隔上也有新生血管网。被恶性肿瘤刺激诱发新生血管，管壁薄，PI、RI值低。频谱特征：恶性肿瘤阻力指数RI＜0.50，搏动指数PI：1.0。血流速度：时间平均最大血流速度（TAMXV）≥12 cm/s时，诊断恶性卵巢癌的敏感性和特异性分别为88.9%和81%。

有的研究者应用经阴道彩色多普勒超声（TVS-CD）对14317名妇女进行检查，发现624例良性包块，其血流阻力指数RI＞0.50。11例卵巢新生物；9例新生血管形成，阻力指数RI：0.32～0.40；40例恶性新生物，39例有异常血流信号，阻力指数RI：0.40。

在良、恶性卵巢肿瘤之间存在着重叠。阻力指数降低常见因素有：炎症过程、过度刺激的卵巢、黄体期和恶性肿瘤。

二、超声检查方法

1. 腹部超声　由于视野宽广，可全面观察较大的卵巢肿物位置、大小，与邻近器官关系（子宫、肠粘连、膀胱、输尿管、肾），可观察有否腹水，腹水量多少，大网膜、腹膜有无增厚、瘤饼形成，有无远处器官转移等。

2. 阴道超声　对生理性、卵巢瘤样病变、发现早期卵巢肿瘤均较腹部超声敏感。对肿物内部结构囊性、非纯囊性、实性；隔的薄厚、有无乳头、乳头单个还是多个、乳头大小、有无外生乳头；回声均匀度、包膜是否完整；与子宫和周围脏器之间的关系、后穹窿有无增厚、结节；前后穹窿积液等探查清晰。

3. 国际卵巢肿瘤分析研究（IOTA）　是一项关于卵巢肿瘤的超声多中心、大样本、参与国家多、涉及研究中心多，争取用标准化超声术语描述卵巢病变，建立鉴别卵巢良、恶性肿瘤的模型。该组织创立于1999年，致力于开展卵巢肿瘤超声鉴别的多中心、大样本持续性研究，共有50余个研究中心，入组超过万余例。应用标准化超声方案制定了卵巢及附件病变的诊断与鉴别诊断准则和恶性风险预测模型。

IOTA简易标准：超声观察肿物十个特征，预测肿物的良、恶性。见表9-1。

表 9-1 IOTA 简易标准诊断良、恶性肿瘤

良性特征（B）	恶性特征（M）
单房囊肿（B1）	不规则实性肿物（M1）
实性成分最大径＜7 mm（B2）	合并腹水（M2）
实性部分伴声影（B3）	乳头状突起≥4个（M3）
多囊性，分隔光滑，最大径＜100 mm（B4）	不规则多房囊实性肿物，最大径≥100mm（M4）
无血流信号（B5）	丰富血流（M5）

注：有1个或多个良性肿瘤的特征且没有恶性肿瘤的特征存在为良性肿瘤；有1个或多个恶性肿瘤的特征且没有良性肿瘤的特征存在为恶性肿瘤；良性、恶性肿瘤特征均存在，或者均不存在，归为不确定类型。

4. 国际卵巢肿瘤分析组织Logistic回归模型（LR2） 评价肿瘤的恶性程度，观察内容为六个参数，分别为①患者年龄；②是否有腹水；③凸起乳头内是否有血流；④实性部分的最大径线（用mm表示，＞50 mm的不增加数值）；⑤是否有囊肿内壁不规则；⑥是否有声影，由软件计算得出数值（超声仪器）。评分依据文献以10%为恶性程度截断值，小于10%为良性肿瘤，大于10%为非良性肿瘤。

卵巢恶性肿瘤危险指数（RMI）=U×M×CA125测定值。其中U为超声积分：卵巢肿物多囊、有实性成分、有转移征、有腹水、双侧肿物时各计一分（MAX=5）；M为是否绝经：绝经前为一分，绝经后为三分；RMI＞200时，诊断早期卵巢癌的敏感性为80%，特异性为92%，阳性预测值为83%。

三、卵巢肿瘤的分类

1. 卵巢肿瘤分类

卵巢肿瘤组织成分复杂，是全身各脏器中原发肿瘤类型最多的器官。目前普遍采用WHO制订的分类法。

2. 卵巢肿瘤分类

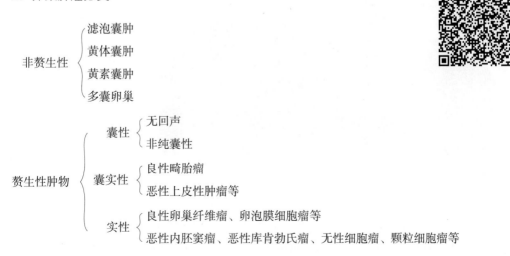

非赘生性 ⎧ 滤泡囊肿 / 黄体囊肿 / 黄素囊肿 / 多囊卵巢

赘生性肿物 ⎧ 囊性 ⎧ 无回声 / 非纯囊性
　　　　　　 囊实性 ⎧ 良性畸胎瘤 / 恶性上皮性肿瘤等
　　　　　　 实性 ⎧ 良性卵巢纤维瘤、卵泡膜细胞瘤等 / 恶性内胚窦瘤、恶性库肯勃氏瘤、无性细胞瘤、颗粒细胞瘤等

3. 卵巢肿瘤超声类型

（1）单房囊肿：无回声、透声好、壁薄、光滑、囊肿后方回声增强。

（2）单房囊肿伴实性成分：乳头、规则或不规则实性成分。

（3）多房囊肿：一个以上分隔，隔厚<3 mm。

（4）多房囊肿伴实性成分：一个以上分隔，隔厚>3 mm、乳头、规则或不规则实性成分。

（5）实性肿块：>80%实性成分。

第二节　常见卵巢肿瘤的病理与超声特征

一、卵巢瘤样病变

卵巢瘤样病变是一类卵巢疾病，不是真正的卵巢肿瘤，它们受下丘脑与垂体的分泌激素的影响，在周期性变化中为卵巢功能侧组织的局部增生呈囊性，是育龄妇女卵巢肿大的最主要原因。这种情况不需手术，时隐时现，患者经常表述超声检查发现一会儿左侧囊肿、一会儿右侧有囊肿，其重要性在于与卵巢肿瘤鉴别。

1. 单纯性囊肿　卵泡囊肿、滤泡囊肿和附件炎性小囊病变时间较长时，因囊壁纤维化、上皮萎缩和退化，病理表现相似，可诊断为单纯囊肿。有时为卵泡不破裂或发生闭锁，卵泡腔内液体潴留而形成，呈水泡样突出于卵巢表面，囊壁菲薄，囊内壁光滑，囊内液清亮透明，淡黄色，大小常不超过4 cm，也可达7～8 cm。

一般无任何症状和体征，有时患侧轻度腹痛，多数在4～6周内逐渐吸收或自行破裂。

超声特征：单侧性，囊肿位于盆腔的一侧，囊肿直径<5 cm，囊壁菲薄、光滑、单房，囊肿后方回声增强，囊肿周边少量血流信号，囊肿在2～6周后自然消退。见图9-2-1。

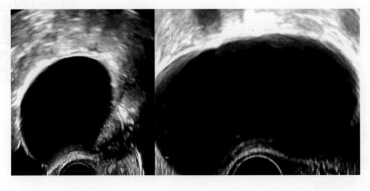

图9-2-1　卵巢单纯囊肿，内壁光，无房隔、包膜完整

2. 卵巢黄体囊肿或血体　是最常见的卵巢生理性囊肿，排卵后毛细血管及来自周围基质的纤维母细胞增生进入基底膜，首先形成血体，排卵后2～3天卵泡内膜细胞恢复对LH的反应而黄素化，促使LH受体的恢复，颗粒细胞也黄素化形成黄体。黄体功能产生雌孕激素，作用于子宫内膜，为胚胎的植入做准备。黄体于排卵后一周未受精，便开始逐渐退化，经过2～5个周期，黄

体变为白体。如受精继续妊娠，黄体囊肿将持续存在，一直到胎盘产生激素后逐渐缩小。

超声特征：单侧性，卵巢增大，内有非纯囊网格腔，一般为>2 cm，若黄体内出血量多，形成血体时，肿物直径4～10 cm，内可见实性不规则中强回声片状区，实性片状区内无血流信号，周边有环绕血流信号。两个月月经过后复查超声，囊肿可变形、缩小至消失。见图9-2-2，图9-2-3。

病例：患者28岁，药物促排卵，行取卵术后腹胀腹痛6天。见图9-2-4。

3. 黄素化囊肿　是妊娠后形成的双卵巢多房性囊肿，与滋养细胞肿瘤体内含有大量的HCG有关，此种激素刺激卵巢内卵泡，引起小卵泡黄素化，大量的这样黄素化卵泡存在卵巢，使卵巢增大。随着滋养细胞病变去除与化疗，HCG水平正常，此卵巢肿瘤样回声自行消失，卵巢恢复正常。

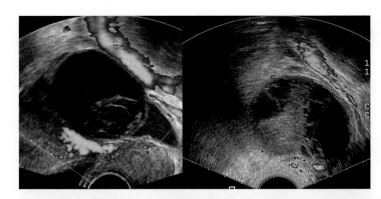

图9-2-2　左卵巢6.0 cm×3.8 cm×3.9 cm，内非纯囊网格腔直径4.6 cm

提示：黄体囊肿

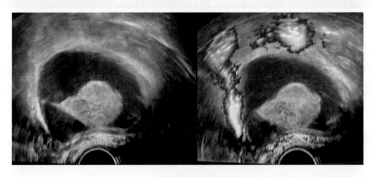

图9-2-3　右卵巢囊肿范围6.5 cm×6.9 cm×4.8 cm，内形态不规则片状中等回声区直径4.0 cm，片状中等回声区内无血流信号

提示：血体囊肿

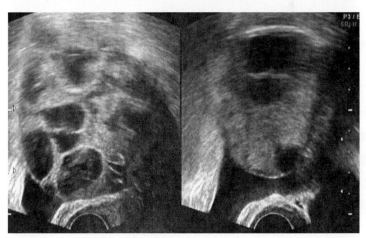

图9-2-4　左卵巢7.2 cm×6.8 cm×6.0 cm，>12个囊区/视野，最大网格腔直径2.8 cm。右卵巢10.1 cm×6.1 cm×8.0 cm，>12个囊区/视野，最大网格腔直径2.8 cm。前穹隆游离液5.4 cm

提示：双卵巢增大（取卵后黄体囊肿）

　　超声特征除宫腔内葡萄胎表现外，双侧卵巢多房性网格腔状囊肿，卵巢可增大到5～15 cm。除卵巢增大外，卵巢间质增多呈实性部分回声增多，有多环绕血流信号。

　　4. 卵巢冠囊肿　是中肾管的遗迹，位于输卵管与卵巢门的两叶阔韧带之间的输卵管系膜内，囊肿由卵巢冠远侧盲端扩大形成，双卵巢输卵管正常，输卵管被拉长紧靠囊壁。囊肿类圆形或腊肠形，直径常在5 cm左右，也有较大的囊肿。卵巢囊肿与卵巢冠囊肿的鉴别，关键是注意囊肿的包膜，在超声利用加压移动手法，压迫囊肿，如囊肿包膜与卵巢浆膜层连续不可分为卵巢囊肿，囊肿包膜与卵巢浆膜层可分开，加压后可将卵巢推开，囊肿为卵巢冠囊肿。卵巢冠囊肿一般为单囊腔，壁薄，有时内有小乳头，如乳头内有血流信号，乳头偏大，也可为交界性肿瘤。见图9-2-5。

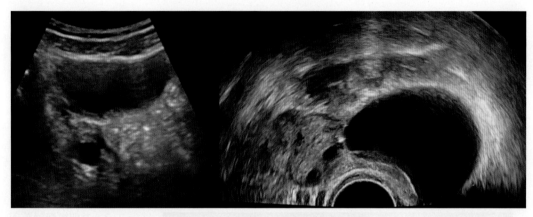

图9-2-5　同侧卵巢正常，其内侧可见无回声囊肿（卵巢冠囊肿）

　　腹部超声要尽量避免把较大的卵巢冠囊肿当成为膀胱而漏诊，有时也把膀胱作为卵巢囊肿而误诊。为了避免差错，可让患者再次排尿后，看有无囊肿，排尿后囊肿不变，同侧见正常卵巢，为卵巢冠囊肿；排尿后囊肿消失，为膀胱。此种患者有泌尿系统感染排尿不畅史，如果仍感到此肿物与尿道关系密切，也可插尿管导尿鉴别。

二、良性卵巢肿瘤

　　1. 上皮性卵巢囊腺瘤　由浆液性囊腺瘤与黏液性囊腺瘤组成。

　　（1）浆液性囊腺瘤：是卵巢上皮性肿瘤中最常见者，发病率约占全部卵巢肿物的25%。多数为单侧性，也可双侧；中等大小的圆形囊性肿瘤，多为单纯囊肿，囊壁光滑；乳头型者常为多房，恶变率为35%～50%。

　　超声特征：以单房囊性肿瘤为主，囊壁完整，薄而光，内为无回声液性回声，也有呈数个稀薄房隔的囊肿，一般房隔很薄而平直。在囊腔房隔上或囊壁内侧有一个和几个均匀中等回声小乳头状突起，乳头基底部的囊壁界限清晰；囊肿壁、房隔上没有或有少许星点状彩色血流信号，动脉呈高阻力频谱（RI＞0.50）。见图9-2-6。

　　（2）黏液性囊腺瘤：是卵巢上皮性肿瘤，发病率仅次于浆液性肿瘤，占卵巢肿瘤的20%，生育年龄常见，多数为单侧性，多房性，囊肿较大。

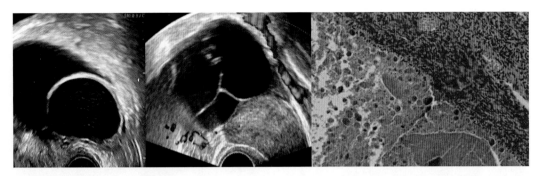

图9-2-6 左卵巢多房隔囊肿范围8.2 cm×6.0 cm×5.3 cm,隔厚0.1~0.3 cm,包膜完整。病理:左卵巢浆液性囊腺瘤

超声特征:肿瘤呈多房性,囊肿较大,包膜完整较薄而光,囊肿内房隔较多、大小不等的囊腔为其特征。小腔密集呈细网状,甚至互相叠加呈结构疏松的实性区。腔内若有结晶颗粒,则出现悬浮的闪烁样细腻点或为非纯囊性回声。房隔薄而平直,肿瘤包膜及房隔上有少量点状彩色血流信号,动脉呈高阻力频谱(RI>0.50)。见图9-2-7。

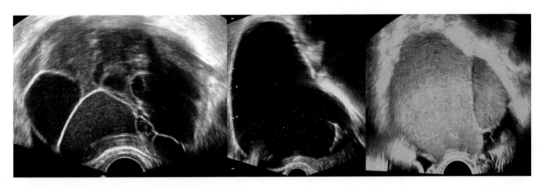

图9-2-7 左卵巢多房隔非纯囊性肿物范围9.1 cm×10.2 cm×7.7 cm,隔厚0.1~0.3 cm,包膜完整。手术病理:左卵巢黏液性囊腺瘤

(3)卵巢子宫内膜异位症:详见子宫内膜异位症章。

(4)勃勒纳氏瘤(Brenner瘤):1907年由Brenner命名,勃勒纳氏瘤由纤维上皮向移行上皮分化而成又称纤维上皮瘤或移行细胞瘤,1992年WHO将其归类于移行细胞肿瘤,占卵巢肿瘤的2%。分为良性、交界性、恶性。以良性为多,主要来源于卵巢表面上皮与间质。绝大多数以单侧发病,少数为双侧。常与卵巢囊腺瘤合并发生。见图9-2-8。

2. 卵巢性索间质肿瘤

(1)卵泡膜细胞瘤:来源于卵巢间质的特殊间胚叶组织,是纤维瘤的一种变异,含有少量内脂质成分,向卵泡膜细胞分化,形成肿瘤。有内分泌功能,分泌雌激素,2%的患者有雄激素(睾酮)升高表现,多毛、痤疮、声音低哑、闭经等少数男性化表现。基本上是卵巢实性良性肿瘤,个别有恶性泡膜细胞瘤。临床以雌激素升高造成阴道不规则出血、绝经后出血为特征。

超声特征:肿物单侧性,圆形,表面光滑,肿瘤内实性尚均低回声,中央散在分布不均的中

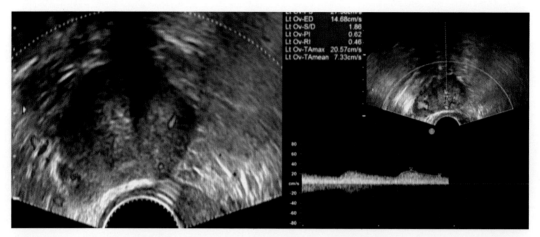

图9-2-8 实性肿瘤，肿瘤较小直径2~4 cm，往往与囊肿并存，瘤体后伴声衰，瘤体内少量血流信号

等回声。肿瘤囊性变或出血坏死时，可有边界清晰的囊区不规则极低回声区，后壁回声不衰减。肿瘤内有少量星点状彩色血流信号，动脉呈高阻力频谱。灶状出血、水肿时，彩色血流信号增多，动脉可呈低阻力频谱（RI<0.50）。常伴有少量腹水。

病例：李某，22岁，体检发现子宫肌瘤4个月。见图9-2-9。

手术病理：左卵巢卵泡膜细胞瘤。

卵泡膜细胞瘤的形态与回声有时类似浆膜下肌瘤，探查时需注意肿瘤与子宫体是否有蒂相连或有无同侧正常卵巢回声。卵泡膜细胞瘤的形态与回声有时也类似卵巢恶性实性肿物，但血流信号分布可帮助鉴别。

（2）纤维泡膜瘤的超声特征：实性部分回声尚均，后方透声差，有衰减；囊性部分均囊壁光滑，囊液透声好，实性部分见少量点状血流信号。

（3）卵巢纤维瘤：发病率占卵巢肿瘤的2%~5%，40%可伴有腹水。卵巢实性良性肿瘤的一种，单侧性，中等大小，平均直径6~10 cm。临床以盆腔包块合并胸腔积液及腹水为主要表现，患者多因活动变换体位后肿物扭转引起腹痛就诊。

超声特征：肿瘤呈圆形或结节状，实性呈极低均匀回声并伴有后方重度超声衰减，使肿瘤后部回声不显像。肿瘤若有退行性变性，可有不规则囊区出现，可伴有少量腹水、胸腔积液（麦格综合征）。肿瘤内无明显血流信号或仅有少许血流信号。

此瘤的形态与回声类似浆膜下子宫肌瘤，扫查时需注意肿瘤与子宫体的关系，辨认同侧是否有正常卵巢回声。

原发性卵巢纤维瘤少见，较纤维瘤相似，但较大，文献报道肿瘤可达30 cm左右。见图9-2-10。

手术病理：右卵巢纤维瘤。

（4）卵巢类固醇细胞瘤：又称脂质细胞瘤，是卵巢性索-间质细胞肿瘤一种非特异性的肿瘤，分泌类固醇激素，产生激素异常分泌综合征，52%的患者有雄激素增多表现，8%的患者有雌激素增多表现，25%的患者无内分泌症状。此瘤有潜在恶性，25%~43%为恶性肿瘤。

超声特征：卵巢实性分叶状肿瘤，回声较均匀，单侧，体积平均8 cm左右。

3. 成熟性畸胎瘤 卵巢成熟畸胎瘤是一种常见的卵巢生殖细胞肿瘤。畸胎瘤来自胚胎早期

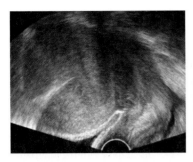

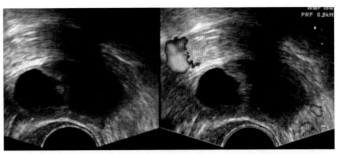

图9-2-9　子宫正常，其左前方可见实性肿物8.6 cm×9.8 cm×7.8 cm，后方透声尚可

图9-2-10　右卵巢4.1 cm×2.6 cm×2.3 cm，内有囊区直径2.1 cm，内实性极低回声区直径1.7 cm，后伴声衰

阶段的原始异常组织，具有自我分化本能的"全能细胞"。具有全能分化功能的生殖细胞，其成分包含有外胚层、中胚层及内胚层结构，发生不协调生长及胚胎发育失常，从而脱离整体并且分化紊乱，增生过长，最终形成畸胎瘤。此瘤好发于生育年龄妇女，约占原发性卵巢肿瘤总数的15%，其中95%～98%为良性成熟性畸胎瘤，只有2%～5%为恶性畸胎瘤。卵巢成熟畸胎瘤可分为实性成熟畸胎瘤及囊性成熟畸胎瘤。前者十分罕见，多见于青年妇女，瘤体表面光滑，切面呈实性，可有蜂窝状小囊存在，瘤内各胚层组织均分化成熟。无原始神经组织成分，预后好。后者为卵巢最常见的良性肿瘤，故又称良性囊性畸胎瘤或皮样囊肿。含有两个或以上胚层成分的成熟性组织，主要来源于外胚层，其发生率高，仅次于卵巢浆液性囊腺瘤。可发生在任何年龄的妇女。多为单侧性，双侧囊性畸胎瘤占12%。临床因腹部肿块或伴发合并症肿瘤扭转而就诊。

超声特征：肿瘤圆形，中等大小，包膜往往不清，有时瘤周有低回声晕包绕。肿瘤组织成分多样，声像图各异。

（1）类囊型（短线型）：肿瘤内充满均匀中强回声点，周围有液性回声环包绕。此型肿瘤要与非纯囊肿的内膜异位囊肿鉴别，畸胎瘤内散在点的回声更强，有时有小短线强回声。

（2）面团征型：脂类颗粒聚集在一起，形成较强回声团块，黏附在囊壁上。

（3）发团型：肿瘤内脂发团，为强回声团。强回声团四周呈毛刷状。团后方伴超声衰减。见图9-2-11。

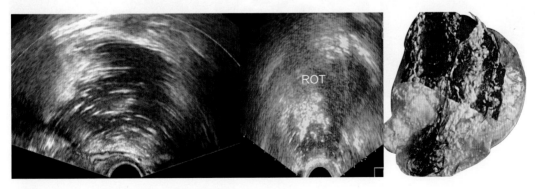

图9-2-11　肿物内毛发征，四周呈毛刷状

（4）肿瘤内含骨质成分，强回声后方伴声影。此型要与肠管或肠管内粪石鉴别，肠管内粪石在阴道超声检查时，呈圆形或椭圆形状肿瘤、强回声、后伴声影，但肠管与肠管内粪石压之变形可由圆形变成串珠状的、每个可相连的强回声的声像。见图9-2-12。

（5）脂液分层型：肿瘤内黏稠度不同的油、脂分层。声像图呈无回声囊区在上，均匀中等回声层在下的脂液分层型。皮脂溢入腹腔可形成腹膜油脂肉芽肿。此型需要与脓肿鉴别，此型形态肿物规整，边界清晰。脓肿正相反，有感染发热史，非纯囊肿内散在多量强回声。见图9-2-13。

（6）贝壳花斑型：肿瘤内油脂类物杂乱混合，图像呈大小不等、形态不规则的极低回声与不均匀中等回声，无规律的间杂在一起。见图9-2-14。

（7）混合型（复杂）：多数囊性畸胎瘤内，有2～3种图像，为混合型。除肿瘤扭转伴感染外，不并发腹水。肿瘤壁内部无血流信号，偶尔瘤壁上有少许彩色血流信号，动脉呈高阻力频谱。含神经胶质成分的成熟畸胎瘤破裂后可在腹膜形成种植，称为腹膜假胶质瘤病。卵巢甲状腺肿也属于此项。

病例：左某，52岁，查体发现卵巢囊肿一年。见图9-2-15。

手术病理：左卵巢成熟性囊性畸胎瘤可见大量甲状腺组织及软骨组织，灶状钙化。见图9-2-16。

手术：左侧卵巢囊实性肿物大小12 cm×13 cm，可见囊内黄色油脂及毛发，可及质硬骨质成分，较大实性区直径约6 cm。

病理：成熟性畸胎瘤，可见甲状腺及成熟脑组织。

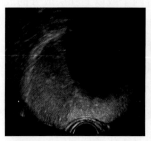
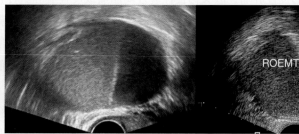

图9-2-12　强回声后方伴有声影

图9-2-13　囊肿内脂液分层征

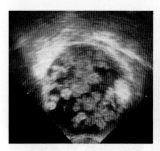
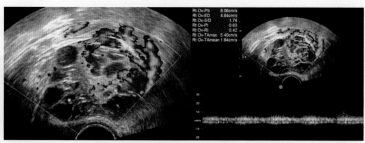

图9-2-14　囊肿内脂质球酷似贝壳上的花斑

图9-2-15　左卵巢多房隔囊实性肿物范围5.7 cm×5.6 cm×4.1 cm，内中等回声实性区直径2.3 cm，内房隔密集区直径2.6 cm，隔厚0.3 cm。左卵巢多房隔囊实性肿物实性区血流信号RI：0.42～0.56，PI：0.63～0.74

提示：左卵巢多房隔囊实性肿物交界待排

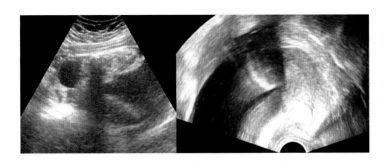

图9-2-16 左卵巢多房隔非
纯囊实性肿物范围15.6 cm×
10 cm×12.0 cm，隔厚0.6～
0.8 cm，隔上强回声，囊壁
强回声1.0 cm，后伴声影

第三节 卵巢交界性肿瘤

一、概述

（1）卵巢交界性肿瘤（BOT）又称低恶性潜能肿瘤（LMPT），1929年由Taylor首次提出，是组织学特征和生物学行为介于良性和恶性上皮性卵巢肿瘤间的一类肿瘤亚型。1971年被FIGO列入卵巢肿瘤分类，成为独立的临床和病理学类型。卵巢交界性肿瘤占全部卵巢肿瘤的10%～20%，发病年龄多在20～40岁之间，与浸润性卵巢癌相比，更可能发生在绝经前妇女，其早期诊断、治疗方式、预后及随访一直是关注的焦点。

（2）BOT以浆液性及黏液性肿瘤占优势，可占到全部卵巢交界性肿瘤的97%以上，偶见内膜样、透明细胞及Brenner交界肿瘤及交界性实性畸胎瘤（即未成熟畸胎瘤Ⅰ级）。目前，LMPT一般指上皮性肿瘤。浆液性交界性肿瘤（SBT）有25%～40%呈双侧性生长，而黏液性仅有8%为双侧。1996年，Kurman和他的同事提出浆液性交界性肿瘤微乳头结构（SBT-MP）更易发生浸润腹膜种植。目前认为只有浆液性交界性肿瘤相对而言具有交界性生物性行为，即从"交界性—癌—死亡"这样一个连续过程。而其他交界性肿瘤无可靠证据表明它们具有交界性生物性行为。近年来病理学诊断上提出了微浸润、浸润性和非浸润性种植或转移等新概念，浆液性乳头多并向囊外生长或腹膜种植或局部恶变，黏液性可出现不典型增生或核分裂象或向腹膜种植。微浸润是指间质中出现具有丰富的嗜酸性胞浆的上皮细胞簇，这些细胞类似于交界性肿瘤中乳头表面的嗜酸性细胞，雌激素受体（ER）与孕激素受体（PR）阴性，Ki-67指数低，可能是终末分化或者是老化现象，不影响预后。微浸润性癌：组织与细胞形态与低级别浆液性癌相同，病变的范围为最小径小于5 mm，其实质为上皮内低级别浆液性癌。

二、分类

根据2014年版《女性生殖器官肿瘤WHO分类》，可将卵巢交界性肿瘤分为以下5类：

（1）浆液性交界性肿瘤，15%～40%为双侧，大小不一；

（2）黏液性交界性肿瘤，多为单侧，8%为双侧，一般较大；

（3）子宫内膜样交界性肿瘤；

（4）透明细胞样交界性肿瘤；

（5）移行上皮样交界性肿瘤。

三、卵巢交界性肿瘤病理形态学诊断标准

（1）肿瘤上皮细胞复杂性增生。

（2）细胞与结构的非典型性，并且这种结构应至少占到肿瘤的10%（不足者仍归入良性囊腺瘤中，注明伴有灶状上皮增生）。

（3）没有超过"微浸润"界限的间质浸润。

间质微浸润诊断标准：任何单一病灶直径≤5 mm（2014WHO）。BOT出现间质微浸润的比例最高，约10%～15%。

虽然各种卵巢上皮都可以发生交界性病变，但最为多见的是浆液型和黏液型上皮的肿瘤。

四、交界性卵巢肿瘤的超声特征

（1）囊性肿瘤内壁不平有乳头，单个乳头稍大（＞1 cm）或多个乳头呈串珠状排列，尽管乳头小，但能测到血流信号。

（2）囊肿内的房隔稀疏、薄，房隔清晰但薄厚不均0.2～0.3 cm，或房隔细薄但过于密集似蜂窝状，厚隔上可测到血流信号或低阻力血流信号。

（3）肿物内部，大部分以囊性为主，有时出现实性部分，呈小斑块状、非均质，内有少量血流信号。

（4）黏液性卵巢交界性肿瘤体积大，其内有非纯囊、密集的房隔区。

（5）肿物形态尚规则，包膜完整。

（6）后穹窿光滑，无结节。

（7）一般无腹水或少量后穹窿液。

我院报道2009年7月～2015年9月因卵巢肿物住院手术并病理证实为BOT患者142例，共160个肿瘤。年龄为18～81岁（平均年龄43.07±15.65岁），未绝经患者94例，其中40岁以下患者73例，CA125升高者76例，73例患者出现临床症状，表现为腹胀、腹痛、下腹部包块等，69例患者无症状，由体检发现。所有患者于术前排空膀胱后行经阴道或直肠彩色多普勒超声检查，必要时联合腹部超声检查，探查子宫、附件及肿物情况，由有经验的医生对卵巢肿物大小、内部回声、包膜、内壁、乳头、房隔密集区、多普勒血流频谱等声像图观察记录。本研究中术前超声诊断BOT的符合率为55.63%，非良性病灶符合率约81.25%。回顾性分析160个BOT的声像图特征，主要表现为囊性及囊实性肿物，包膜完整；当为多房隔囊肿时，常有房隔密集区；内壁不平可有乳头，单发或多发；几无腹水；CDFI表现：病灶周边、肿瘤内部隔上、乳头上多数可探及血流信号。与文献报道BOT超声特征相符合。而术前超声检查部分BOT诊断为良性肿瘤，主要表现为单房或多房隔囊肿，大部分内壁光滑，如有乳头样突起均＜7 mm，无房隔密集区，CDFI肿物周边可探及血流信号，乳头及隔上无明显血流信号，但这部分肿瘤体积偏大，术前诊断为卵巢赘生性肿瘤而需要手术治疗，可以弥补诊断的不足。还有部分BOT术前超声提示为恶性肿瘤，其主要表现为较大的多房囊或囊实性肿物，有较大房隔密集区或实性区（＞50 mm），内壁伴多发乳头，

第九章　卵巢病变

有腹水，但此部分肿物包膜多完整；CDFI：病灶周边、肿瘤内隔上、乳头上均有较丰富且偏低阻血流信号。根据超声声像图表现，超声对于BOT的诊断有很大帮助。

病例：董某，26岁，间断性腹痛19天，发现双侧卵巢肿物17天。CA125：244.00 U/ml。见图9-3-1。

手术：左卵巢囊实性肿物，表面未见外生乳头，可见2个囊腔，内有乳头。右卵巢肿物囊实性，内见2个囊腔，连接处可见外生乳头样组织，大小约1 cm×1 cm。

病理：双卵巢浆液性交界性囊腺瘤。

病例：牛某，22岁未婚，患者4个月前无明显诱因出现下腹部增大，自认为发胖，自述当时未及腹部包块，未予特殊检查与治疗。近2个月腹部迅速增大，腹部明显膨隆，如孕足月大小。患者有平卧憋气及腰酸不适。14岁初潮，平素月经不规律，5～7/120～160天，LMP：2014.07，经量中等，无痛经。未婚，无性生活史。患者身高1.72 m，体重120 kg。到超声诊室时，我们发现患者反穿衣服，躺下后肚子比双胎足月还大。见图9-3-2，图9-3-3。

病理：（左）附件切除标本：卵巢交界性黏液性囊腺瘤，部分区域细胞增生较活跃。

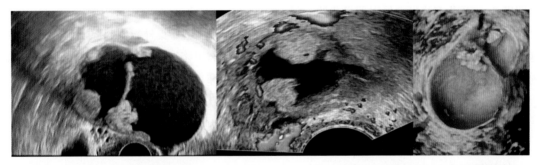

图9-3-1　左卵巢非纯囊肿物范围7.7 cm×7.6 cm×6.3 cm，有房隔，隔厚0.4 cm，一非纯囊肿内壁不平，有多个乳头状突起，最大乳头直径1.2 cm；另一非纯囊肿内均为强回声，包膜尚完整。右卵巢非纯囊肿物4.2 cm×4.0 cm×3.8 cm，内壁不平，有多个乳头状突起，最大乳头直径1.0 cm

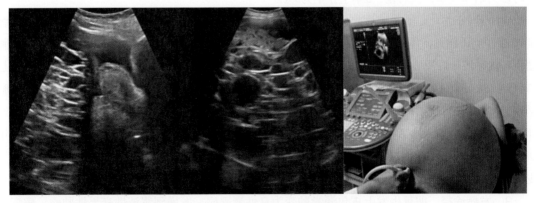

图9-3-2　盆、腹腔内可见巨大多房隔非纯囊性肿物范围56.0 cm×66.0 cm×30.0 cm，内可见多个实性乳头状突起，最大直径4.2 cm，肿物内右后方最大房隔密集区范围24.5 cm×19.8 cm×25.0 cm，隔薄厚不均，厚0.3～1.5 cm，内最大非纯囊区直径40.0 cm，盆、腹腔内巨大多房隔非纯囊肿物实性区及隔上血流信号RI：0.36～0.45，PI：0.44～0.55

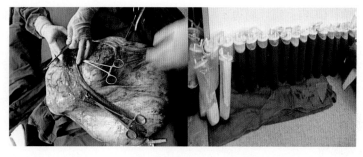

图9-3-3 手术左卵巢囊实性肿物上至横膈，右至侧盆壁，表面光滑，无外生乳头；因卵巢肿物巨大，无法暴露视野，先行穿刺缓慢放出囊内液，暗血性，持续1小时50分钟，总共放出26600 ml

第四节 卵巢恶性肿瘤

一、概述

卵巢恶性肿瘤占妇女恶性肿瘤发病率的第4位，位于盆腔深侧，早期无症状，一旦发现2/3为晚期患者，5年生存率低，所以卵巢恶性肿瘤在临床上是最大的挑战。

1. **卵巢上皮性肿瘤的起源** 自2007年取得重要进展，提出卵巢外组织起源学说，除生殖细胞肿瘤和性索间质肿瘤为原发卵巢肿瘤，其他为继发性。卵巢浆液性癌来源于输卵管上皮，子宫内膜样癌与透明细胞癌来自异位的子宫内膜，黏液癌来自卵巢旁Wathard细胞巢。

2. **卵巢癌二元模式**

（1）Ⅰ型癌：低级别浆液性癌、卵巢黏液性癌、子宫内膜样癌、透明细胞癌。

发病率低（<25%），起病缓慢，由交界性卵巢肿瘤演变而来，多为临床早期，预后较好，5年生存率为40%。

（2）Ⅱ型癌：高级别浆液性腺癌、卵巢未分化癌、恶性苗勒管混合肿瘤。

发病率高（>75%），发病快，无前驱症状，早期不形成卵巢包块，一旦形成侵袭性强，发现时多为临床晚期，预后差，5年生存率为9%。

WHO新分类对卵巢浆液性癌采用了二级分类，将其分为低级别浆液性癌（LGSC）和高级别浆液性癌（HGSC）。低级别浆液性癌是一类组织学分化较好、临床恶性度较低的浆液性肿瘤，可能来源于卵巢表面生发上皮，肿瘤中常见交界性病变与良性病变，细胞遗传学改变主要是*KRAS*、*BRAF*、*ERBB*和*PTEN*基因突变上皮。高级别浆液性癌是一组组织学分化差的肿瘤，细胞呈现高度异型，肿瘤中一般不出现交界性病变或低级别肿瘤成分。临床上，肿瘤快速进展，就诊即成为高临床分期，预后极差。细胞遗传学改变主要是*TP53*基因或家族性*BRCA*基因突变。近年研究发现，卵巢的HGSC以及发生在盆、腹腔的"原发性腹膜苗勒肿瘤"大部分起源于输卵管上皮内癌（TIC）。

3. **发病途径** 卵巢生发上皮包涵囊肿变为良性囊腺瘤，发展到浆液性交界性肿瘤，病变再发展非浸润低级别（微乳头型）浆液性癌，最后为浸润性低级别浆液性癌。

目前提出高级别浆液性癌发病途径为两种。第一种发病途径：推测肿瘤直接由卵巢表面上皮或包涵性囊肿发生，占少数。第二种发病途径：基因突变，由卵巢外组织恶变而来，恶性程度高。

4. 恶性卵巢肿物分型　见表9-2。

表 9-2　卵巢上皮性肿瘤分型

组织类型	细胞类型	组织类型	细胞类型
Ⅰ. 浆液性	卵管内膜	Ⅴ. Brenner 瘤	移行细胞性
A. 良性		A. 良性	
B. 交界性		B. 交界性（增殖性）	
C. 恶性		C. 恶性	
Ⅱ. 黏液性	肠道、宫颈内膜	Ⅵ. 混合性上皮肿瘤	混合性
A. 良性		A. 良性	
B. 交界性		B. 交界性	
C. 恶性		C. 恶性	
Ⅲ. 子宫内膜样	子宫内膜	Ⅶ. 未分化肿瘤	可能为间变的
A. 良性		Ⅷ. 未分类肿瘤	
B. 交界性			
C. 恶性			
Ⅳ. 透明细胞	苗勒管上皮		
A. 良性			
B. 交界性			
C. 恶性			

注：生育年龄和绝经期以上皮性肿瘤为主，多为混合性肿块。恶性卵巢肿瘤最常见的3种类型为上皮细胞来源（85%～95%）、性索间质来源（5%～8%）及生殖细胞来源（3%～5%）。

5. 恶性卵巢肿物高危因素

（1）连续不断的排卵、高水平激素刺激，使卵巢上皮不断增生、恶变。

（2）一些致癌物（如病毒、滑石粉、漆等）侵入。

（3）反复炎症刺激引起输卵管黏膜病变发生恶变，导致卵巢癌变。

6. 卵巢癌的高危人群　卵巢癌存在家族遗传倾向，母亲患病，女儿患病的几率为49.5%，姐姐患病，妹妹患病的几率为38.5%。高龄未婚、不育、晚育、乳腺癌人群。对有家族史与卵巢恶性肿瘤高危因素患者，要定期阴道超声检查。

7. 临床表现　早期可无任何症状，随着肿瘤生长扩展，出现腹胀、腹部增大、恶心、消化不良、纳差、大便不畅等。晚期为乏力、贫血、恶病质。

二、常见卵巢恶性肿瘤分类与超声特征

肿瘤形态多不规则，轮廓模糊，呈结节状、分叶状，边缘回声不完整或中断。肿瘤内部房隔薄厚不均，有时房隔被实性癌组织代替，肿瘤内部杂乱或融合性团块，间有不规则囊性回声区；肿物后方无增强回声效应或有轻度衰减。常伴有腹水，后穹窿结节，大网膜瘤饼。

恶性肿瘤组织生长速度快，恶性肿瘤细胞可产生血管内皮生长因子等，诱发产生缺乏平滑肌组织的新生血管，新生血管形成显著，管径宽，从而产生低阻血流；大量动静脉吻合的形成使血管床两侧压力梯度升高，从而产生高速血流信号；使用TVS-CD可以准确地获得这种特征性的血流频谱，以判断肿瘤的良、恶性。有的研究者报道从肿物内的血管分布、管径不均匀、高速静脉血流与RI<0.45，可作为判断恶性肿物的指标。

（一）上皮性卵巢恶性肿瘤

1. **浆液性乳头状囊腺癌**　是卵巢恶性肿瘤中最常见的一种病理类型，约占75%。

（1）浆液性肿瘤内壁成分中纤维生长因子激活导致的持续性纤维结缔组织的增生，可促进内壁组织的增厚表现。

（2）卵巢浆液性肿瘤患者的内壁成分中由于局部乳头状细胞的增生，可有局部乳突状表现。

单侧性或双侧性，肿瘤大而欠规则，表面不平。瘤体内部回声中，囊性、混合性和实性回声的构成比存在差异。肿瘤内为囊性或非纯囊性，伴有数量不等的房隔。房隔厚薄不均且不平直，在房隔或囊壁内侧有中等回声的结节状乳头突起。乳头增多时可填充囊腔的大部分，成为偏实性肿瘤。乳头在肿瘤表面突起为外生乳头。因与周围组织粘连，包膜常不清楚。肿瘤晚期广泛蔓延粘连。双侧卵巢癌瘤可将子宫包裹在中间而不能分辨，形成复杂的肿瘤包块。浆液性囊腺癌最易产生腹水，且临床期别越晚，腹水阳性率越高，肿瘤房隔、乳头的实性部分有丰富的点片条状彩色血流信号，动脉呈低阻力频谱（RI<0.50）。

病例：白某，61岁，患者近1年无明显诱因下体重进行性减轻约13 kg，1月前开始食欲减退，食量约为之前的1/3，以半流食为主，伴腹胀。见图9-4-1。

手术病理：左侧卵巢高级别浆液性癌，8 cm×4 cm×3 cm，可见脉管内癌栓；输卵管高级别浆液性癌，直径1 cm；右侧卵巢高级别浆液性癌，7 cm×5 cm×3 cm。双卵巢高级别浆液性癌ⅢC期。

2. **卵巢黏液性囊腺癌**　单侧性，肿瘤大，肿瘤不规则，表面不平，因粘连包膜不清楚。黏液性肿瘤病灶内部组织分泌的黏液较为黏稠，且多数伴有明显的黏液的浓缩有关。肿瘤以大量大小不等的囊腔为其特点。房隔厚而不均质，呈横竖交叉甚至杂乱无章的排列。房隔相交处或囊内壁有多量实性结节状乳头突起，乳头突起结构疏松，大量腹水，肿瘤内房隔及乳头突起处有多量彩色血流信号，动脉呈低阻力频谱（RI<0.50）。

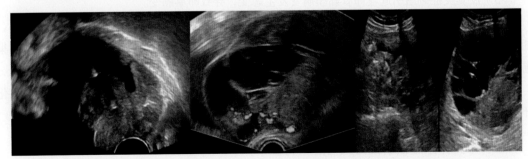

图9-4-1　左附件多房隔囊实性肿物10.7 cm×11.3 cm×9.7 cm，实性区6.3 cm，无明显包膜。右附件形态不规则囊实性肿物5.5 cm×5.1 cm×2.8 cm，实性区2.6 cm，无明显包膜，子宫与双附件粘连，大网膜增厚6.5 cm×1.7 cm，后穹隆非纯囊液2.5 cm，腹腔非纯囊液7.6 cm

提示：双附件多房隔囊实性肿物待查（癌？），大网膜瘤饼，盆腔积液、腹水

病例：符某，57岁，绝经12年，发现盆、腹腔巨大卵巢肿物1周，CA125：36.34 U/ml。见图9-4-2。

手术：盆、腹腔内囊肿28 cm，吸出3500 ml液体，内有实性部分3 cm。

病理：右卵巢交界性黏液性囊腺瘤，局灶附壁结节–中–低分化黏液腺癌，右卵巢黏液性腺癌ⅠC期G3。

3. **卵巢子宫内膜样癌** 占卵巢恶性肿瘤的16%～31%。其组织结构与子宫内膜癌及相似，组织来源为卵巢生发上皮向子宫内膜样上皮化生，后者除内膜癌外，还包括腺肉瘤，间皮混合瘤，米勒癌肉瘤，间质肉瘤。卵巢子宫内膜样癌与子宫内膜癌（5%～29%），两者可同时发生。60%单侧性，肿瘤大小不一不规则，肿瘤多囊腔，房隔厚而不直，囊内液混有实性中等不均回声团块。少数肿瘤以实性中等回声为主。伴有出血坏死的非纯囊或囊区。无特异性。肿瘤内实性部分有丰富的彩色血流信号，呈高或低阻力频谱。

病例：海某，55岁，绝经4年，发现下腹部包块1个月。见图9-4-3。

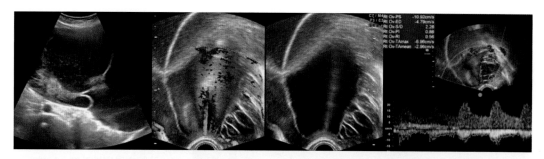

图9-4-2 子宫前位3.5 cm×4.0 cm×3.2 cm，表面平，回声不均，内膜厚0.4 cm。盆、腹腔内巨大多房隔非纯囊性肿物范围26.0 cm×27.6 cm×15.3 cm，隔薄厚不均，厚0.2～1.2 cm，隔上可见中等回声实性区直径5.1 cm。腹腔内多房隔非纯囊肿隔上血流信号RI: 0.56，PI: 0.88

提示：盆、腹腔内巨大多房隔非纯囊肿（黏液性？恶性肿瘤待排）

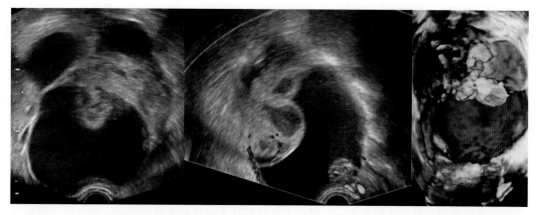

图9-4-3 右卵巢多房隔非纯囊实性肿物范围14.4 cm×11.4 cm×10.7 cm，内最大非纯囊区直径10.6 cm，内偏实性区直径6.2 cm，内房隔密集区直径2.3 cm。右卵巢多房隔非纯囊实性肿物，实性区血流信号RI: 0.64，PI: 0.93。盆、腹腔游离液（－）

提示：右卵巢多房隔非纯囊实性肿物（癌？）

手术病理：卵巢子宫内膜样腺癌 I C期G2。

4. 透明细胞癌　是以富含糖原的透明细胞和鞋钉样细胞为主的恶性卵巢肿瘤，占卵巢恶性上皮癌的5%～10%，透明细胞癌合并盆腔子宫内膜异位症可达50%～70%，是卵巢上皮性肿瘤中与子宫内膜异位症关系最密切的肿瘤。多见于更年期或绝经期后妇女，好发年龄为50～70岁，平均57岁。5年生存率 I 期69%， II 期55%， III 期14%， IV 期4%。大体所见：肿瘤直径4～25 cm不等，平均直径为15 cm，外观分叶状，囊实性或多囊性，实性部分呈鱼肉状，质地软脆或质韧，黄或灰黄色。透明细胞癌组织学表现：透明细胞癌主要四种组织结构，单纯囊管型、乳头状型、团块型和混合型，是一种低级别肿瘤。

超声特征：卵巢囊实性肿瘤或实性肿瘤，体积大囊性部分单房或多房，囊壁厚，囊内有结节，伴有内异症的肿瘤，囊内可有巧克力样褐色液体。

病例：曹某，53岁，绝经2年，发现盆腔肿物2个多月。肿瘤标志物CA125：686 U/ml，CP2：180.7 U/ml。见图9-4-4。

手术病理：卵巢透明细胞癌，中分化，部分呈子宫内膜样癌表现，伴大片坏死。

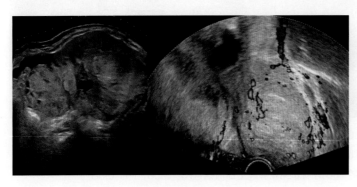

图9-4-4　子宫后方盆、腹腔内巨大形态不规则从右到左以实为主囊实性肿物范围20.0 cm×20.0 cm×9.1 cm，内最大无回声囊区直径2.7 cm，内实性区呈中等回声结节状。腹腔游离液4.2 cm。盆、腹腔内囊实性肿物，实性区血流信号较丰富RI：0.29～0.58，PI：0.58～0.84

5. 未分化癌　癌组织分化太低，与卵巢上皮癌之间移行，预后极差。双侧性，肿瘤大、不规则，无明显包膜，肿瘤以实性中等回声为主，中央有不规则囊区，伴腹水。肿瘤实性部分彩色血流信号丰富，动脉呈低阻力频谱。

（二）生殖细胞肿瘤

生殖细胞肿瘤来源于卵巢生殖细胞成分，包括无性细胞瘤、内胚窦瘤、胚胎性癌、绒癌、未成熟畸胎瘤等。卵巢未成熟畸胎瘤多发生于年轻患者，常见临床症状为腹部包块、腹痛，腹腔种植率高，60%有腹水。成熟畸胎瘤恶变，发生率为2%～4%，因肿瘤内部组织结构复杂，可发生各种不同的恶性变化，如鳞癌、腺癌、黑色素瘤、肉瘤等。

1. 未成熟畸胎瘤　原始生殖细胞受到刺激引起不典型分裂所致的单性生殖是未成熟畸胎瘤最常见的病因学说。其分化程度不一，显示了各胚层从未成熟向成熟阶段演化的过程，组织学形态从癌到肉瘤，各种成分混杂。含神经成分的畸胎瘤归为未成熟畸胎瘤。未成熟畸胎瘤生长迅速，早期即可穿透包膜，直接扩散至盆、腹腔进行种植。随后可发生淋巴结转移和腹膜外转移，晚期血行转移至肺、肝及其他脏器。

超声特征：

（1）肿物体积较大；

（2）肿物内部以实性低回声杂乱不均为主团块、只有极少数中强回声斑点，囊实相间；

（3）包膜完整，也可部分不清、不完整；

（4）有远处转移表现，有腹水；

（5）肿物内实性低回声处可探及血流信号，呈低阻力频谱。

病例：胡某，20岁，未婚。发现右侧卵巢肿物半年，CA125：414.6 U/ml，甲胎蛋白（AFP）：880.3 ng/ml。见图9-4-5。

手术病理：未成熟畸胎瘤Ⅲ级种植浸润。

AE1/AE3（＋），Ki-67 index 80%，SALL-4（＋），Syn（＋）。

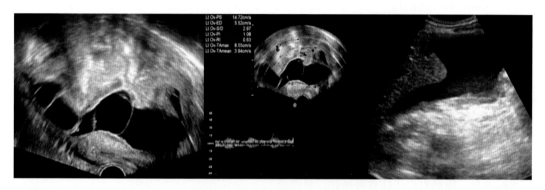

图9-4-5 右侧卵巢以实性为主的囊实性肿物范围8.3 cm×9.6 cm×7.9 cm，间有不规则强回声直径1.9 cm，一直达后穹窿，大网膜瘤饼15.3 cm×12.9 cm×2.9 cm，前穹窿非纯囊液7.0 cm，腹腔非纯囊游离液10.3 cm

2. 无性细胞瘤 中等恶性。多发生在10～30岁患者，盆腔包块是常见症状，有时有两性畸形表现。肿瘤多为单侧，50%发生在右侧，10%有双侧同时发生。肿瘤形状较规则，边界尚清晰，内为实性不均匀的中低等回声，间有偏强回声房隔，使肿瘤呈分叶状；肿瘤生长较快时，可有出血、坏死、肿瘤内囊腔。肿瘤内有杂乱的血流信号，呈高速低阻力频谱。

3. 内胚窦瘤 恶性程度高，发病年龄平均为18岁，因肿瘤来自卵黄囊，血清AFP浓度高，常有畸胎瘤合并。病理组织结构为疏松的网状结构和内胚窦样结构，含胶状囊液，伴明显出血坏死，肿瘤体积较大。临床以年轻、腹部肿瘤大、有腹水、病程发展快为特征。

超声特征有几种类型：此肿瘤匀为单侧发病，双侧为转移所致。

（1）以囊性为主的声像，单囊或多囊，囊壁可增厚。

（2）以囊为主，内掺杂大量絮状、片状的实性回声。

（3）以实性部分为主，实性团块回声偏强，可见大小不等的囊腔，回声极不均，有时无明显包膜，伴腹水。

如早期发现，术中患侧肿瘤包膜完整，对侧卵巢可保留。

（三）卵巢性索间质肿瘤

卵巢性索间质肿瘤（OSCST）是由胚胎时期性索组织或特殊间叶组织演化而成的肿瘤。颗粒细胞瘤（OGCT）：属于低度恶性，可发生于任何年龄，分幼年型与成人型。幼年型OGCT仅占5%，恶性程度极高。而成年型OGCT则占95%，属低度恶性肿瘤，肿瘤可分泌激素。幼女可出现性早熟，肿瘤发生于绝经后可造成绝经后出血，患者常伴子宫内膜病变，如内膜增生、息肉甚至是内膜腺癌。

超声特征：分为实性、囊实混合性和囊性三种。

（1）实性OGCT：肿瘤呈实性低回声结节或团块形态较规则，边界清楚，包膜完整，内部回声欠均匀，CDFI少量血流信号。

（2）囊实混合性OGCT：肿瘤表现为内含多发小囊性变区域的实性团块，以实性为主，界清，形态相对较规则，包膜较完整，实性部分大多呈低回声。团块内实性部分有血流信号。

（3）囊性OGCT：肿瘤呈多房囊性团块，界清，囊壁及分隔较厚，局部分隔带上见小乳头状实体回声突起，部分房内透声差，可见细点状回声，部分分隔带见少量点状血流信号。

病例1：窦某，54岁，绝经6年，体检发现左卵巢囊肿2年。见图9-4-6。

手术病理：颗粒细胞瘤。

病例2：黄某，49岁。1年余前于外院体检时B超发现：右卵巢肿物（直径约3 cm），肿瘤标志物：CA19-9、CA125、AFP、HCG均正常。见图9-4-7。

手术病理：右侧卵巢颗粒细胞瘤（中-低分化）。

（四）卵巢正常大小的原发性卵巢上皮癌综合征

1989年Feuer等首先报道了此病。多发生于50岁以上妇女，80%以腹胀、食欲差为首发症状，70%有盆、腹腔有广泛转移种植灶，易误诊。

诊断依据：①经开腹探查发现，腹腔广泛转移，卵巢正常大小，其表面有赘生物；②病理检

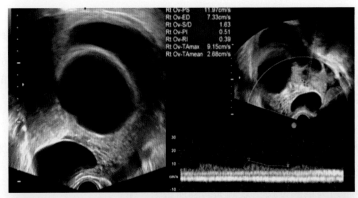

图9-4-6　右卵巢囊实性肿物16.3 cm×15.6 cm×13.3 cm，最大囊区7.7 cm，最大中等回声实性区直径9.7 cm。盆腔游离液2.7 cm。右卵巢囊肿实性区血流信号RI：0.39，PI：0.51

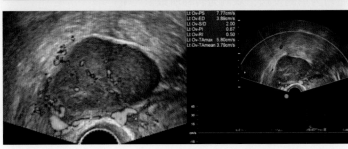

图9-4-7　右卵巢实性回声肿物范围5.2 cm×4.3 cm×3.2 cm，后方透声尚可，周边正常卵巢组织直径1.6 cm。右卵巢实性肿物实性血流信号RI：0.50～0.55，PI：0.67～0.72

查卵巢为原发癌或不明器官转移癌；③前影像学检查及手术探查均未发现其他原发病灶；④前未因卵巢疾患接受过化疗、放疗、近日亦未实施过涉及卵巢的手术。见图9-4-8。

恶性勃勒纳瘤：单侧常为右侧。肿瘤较大，表面光，有完整包膜，肿瘤以非纯囊为主，其内有少量厚而相交的房隔。房隔相交处有中等回声团突起，在囊壁内侧可有不规则或片状实性偏低回声突起。肿瘤内实性部分有彩色血流信号，动脉呈低阻力频谱。

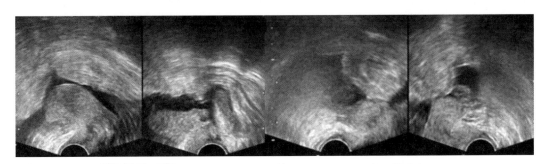

图9-4-8　卵巢正常大小，卵巢表面有絮状物，盆、腹腔内有广泛转移结节与肿块，有腹水

（五）转移癌

转移癌占卵巢恶性肿瘤的20%，最常见胃肠道、乳腺、生殖器转移瘤，库肯勃氏瘤（胃肠道转移瘤）常伴有原发灶的症状，腹痛、腹胀、胃肠道症状、体重下降等。

肿瘤双侧性占75%，胃癌转移癌的特点突出：肿瘤外形呈肾形，结节形，可生长充满全腹卵巢实性尚均质、内部有孤立的、分散的囊区，囊区边界清晰内无房隔，无明显恶性病质表现，肿瘤周围界限清晰，有少量腹水，血流信号呈贯穿肿瘤中央放射分布，血流阻力指数偏低或偏高均可。

病例：侯某，46岁，腹胀1年，胃癌术后化疗后。见图9-4-9。

病理：转移癌。

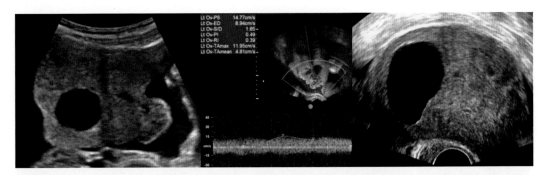

图9-4-9　左卵巢形态不规则以实为主囊实性肿物范围10.4 cm×9.6 cm×7.1 cm，内最大囊区直径2.9 cm。右卵巢形态不规则以实为主囊实性肿物范围9.6 cm×8.2 cm×6.4 cm，内最大囊区直径3.5 cm。前穹窿游离液5.0 cm，后穹窿游离液5.3 cm，左卵巢实性肿物血流信号RI: 0.54, PI: 0.75，右卵巢实性肿物血流信号RI: 0.39, PI: 0.49

提示：双卵巢囊实性肿物性质待查（转移癌？）

（六）双癌征

原发性卵巢癌与原发性内膜癌、宫颈癌或输卵管癌同时发生。

超声检查时，除要观察卵巢囊实性肿物，同时还要注意观察内膜回声。若内膜出现不均增厚、边界不清、有血流信号，要提示双癌的可能。

病例：耿某，48岁，月经改变17个月，发现卵巢肿物2个月。见图9-4-10。

手术病理：子宫内膜样腺癌（中-高分化）浅肌层浸润。左卵巢中分化子宫内膜样腺癌，部分区域Sertori-Leydig细胞样分化。

病例：梁某，40岁，发现宫颈病变、卵巢囊肿2个月。见图9-4-11。

手术病理：宫颈鳞状细胞癌ⅠA1期G2，右卵巢浆液性癌ⅠC期G3。

病例：董某，57岁，绝经3年，阴道点滴出血1年。见图9-4-12。

手术病理：双卵巢、双输卵管高级别浆液性癌。

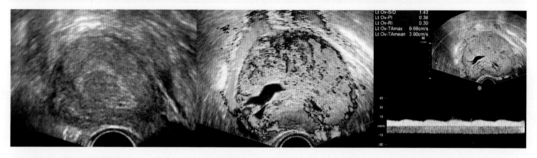

图9-4-10　子宫前位5.4 cm×4.6 cm×4.4 cm，表面不平，回声不均，后壁低回声结节2.4 cm，底部低回声结节1.2 cm，宫腔内中低不均回声范围2.8 cm×2.2 cm×1.5 cm。左附件区以实为主囊实性肿物范围8.1 cm×7.1 cm×6.4 cm，实性区以中等回声为主，内最大囊区直径4.0 cm
提示：内膜增厚不均，性质待查，左卵巢实性肿物（肿瘤？）

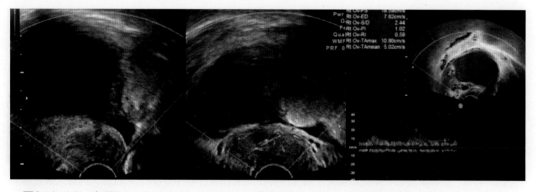

图9-4-11　宫颈3.6 cm×5.1 cm×3.0 cm，偏低回声不均，血流信号RI: 0.54，PI: 0.83。右卵巢8.4 cm×8.9 cm×6.7 cm，内有囊区直径7.3 cm，内壁不平，似有乳头状突起，最大直径2.0 cm。乳头内血流RI: 0.58，PI: 1.02

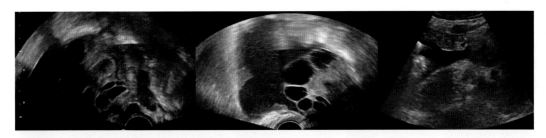

图9-4-12 双附件形态不规则多房隔囊实性肿物范围3.5 cm×2.3 cm×2.0 cm，其外侧有管道状实性包块。前后穹窿非纯囊游离液（＋），大网膜呈饼状

提示：双附件囊实性包块待查（恶性？），大网膜瘤饼，腹水

第五节 幼少女、青少年易患的卵巢肿瘤

一、概述

青少年女性的卵巢开始发育逐渐成熟，在这期间生长活跃容易发生变异，形成一个相对发病高峰。青少年其内分泌功能达到完全成熟约在初潮后的第3年，所以此时要区分月经异常是由于发育过程中尚未达到成熟而出现的现象或病理性表现是有一定困难的。青少年女性疾病是一个涉及多个临床学科，涉及社会多个方面的问题。

卵巢肿瘤是所有肿瘤中组织学类型最复杂的。目前卵巢恶性肿瘤的早期诊断依然是世界性的难题，中晚期患者5年生存率仅为30%左右。青少年卵巢肿瘤具有自身特殊性，能否正确及时的作出诊断和处理，直接关系到患者的生长发育、月经情况、孕育要求、生活质量，甚至和患者的家庭都有密切关系。

幼少女卵巢肿瘤是指出生后至18岁之间发生的卵巢肿瘤，约占此年龄组所有肿瘤的1%，其中，良性肿瘤占90%，交界性肿瘤占2%，恶性肿瘤占7.6%。通常月经初潮前发病占22.6%，月经来潮后发病占77.4%。

二、幼少女青少年卵巢肿瘤的分类

（一）卵巢瘤样病变与多囊卵巢

1. 多囊卵巢与卵巢瘤样病变 是青春期常见的一种疾病。

（1）多囊卵巢：是以患者月经不调、闭经、肥胖、多毛内分泌紊乱就诊。

超声诊断标准：双侧卵巢一个视野卵泡数大于12个，每个卵泡小于1厘米，卵巢间质回声增强、水肿、卵巢增大。我们曾见一个10岁女孩，双卵巢多房性囊肿，卵巢增大＞10 cm，没有用过激素类药，当时考虑为卵巢黏液性肿瘤而手术，术中冰冻结果为多囊卵巢，行卵巢楔行切除。见图9-5-1。

（2）卵巢瘤样病变（滤泡囊肿、黄体血体囊肿）：青少年易患的卵巢肿瘤大多数以生理性为主，由于月经来潮，卵巢功能不稳定，激素分泌水平时高时低，易造成生理性肿瘤常见为滤泡囊肿、黄体囊肿、血体等，这些生理性肿物超声有一定的特殊声像特点。我们总结发现尽管有1033人次的卵巢肿物，但真正需要手术者仅约1/20。故在此年龄段超声发现卵巢肿物，一定要辨别肿物的性质，如囊性、壁薄内无实性乳头。尽管肿物大于5厘米，为单纯囊肿，可定期随访观察。见图9-5-2。

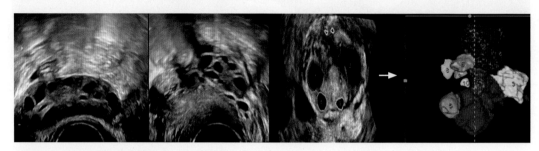

图9-5-1 双卵巢多囊样改变

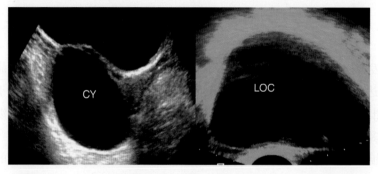

图9-5-2 卵巢单纯囊肿

单纯滤泡囊肿会随月经规律后消失。囊肿内混合性回声团块中最常见的为非肿瘤性病变、出血性黄体囊肿等，结合子宫内膜厚度、患者年龄或月经史，则更容易做出诊断。如肿物持续长大肿物内部有实性部分，也要注意观察回声是否均匀，肿物内出血机化回声不均，但回声偏中强，内无血流信号为血体可能性大；与实性恶性肿物偏低不均回声，内有低阻血流信号是有区别的。

（二）良性卵巢肿瘤

1. 青少年卵巢生殖细胞肿瘤 占卵巢肿瘤的60%，良性生殖细胞肿瘤中，以囊性成熟性畸胎瘤多见。肿瘤大多数呈椭圆形，少数呈哑铃形或葫芦形，表面光滑、囊性、壁薄，少数有局部组织增厚、钙化，囊内容物多为皮脂样物及毛发，少数有牙齿、骨骼，小部分囊壁内面有乳头状突起的头节。

2. 青少年上皮性卵巢肿物 如浆液性囊腺瘤与黏液性囊腺瘤仅次于生殖细胞肿瘤。上皮性肿瘤可以表现为AFP、β-HCG、CA125，癌胚抗原（CEA）、CA19-9和人附睾蛋白4（HE4）的升高。超声特征以囊性为主，内壁有小乳头，包膜完整。可交界性、恶变等。

三、卵巢恶性肿瘤

卵巢恶性生殖细胞肿瘤指来源于胚胎性腺的原始生殖细胞具有不同组织学特征的一组肿瘤，

包括无性细胞瘤、卵黄囊瘤、未成熟畸胎瘤、胚胎癌和绒毛膜癌及混合性生殖细胞瘤等。青少年恶性生殖细胞肿瘤国内报道以内胚窦瘤为主，但国外报道多以无性细胞瘤或未成熟畸胎瘤为主。

1. 未成熟畸胎瘤　大都只累及一侧卵巢，体积较大，成分复杂，对侧可以同时存在良性的成熟性畸胎瘤。肿瘤可以含有类固醇激素，AFP和HCG可以阴性也可以升高，究其原因可能是未成熟畸胎瘤成分复杂，其中的内胚层也可分泌少量的AFP，或者混合有少量卵黄囊成分。肿物部分表面光滑。部分无包膜，部分见实性、有钙化。镜下见：3个胚层的组织形态成熟的神经组织占主要成分，同时见各胚层未成熟结构。肠管及盆壁有神经组织种植。

卵巢生殖细胞肿瘤可以表现为AFP、β-HCG、CA125、乳酸脱氢酶（LDH）、CEA和CA19-9的升高。

高危因素：年龄（<3岁）、病理类型（含有内胚窦瘤成分）、期别（病变超过一侧附件）、肿瘤标记物（AFP>10^4）。

病例：宋某，17岁，未婚，发现盆腔肿物20天，CA125：89 U/ml，AFP及CA19-9正常。见图9-5-3。

手术：右卵巢肿物大小12 cm×10 cm×9 cm，剖视可见糟脆实性成分，右输卵管长8 cm。均送病理。见图9-5-4。

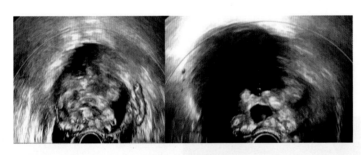

图9-5-3　右附件形态不规则非纯囊实性肿物10.7 cm×10.2 cm×10.0 cm，最大非纯囊区9.1 cm，内有多个中强回声乳头状突起融合实性区直径7.1 cm

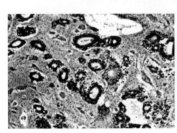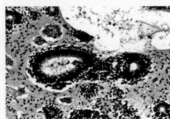

图9-5-4　（右附件）切除标本：卵巢组织中可见由三个胚层组织构成的肿瘤成分，伴大片出血及坏死，肿瘤组织中可见较多脑组织成分，局灶见原始神经管成分<1个低倍视野（40×）/任意切片，符合卵巢未成熟性畸胎瘤Ⅰ级（低级别）

2. 卵巢内胚窦瘤

（1）概述：卵巢内胚窦瘤称恶性卵黄囊瘤，是一种恶性程度很高的生殖细胞肿瘤。内胚窦瘤是一种由多能原始生殖细胞向卵黄囊方向分化而发生的一种具有独特结构的恶性肿瘤，多见于儿童与青少年。发病高峰为10～12岁。endernyJ报道了7例内胚窦瘤，全部出现染色体失常，其中6例获得12号染色体，1p36.3位点出现缺失，作者认为在肿瘤发生过程中，基因起重要的作用。世界卫生组织又推出卵巢肿瘤组织学新分类方案，内胚窦瘤在原有的组织结构基础上，增加了肝样型和腺样型两个新的亚型。

（2）超声特征

①肿瘤均见于单侧卵巢，以实性为主的囊实性肿瘤直径超过10 cm。

②肿瘤呈圆形或椭圆形。

③大多数表面光滑，有较完整的包膜。

④其多数伴有腹水。

⑤内胚窦瘤能够分泌AFP，转移率高，主要是直接蔓延和种植。只有腹腔内其他地方也发生转移，双侧卵巢才会累及。大部分的患者处于较早的期别。

病例1：谢某，8岁，患者12天前无明显诱因出现右下腹痛，为隐痛，无阴道出血及腹胀等不适，遂就诊于当地医院，查体未及明显异常，未予治疗，后患者腹痛好转。7天前患者再次无明显诱因出现腹痛，仍为右下腹隐痛，遂就诊于当地医院，B超提示："盆腔肿物，肿瘤可能"，患者遂就诊。既往体健，尚未月经来潮。查体：腹部膨隆，脐上两指可及囊实性肿物上界，活动。CA125：88.98 U/ml；AFP：1210 ng/ml。见图9-5-5。

手术病理：卵黄囊瘤ⅠA期。

病例2：周某，12岁，发现盆腔肿物19天，间断腹痛1周。月经初潮11岁，经期4～5天，周期30天。妇科检查肛查左附件区可及大小约15 cm包块，右附件区可及大小约20 cm肿物，肿瘤标志物：AFP＞60500 ng/ml，CA125：202.3 U/ml。见图9-5-6。

术中探查，肿物分为两部分，来自双卵巢，与大网膜粘连，深达直肠子宫陷凹，肿物包膜完整。子宫位于肿瘤后方，大小正常，双侧输卵管增粗，决定行双侧肿物切除术。

病理：双侧卵巢卵黄囊瘤ⅢC期。

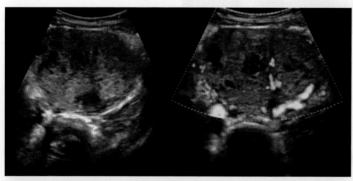

图9-5-5 盆、腹腔内以实为主的囊实性肿物20 cm×18 cm×10 cm

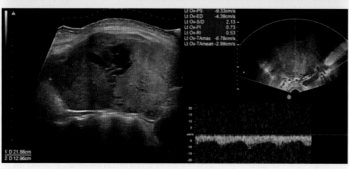

图9-5-6 盆、腹腔内巨大以实为主的囊实性肿物22 cm，其左后方另一实性肿物直径11 cm
提示：盆、腹腔内实性肿物（生殖细胞肿瘤？）

3．无性细胞瘤　是常见的恶性生殖细胞肿瘤，占所有生殖细胞来源恶性肿瘤的
10%～30%，占卵巢恶性肿瘤的2%～4%。发病年龄10～30岁，小于10岁的只占5%。大体观察，
无性细胞瘤体积较大（＞10 cm），实性质地坚硬，表面光滑圆形分叶，切面粉红色至棕红色。
如果有囊性区域提示合并有其他恶性生殖细胞肿瘤的成分，镜下见：肿瘤细胞弥漫成片，被纤维
间隔分开，纤维间隔内有淋巴细胞浸润，有淋巴转移，应查染色体。混合型无性细胞瘤常混合存
在其他类型的恶性生殖细胞肿瘤，如未成熟畸胎瘤、胚胎癌和绒癌等。含量各占比例不等，其恶
性程度随肿瘤成分不一而不同。

超声特征：

①卵巢实性肿物，约50%有坏死出血区，内可见囊性间隙；

②常为单侧，10%～17%双侧；

③体积较大，平均15 cm左右；

④圆形、肾形、椭圆形；边界尚清；

⑤内部回声较均匀，后方透声尚可；

⑥无腹水；

⑦血流信号丰富。

病例：张某，17岁，触及腹部包块1周，妇科检查腹部中部可触及一直径约10 cm包块，达脐
上2指，质硬，活动可，与周围组织分界清。肛查：右附件区可及一直径约10 cm肿物，质硬，与
周围脏器分界清，活动可，无压痛。见图9-5-7。

手术：右卵巢实性肿物，色白，质硬。病理：无性细胞瘤。

4．胚胎癌　是非常罕见的肿瘤，发病年龄为4～28岁，平均年龄为14岁。肿瘤可以分泌雌
激素，导致假性性早熟或者不规则的出血，也能分泌AFP和HCG。症状类似于内胚窦瘤，2/3的
患者为单侧性的。预后差，5年生存率约为53%。

5．原发性卵巢绒毛膜上皮癌　是一种恶性程度极高的卵巢癌，卵巢绒癌分为妊娠性与非妊
娠性绒癌。妊娠性绒癌一般不合并其他恶性生殖细胞肿瘤成分。发生在月经来潮或处女者可诊
断非妊娠性绒癌。原发性绒癌可分为单纯型与混合型，非妊娠单纯型的原发绒癌非常罕见。原发
性绒癌以混合型常见。混合型即在其他恶性生殖细胞肿瘤中同时存在绒癌成分，如未成熟畸胎

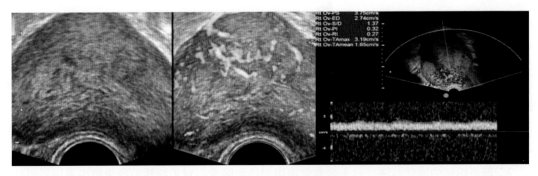

图9-5-7　盆腔从右到左形态不规则中低不均回声实性肿物范围13.8 cm×10.5 cm×7.4 cm，其左
侧似可见卵巢2.7 cm×1.6 cm×1.0 cm，子宫后方游离液2.7 cm，盆腔实性肿物血流信号丰富RI：
0.27～0.43，PI：0.32～0.55

瘤、卵黄囊瘤、胚胎癌以及无性细胞瘤等。大多数的患者年龄小于20岁，其临床表现和妊娠性绒癌一致，表现为停经和阴道异常出血。HCG升高，HCG的高低可直接反映肿瘤的情况。预后比较差，大多数的患者在初次就诊时已经有器官实质的转移。

6. 混合型生殖细胞肿瘤　包含上述两种或两种以上的肿瘤成分，最多见成分是无性细胞瘤约为80%，内胚窦瘤占70%，未成熟畸胎瘤为53%，原发性绒癌为20%，胚胎癌占16%。

青少年卵巢恶性肿物发生率低，但恶性程度高，尤其是内胚窦瘤发病年龄小，肿瘤体积大，病程发展快，转移发生早，死亡率很高。卵巢肿物标志物CA125、AFP同样是协助诊断手段之一，尤其是AFP升高对内胚窦瘤有重要的诊断价值。患者由于症状不明显，又由于幼女或青少年容易忽略到妇科做检查，恶性肿瘤往往不易早期发现。超声对卵巢肿物囊、实性、混合型均能检出。良、恶性根据卵巢评分标准与肿物血流信号是否丰富可以协助判断，但是何种来源的卵巢肿物需作肿瘤标志物检查，并需病理证实。术中要做冰冻，了解肿物的性质。要重视青少年女性的查体，尤其对发现卵巢肿物的女孩，一定提醒追踪检查。

7. 青少年卵巢性索间质肿瘤　少见，包括颗粒细胞瘤、性腺母细胞瘤等。性索间质肿瘤可以表现为AFP、CA125、LDH、CEA和抑制素（INH）的升高。超声特征以实性肿物为主。见表9-3。

表 9-3　幼女生殖细胞恶性肿瘤的分期 CoG（儿童肿瘤协会）

分期	定义
Stage Ⅰ	肿瘤局限于卵巢（一侧或双侧），腹水细胞学阴性，手术后肿瘤血清标记物按其半衰期规律下降（APF 5 天，HCG 16 小时）
Stage Ⅱ	有镜下的肿瘤残留或淋巴结阳性但小于 2 cm，腹水细胞学阴性，肿瘤标记物阳性或阴性
Stage Ⅲ	淋巴结阳性并大于 2 cm，有大块的肿瘤残留或仅仅只作了活检，有腹腔其他脏器的受累（如大网膜，肠道，膀胱），腹水细胞学阳性，肿瘤标记物阳性或阴性
Stage Ⅳ	有远处的转移，包括肝脏的转移

四、儿童和青少年急腹症

儿童和青少年急腹症发病率高，分析其中以肿物扭转占较大比例，其次为卵巢黄体破裂。

1. 卵巢或卵巢肿瘤容易发生蒂扭转的原因

（1）儿童和青少年活动量大。

（2）这种年龄很少进行体格检查，往往急腹症或待腹部包块较大时才被发觉。

（3）儿童和青少年骨盆腔较成人浅，肿瘤长大后容易进入腹腔，使卵巢固有韧带拉长，从而使肿瘤活动范围大。

（4）儿童和青少年卵巢肿瘤的病理类型以成熟畸胎瘤为主，这类肿瘤的特点往往是重心偏于一侧，在改变体位后易扭转。

2. 卵巢扭转的治疗方法　过去是常常选用附件切除术。对于扭转的卵巢很少采用复位的方法，主要是避免血栓的脱落而导致栓塞。但近年来研究，在卵巢功能未丧失，即使当扭转的卵巢出现颜色改变，亦可以通过开腹或腹腔镜下行扭转卵巢复位并保留卵巢。术后36小时随诊观察卵巢功能可否完全恢复。而当卵巢扭转超过72小时，卵巢功能急剧下降，如卵巢仍未复位，施行卵巢摘除术几率大增。对于扭转卵巢的复位、保留与切除因人而异，也应当掌握指征。

3. 卵巢黄体破裂腹痛　主要在青少年患血液病者为多见，这些患者血小板低，凝血功能差，所以在排卵后破口不易凝血，造成腹腔内出血。有报道血液科年轻患者有一年内4～5次出现黄体破裂、腹腔内出血的情况。

4. 卵巢恶性肿瘤生长过快所致腹痛。

第六节　妊娠合并卵巢肿物

一、概述

妊娠合并卵巢肿物主要发生在妊娠早期，占21.4%～70%，随着孕周增加，发生率逐渐下降，至晚孕期为4%～20%。超声因其安全性、无创性等优势在妊娠期普遍使用。妊娠合并卵巢肿瘤的发现时间早晚不一，一般在孕早期超声检查时发现并作评估。妊娠合并卵巢肿瘤患者一般无明显临床症状，若有症状则主要是因肿瘤增长迅速或伴有腹水而有压迫或坠胀感，因而主要靠孕期常规超声检查来发现。孕晚期因胎体遮挡等原因较易漏诊，故超声检查一定按常规步骤，不要只顾宫内胎儿，忘了宫外肿瘤。

二、妊娠合并卵巢肿瘤种类

（1）妊娠早期以生理性卵巢囊肿为主，一般卵巢囊肿体积＜5 cm，常见黄体囊肿、黄素囊肿、卵巢过度刺激综合征等。随着妊娠持续，胎盘分泌激素，卵巢黄体囊肿逐渐缩小到正常卵巢，此种现象高达70%。但有时因卵巢黄体囊肿是多发偏实性网格腔状，易于与卵巢恶性肿瘤混淆。超声特征：黄体囊肿尽管血流信号丰富低阻，但有环绕血流；恶性肿瘤血流分布杂乱无序。

（2）妊娠合并卵巢肿瘤病理类型以囊性成熟性畸胎瘤最为常见，约占40%左右，其他如单纯性囊肿、浆液性囊腺瘤、黏液性囊腺瘤、子宫内膜异位囊肿等也较常见。妊娠期卵巢交界与恶性肿瘤较少见，持续性卵巢肿瘤中1%～8%最终为恶性，以上皮性肿瘤为主，且大多为早期，需要严密随访追踪。妊娠合并卵巢恶性肿瘤的预后相对较好，5年生存率为72%～90%。

三、妊娠期卵巢肿瘤并发症

妊娠期卵巢肿瘤并发症的发生时常伴有急腹症，其中卵巢囊肿蒂扭转最常见，其次是破裂出血及恶变。国外报道卵巢肿瘤蒂扭转的发生率为（1～10）/10000，常见于孕早期，囊性成熟性畸胎瘤易发生肿瘤蒂扭转，其次是功能性卵巢囊肿，如黄体囊肿。破裂出血一般多发生于较大的卵巢肿瘤，需警惕恶变的可能。孕期卵巢肿瘤恶变的发生率相对非孕期较低，当肿瘤＞10 cm时有更高的恶变风险。在妊娠期卵巢肿瘤的诊断方面，超声检查可以观察肿瘤的来源、位置、形态、大小、内部是否有分隔及乳头以及有无盆腔积液等。如肿瘤囊壁增厚≥3 mm、内有实性成分、分隔厚度≥3 mm和腹水，实性区有杂乱低阻血流信号等是卵巢恶性肿瘤的超声特征，一旦肿瘤发生扭转、破裂或恶变，不管处于哪个孕周均应手术。

病例：陈某，26岁，孕35周，重度子痫前期。患者于此次孕26周发现肿瘤，直径约20 cm，在外院行右卵巢肿瘤剥除术，术后病理示卵巢交界性黏液性囊腺瘤，可见间质浸润，符合癌变，呈中高分化黏液腺癌。见图9-6-1。

手术：右卵巢增大，约13 cm×13 cm×13 cm，多囊状，表面无破口，近卵巢固有韧带处可见极少许正常卵巢组织。新生儿为早产未成熟活女婴，体重2190 g，身长45 cm，Apgar评分1分钟、5分钟、10分钟均评10分。

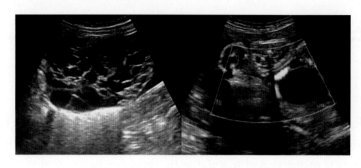

图9-6-1 宫内可见单胎，胎儿双顶径8.4 cm，股骨长6.3 cm。右卵巢多房隔肿物范围10.8 cm×10.7 cm×6.7 cm，房隔密集区直径5.0 cm，位于患者中上腹部

第七节 卵巢肿物的鉴别诊断

卵巢肿瘤要本身与良性、交界性、恶性鉴别，再要与生殖器结核、原发腹膜肿物及各种原因造成的腹水相鉴别。

一、卵巢本身良性、交界性、恶性肿瘤的鉴别

鉴别要点包括肿瘤囊实性、内容物的成分、隔的薄厚、乳头、包膜完整性、腹水量、血流位于肿瘤边缘还是内部及血流信号分布情况。

（1）囊性（浆液性囊肿）：肿物5~15 cm，内为透亮无回声液体，房隔少，囊壁与囊内间隔菲薄，内壁光，也可有乳头，乳头一般<3 mm，包膜完整，肿瘤边缘有少量血流信号。

黏液性肿瘤较浆液性囊肿，肿物一般较大，内容物为有细腻点状的黏液回声，房隔增多，但隔均薄厚一致<3 mm。

单纯性囊肿，囊肿圆形，内为无回声液，内壁光。

非纯囊肿（单纯囊肿伴出血或内膜异位囊肿），囊肿内为非纯囊巧克力样液，可黏稠，内壁光。

（2）囊实性肿瘤（畸胎瘤）：囊实性，内为中强回声点、线、团，分布有特点，可后伴声影，一般内部无血流信号。再一为内膜异位囊肿内有实性中强片状回声（机化血凝块），内无血流信号，后不伴声影。

（3）实性肿瘤（纤维瘤、卵泡膜细胞瘤等）：肿瘤尽管是实性，易与恶性肿瘤混淆，但能鉴别。肿瘤内部实性尚均质，回声恒定。实性肿物在子宫两侧，有时易当成子宫浆膜下肌瘤，此时注意肿物与子宫能分开，互相之间无蒂血流相连，有时有腹水是鉴别点。

纤维瘤实性均匀低回声，肿瘤后方声衰减明显，肿瘤周界清晰，内部血流信号少。

卵泡膜细胞瘤，肿瘤略偏中等回声，内部回声较均质，后方透声好。肿瘤周界清晰，伴有少量腹水。但有时肿瘤扭转伴坏死出血时，内部回声不均，易误诊为恶性肿瘤。

（4）恶性与良性有明显区别：

①肿瘤的内部囊实不均，以实性为主，房隔薄厚不均，有的隔已分不清，是以实性不均区代替；良性肿瘤以囊性为主，房隔与包膜壁薄。交界性有密集房隔区；

②肿物可小（正常大小卵巢癌综合征）可大，黏液性交界性肿瘤一般肿瘤较大；

③包膜不完整，有时肿瘤无明显包膜，有外生乳头；良性包膜完整，可有小的、单个内生乳头。交界性位于两者之间；

④肿瘤形态不规则，有时连成片，分不清由哪侧卵巢来源；良性肿瘤周界清晰；

⑤后穹窿结节，有转移灶，大网膜形成瘤饼状。良性、交界性肿瘤无此现象；

⑥大量血性腹水或伴有胸腔积液，良性实性肿瘤可有淡黄色腹水；

⑦肿瘤内部血流信号明显，分布杂乱，有低阻力频谱；良性肿瘤一般周边有血流，内部无血流信号。

（5）卵巢良性、交界性、恶性肿瘤：在某些方面有交叉重叠现象，应结合其他卵巢上皮性肿瘤声像图特征、彩色多普勒血流情况及其他间接征象如腹水、大网膜、腹膜有否转移结节等。炎性包块与恶性肿瘤有交叉现象，如果当时超声医生怀疑是炎性包块，但不能完全排除恶性肿瘤，可让患者先抽血化验血常规与肿瘤标志物，同时输液消炎治疗，一至两周后复查彩超，观察声像图变化，如包块缩小或消失，为炎性包块；如声像图无变化，肿瘤标志物支持恶性，立即收入院手术。

对于无腹水的早期卵巢囊腺癌和囊腺瘤二维超声鉴别有一定难度，肿瘤内均可见分隔或乳头，卵巢良性肿瘤多表现为形态规则、包膜清晰完整、内少乳头，包膜或囊壁及分隔较薄，其血管主要分布于包膜及分隔。卵巢恶性肿瘤多为不规则形，多房，多乳头，实性不规则回声区域较多，周边可见包绕血管，瘤体内部实性部分血管杂乱排列。

（6）转移癌与原发性卵巢癌鉴别点：

①转移癌有其他部位的恶性肿瘤原发病史；

②转移癌有与其他部位恶性肿瘤相似的肿瘤回声，实性尚均质、内部有孤立的、分散的囊区，囊区边界清晰内无房隔，有腹水；卵巢癌肿瘤囊实不均、囊性不规则、膈厚、包膜不完整、大量腹水；

③转移癌以卵巢实性肿瘤为主，一般后穹窿光滑，卵巢癌晚期可盆、腹腔多处病灶连成片，肿瘤体积大小不等，后穹窿有转移结节；

④转移癌肿瘤内部为贯穿中央向周边放射的血流信号中等阻力或高阻力频谱。卵巢癌实性区内可测到较分散的低阻力血流信号。

二、卵巢实性肿瘤与子宫浆膜下肌瘤鉴别

1. 卵巢实性肿瘤与卵巢纤维瘤和卵巢泡膜细胞瘤鉴别　卵巢实性肿瘤回声稍不均，无明显螺旋状结构，但恶性实性肿瘤内部血流信号丰富、紊乱、低阻。卵巢纤维瘤与卵巢泡膜细胞瘤实

性，肿瘤后方可有衰减，腹水增多，内部少量血流信号。肿瘤同侧无卵巢探及。

2. 浆膜下肌瘤与卵巢泡膜细胞瘤鉴别　浆膜下肌瘤有蒂与子宫相连，环状血流信号可协助判断，在肌瘤外侧可找到正常卵巢，一般无腹水，肿瘤较大时，也可有少量腹水。见图9-7-1。

3. 卵巢囊肿与子宫浆膜下肌瘤变性鉴别　子宫浆膜下肌瘤变性有长期肌瘤史，双侧可见正常卵巢。

病例：谢某，59岁，发现子宫肌瘤20年，近期肿大。见图9-7-2。

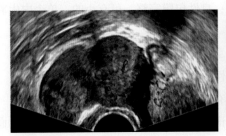 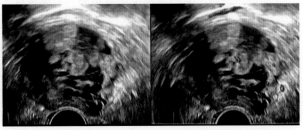

图9-7-1　右附件区实性多结节肿物范围4.9 cm×5.7 cm×2.6 cm，后伴轻度声衰。病理：卵巢纤维卵泡膜细胞瘤

图9-7-2　右前侧壁外突不均回声结节6.1 cm×6.0 cm×5.5 cm，内有多个囊区，内膜回声中等厚0.6 cm。双卵巢呈实性
提示：浆膜下肌瘤伴变性?

三、卵巢肿物与生殖器结核鉴别

生殖器结核是由结核杆菌引起的疾病，有逐年上升趋势，80%～90%发生于20～40岁妇女，也可见绝经后妇女。血沉快，抗结核抗体阳性。患者原发或继发不育，月经量减少或继发闭经，低热，轻微腹胀，乏力等。

1. 输卵管结核　均为双侧，输卵管内有干酪样物质，输卵管管壁增厚、变硬，宫腔狭窄、闭锁或有钙化灶。超声特征：早期输卵管僵直稍增厚，漂浮在腹水中；晚期输卵管积水呈肿瘤样回声，与肠管、子宫卵巢粘连，使其无法分清肿瘤来自输卵管、卵巢还是肠管，但临床症状较卵巢恶性肿瘤的恶病质症状轻。

2. 子宫内膜结核　多由输卵管结核直接蔓延而来，子宫两角内膜处出现病灶，再侵犯内膜基底层及浅肌层，使宫腔粘连变形，瘢痕形成。超声特征：子宫内膜薄，内有多个散在强回声光点，以双侧宫角明显，可有断续宫腔少量积液。

3. 卵巢结核　多为双侧，皮质区回声偏强，常在卵巢表面有强回声点包绕，边界毛糙。

4. 盆、腹腔结核（渗出草黄色浆液、粘连）　超声特征：子宫、卵巢可正常大小，子宫表面有层状絮状物；输卵管僵直增粗；后穹窿积液、腹水可呈包裹状，内有多个细纤维带漂浮。肠管蠕动慢、僵直、聚集成团易将其误认为卵巢肿物。见图9-7-3。

生殖器结核，在年轻患者较易与卵巢肿瘤鉴别，而与绝经后患者的小卵巢癌综合征较难区别，均有卵巢表面不平与腹水，有时需手术术中见腹膜到处为粟粒状结节，病理为结核方能诊断。

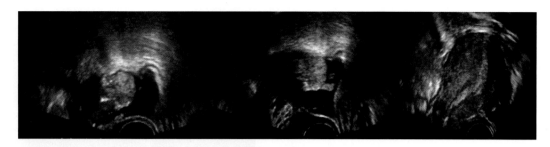

图9-7-3　双侧输卵管偏大、僵直，回声偏强，有腹水

四、妇科腹腔游离液的鉴别诊断

恶性肿瘤产生腹水的原因：由于炎症与肿瘤使腹膜新生血管增多及糖蛋白的产生共同引起小血管通透性增加，使产生腹水，并与肿瘤细胞的恶性生物学行为有关，同时腹水的增加又可促进肿瘤细胞的扩散。肿瘤侵犯淋巴管，膈下淋巴管堵塞，淋巴回流障碍，肿瘤继发低蛋白血症，血浆胶体渗透压降低，加重腹水产生。上皮性肿瘤中，浆液性囊腺癌最易产生腹水，且临床期别越晚，腹水阳性率越高；生殖细胞肿瘤中，未成熟畸胎瘤和卵黄囊瘤虽常为早期，但文献报道其多数伴有腹水。了解病史与既往史，血、尿化验检查结果，这些与鉴别何种疾病有很大关系。

1. 腹腔内出血疾病　外伤史（脏器破裂）、宫外孕、黄体破裂等。黄体破裂通常发生在月经的后半期腹痛，血、尿HCG阴性。超声特征：一侧卵巢增大，有非纯囊网格腔的囊肿或囊肿破裂后欠张力的小囊肿，破口相对较大或破在血管处未能及时止血可有较多量的盆腔游离液。卵巢妊娠破裂或输卵管妊娠破裂时，病史有停经、不规则阴道出血、腹痛伴HCG阳性。超声见附件区不规则包块，卵巢边缘可有回声中强回声团块，内有小囊，有时可见卵黄囊，腹腔游离液阳性。子宫肿瘤穿孔自发破裂，超声探查子宫增大根据病变情况，可见子宫病变处不平，浆膜层不连续，腹腔游离液少量。

2. 排卵或囊肿破裂的游离液鉴别　排卵在月经中期一侧腹痛，此种腹痛持续时间短、程度轻。超声特征：卵巢正常大小，原成熟卵泡消失，后穹窿有少量的游离液。囊肿破裂：患者知道自己有持续的囊肿史，当外伤或活动后腹痛，腹痛较著，超声探查囊肿消失或变小、肿物包膜不完整，盆腔游离液少量或中量。

3. 盆、腹腔结核腹水　有结核病接触史、不育史，卵巢正常大小，边界毛糙，输卵管僵直，盆、腹腔游离液呈包裹状，肠管僵直蠕动慢，腹水为包裹状。

4. 肝性、肾性、心源性腹水与卵巢肿瘤合并腹水的鉴别　当卵巢大小正常回声清晰可见时合并腹水，必须询问患者有无生化检查与肝、肾、心有关的异常项目，如有再加上超声检查异常肝硬变、肾萎缩、心包积液等可诊断；与卵巢有肿瘤伴腹水是可鉴别的。

5. 炎症腹水与卵巢肿瘤腹水鉴别　炎性包块，有发热、腹痛、阴道排脓排液史，同时超声探查到盆、腹腔内有不规则包块与非纯囊液肿块，内有血流信号，腹水少量或中量，浑浊。但经过1～2周系统的抗生素规范治疗包块减小或消失，患者症状明显改善，炎性腹水减少至消失。卵巢实性良性肿瘤，卵巢回声尚均匀，肿瘤内血流信号少，合并清亮腹水是能鉴别的。如卵巢恶性肿瘤，非纯囊性腹水，卵巢囊实性回声不均，肿物内有血流低阻力信号，有转移灶。肿瘤晚期可有恶病质，肿瘤造成的体温升高，肿瘤标志物升高，此时用消炎治疗，超声探查肿瘤不会减小，非纯囊性腹水不少反而增多。

6. 卵巢囊肿与腹水包裹性积液鉴别　巨大的有一定的张力的卵巢无回声囊肿要与腹水包裹性积液鉴别，仔细检查发现卵巢囊性肿瘤有包膜，肠管不能入内，将肠管推向一边，肿瘤根部比较固定，因肿瘤大占据了整个盆、腹腔，易当成腹水。而腹水时，肠管能进入腹水，无明显边界，当包裹性积液时，一般有手

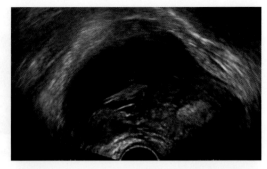

图9-7-4　右侧盆腔包裹性积液范围6.5 cm×4.1 cm×7.9 cm，内有纤维带，卵巢被挤在一边

术史或疑结核病，内有散在的细纤维带漂浮。包裹性积液把正常卵巢挤在一边，积液无包膜、推之不运动。卵巢囊肿有完整包膜，推之囊肿随之运动。见图9-7-4。

7. 原发腹膜恶性肿瘤与卵巢癌鉴别　原发性腹膜癌有大量腹水，腹膜、侧、后腹膜增厚，可有乳头凸起，盆、腹腔实性肿块大于卵巢，但双卵巢正常大小，晚期病变广泛较难与卵巢癌鉴别。卵巢癌时，卵巢增大呈囊实性，无明显边界，后穹窿结节，大网膜瘤饼，大量腹水。

五、卵巢肿瘤与其他盆、腹腔病变的鉴别诊断

1. 膀胱病变　膀胱位于盆腔在子宫前方，与妇科病变关系密切，膀胱病变与盆腔病变是必须鉴别的。尤其是老年患者，有排尿困难病史，膀胱内浑浊、脓尿，膀胱极度充盈，膀胱壁很薄，此时易把膀胱当成卵巢囊肿，一定注意询问患者有无排尿困难史，必要时让患者导尿。有一患者，长期尿不尽，超声检查时发现盆腔囊性肿物，肿瘤边缘内一周为均匀的一个紧挨一个的花环似的小囊，追问病史，长期排尿困难，考虑为膀胱慢性炎症造成的膀胱小梁所致图像，排除妇科肿瘤，转至泌尿科。见图9-7-5。

病例：曹某，83岁，内膜癌术后一周发热。见图9-7-6。

2. 游走多囊肾　有一患者盆腔可及肿瘤，超声检查时，在子宫一侧略前方可见多房性囊肿，患者知道自己的多囊肾病史，经提醒，仔细寻找到同侧卵巢，才未把游走多囊肾误诊为卵巢多房性囊肿。见图9-7-7。

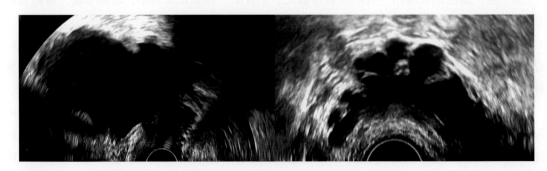

图9-7-5　非纯囊性包块与尿道相连，判定为膀胱，周边为膀胱小梁

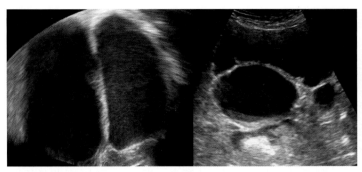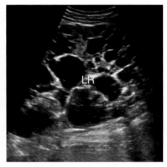

图9-7-6 阴道断端厚1.4 cm，盆腔空虚，未见异常回声。膀胱内非纯囊液范围11.6 cm×10.8 cm×9.3 cm，向外突出多个非纯囊区，最大直径8.4 cm，与膀胱相通，连接处隔厚1.5 cm

提示：膀胱多个憩室

图9-7-7 在子宫一侧略前方可见多房性囊肿，多囊肾

3. 后腹膜肿瘤 有一产后5个月的患者，超声发现盆腔内囊肿较大，当时直接诊为卵巢囊肿。手术中发现两侧卵巢正常，没有囊肿，术中再次超声会诊，仍发现囊肿存在，打开后腹膜，发现为后腹膜囊肿。此病例的教训为，发现囊肿就直接诊断，未再仔细查看肿瘤的特征与周围脏器的关系，也未再仔细寻找有无卵巢。当遇见子宫、卵巢以外的囊实性肿瘤或疑不是妇科肿瘤时，一定要考虑后腹膜肿瘤的可能。后腹膜肿瘤与盆腔肿瘤的鉴别：让患者侧卧或膝胸卧位，观察肿物与肠管的关系，患者深呼吸，肠管进入肿瘤与腹膜之间，肿物不随呼吸运动而动为后腹膜肿瘤；后腹膜肿瘤病灶横切时不超过腹主动脉前缘，纵切时位于腹主动脉两侧。

4. 肠系膜肿瘤或肠道肿瘤 肠道肿瘤一般已发生在结肠的肝曲与脾曲或盲肠部位，相对位置较高。肠系膜肿瘤游走性大，可推开，跟肠管的关系密切，与推开的肠管一起移动，仔细检查能发现双侧正常卵巢。直肠肿瘤，位置偏下后、固定，肿物形态肠形，一般无腹水。见图9-7-8。

手术：肠道肿瘤。

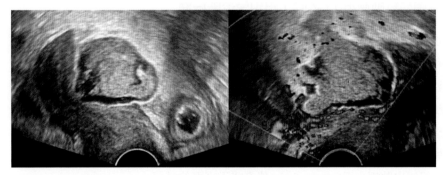

图9-7-8 子宫右后方可见形态不规则中低囊实性肿物压向子宫4.2 cm×4.78 cm×3.9 cm，上与肠管相连

第八节　原发性腹膜肿瘤

一、概述

女性腹膜作为第二苗勒系统，任何类似于正常或肿瘤性的子宫、输卵管、宫颈以及卵巢上皮的病变均可原发于腹膜。关键是要了解是上述器官原发肿瘤还是这些器官肿瘤的腹膜转移。

原发性腹膜浆液性乳头状癌（PPSPC）由于其临床表现与原发性卵巢浆液性乳头状癌非常相似，易造成临床及病理诊断的混淆，甚至术前很少有正确诊断者。近来由于国内外报道逐渐增多，各方面的认识也逐渐接近，但有些还需取得公认，有待深入研究。以前我们对原发性腹膜浆液性乳头状癌了解不足，将其误诊为卵巢癌或结核性腹膜炎报告。近几年由于临床手术与病理提示，对此病特点有所了解，腹膜原发肿瘤中最常见的类型是原发性腹膜浆液性肿瘤。

与卵巢浆液性肿瘤相似，原发腹膜的浆液性肿瘤也有良性、交界性及恶性之分。

卵巢外腹膜浆液性乳头状癌（EPSPC）原发于腹膜表面，双卵巢正常大小或仅卵巢表面有小浸润，由于卵巢上皮和腹膜上皮具有苗勒管潜能的中胚层衍化而来（即第二苗勒管系统），常被误诊为卵巢癌晚期广泛转移。如原发性腹膜肿瘤主要分两大类：间皮类肿瘤与苗勒管类肿瘤，由于它与卵巢癌是两种不同的独立疾病，故该肿瘤自90年代后以EPSPC命名被大多数学者接受。目前此病发病率、病因及临床病理学特征均有详细报道。

二、原发性腹膜浆液性肿瘤常见组织学类型

（1）浆液性肿瘤。

（2）黏液性肿瘤。

（3）腹膜移行细胞，鳞状细胞以及透明细病变。

（4）恶性苗勒混合瘤。

三、美国妇科肿瘤组（GOG）组织学诊断标准

（1）双卵巢正常大小或仅因良性病变增大。

（2）卵巢外癌灶必须大于任何一侧卵巢表面癌灶。

（3）卵巢组织往往有下列改变之一：

①无浸润；

②镜检仅限于表面上皮受累，其皮质无浸润；

③卵巢上皮表面受累，表面下间质浸润小于5 mm×5 mm；

④卵巢组织内肿瘤小于5 mm×5 mm伴有或无表面的浸润；

⑤肿瘤的组织学及细胞学特征与卵巢乳头浆液性腺癌相似，以浆液性为主，分化程度不限。

由于对此病认识与诊断不一，发病率难以统计，占卵巢癌的9%～15%，发病年龄一般以绝经后常见，我院报道总结病例有24例，患病年龄为35～75岁，平均年龄为59岁。生存率与对此病的诊断及时不及时有关，由于诊断治疗不及时，生存率低，5年生存率为10%，而卵巢癌为37%；当对此病诊断准确、治疗方案合理时，患者生存率高，有报道此种患者存活时间为14个月～62个

月，中位生存时间为42个月。

此病起病隐匿，为多病灶、多克隆性发生。常见三大临床症状为腹胀、腹部坠痛、腹围增大，晚期有恶性肿瘤消耗恶病质症状。临床检查时，子宫、卵巢可正常大小，腹部与上腹部可及包块、表面不平。在膀胱后方、直肠子宫陷凹处有结节感。肿瘤与周围组织盆壁紧密粘连，无包膜。大网膜呈饼状，称为"瘤饼"，移动性浊音（＋）。CA125水平升高，常大于1000 U/ml。原发性腹膜癌要与结核性腹膜炎、胃肠道恶性肿瘤、肝硬化腹水相鉴别，此种患者要抽血查肝、肾、心功能，胃镜、结肠纤维镜等，可协助诊断。

四、原发性腹膜浆液性乳头状癌的超声特征

（1）子宫、双卵巢大小回声可正常，其表面有一层絮状物。

（2）盆、腹腔内实性低回声肿物形态不规则，肿瘤无明显包膜并大于卵巢。有时盆腔内肿瘤与卵巢连成片无法分清是卵巢肿瘤还是盆腔肿瘤，易当成卵巢恶性肿瘤诊断。

（3）前后穹窿、腹膜、侧腹膜片状增厚。

（4）大网膜增厚形成瘤饼，肿瘤饼及结节内有丰富彩色血流信号，部分动脉呈低阻力频谱（RI＜0.50）。

（5）大量腹水。

病例：宛某，72岁，绝经28年，腹胀3个月，加重2个月。见图9-8-1，图9-8-2。

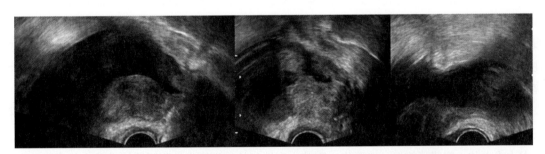

图9-8-1 子宫前位3.8 cm×3.9 cm×2.7 cm，表面平，回声不均，内膜厚0.4 cm。左卵巢2.2 cm×2.0 cm×1.1 cm，呈实性。右卵巢2.2 cm×1.5 cm×1.5 cm，呈实性

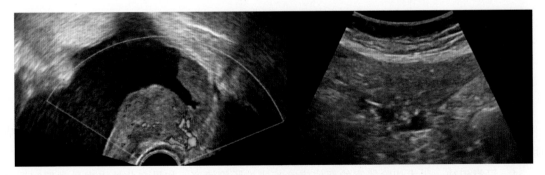

图9-8-2 后穹窿片状增厚0.9 cm，达盆壁，前穹窿片状增厚1.8 cm，达盆壁。侧腹膜片状增厚1.0 cm，肠系膜表面可见一层絮状物。大网膜片状增厚9.5 cm×2.5 cm，腹腔非纯囊游离液7.3 cm。右腹部可见三个低回声结节6～8 cm

手术：双卵巢3 cm×2 cm×1 cm，盆、腹腔壁层多处增厚，表面散在连成片结节状小肿瘤，大网膜饼状，右横结肠残留病灶6.0 cm×3.0 cm×1.0 cm，升结肠残留病灶7.0 cm×3.0 cm×1.0 cm。

病理：原发性腹膜低分化浆液性腺癌ⅢC期G3。

五、原发性腹膜浆液性乳头状癌的鉴别诊断

1. 原发性腹膜浆液性乳头状癌与原发性结核性腹膜炎生殖器结核的鉴别　原发性结核性腹膜炎与生殖器结核由结核杆菌引起的疾病，有逐年上升趋势。80%～90%发生于20～40岁妇女，也可见绝经后妇女。结核患者常表现为发热、盗汗、血沉增快等结核中毒症状，50%的患者腹部有揉面感。输卵管结核：均为双侧，输卵管内有干酪样物质，输卵管管壁增厚、变硬，宫腔狭窄、闭锁或有钙化灶、输卵管僵直增粗。卵巢结核：多为双侧，常在表面或皮质区。盆、腹腔结核（渗出草黄色浆液、粘连）腹膜增厚，大量腹水。超声特征：子宫、卵巢可正常大小，内膜或子宫卵巢表面有层状絮状物或多个散在强回声光点。后穹窿包裹性积液、腹腔包裹性积液，内有多个细纤维带漂浮，肠管蠕动慢、僵直、聚集成团易确诊，原发性结核性腹膜炎结核菌试验（++～+++），腹膜可增厚，但大网膜增厚不如原发性腹膜浆液性乳头状癌增厚明显。原发性腹膜浆液性乳头状癌发病年龄较大，一般为绝经后妇女发病，有腹腔内实性肿块大于卵巢，结核性腹膜炎包块不明显，而肠管粘连在一起，腹膜轻度增厚。主要抽腹水绝经后妇女结核性腹膜炎性腹水而原发性腹膜浆液性乳头状癌性腹水。

2. 原发性腹膜浆液性乳头状癌与卵巢癌的鉴别　早期原发性腹膜浆液性乳头状癌卵巢正常大小，有腹水。而卵巢癌是单克隆发生使卵巢增大，囊实性不均形成肿瘤。晚期卵巢癌与原发性腹膜浆液性乳头状癌盆腔实性肿物混淆在一起，后穹窿有结节，有腹水，有时鉴别较困难，但要注意，原发性腹膜浆液性乳头状癌侧腹膜增厚，盆、腹腔肿块偏大，肿块大于卵巢，子宫与后穹窿、前穹窿均片状增厚，肠系膜中有结节可协助诊断。

3. 原发性腹膜浆液性乳头状癌主要是与间皮瘤鉴别　女性腹膜间皮瘤较为少见，患者多有石棉接触史；组织学上，间皮瘤很少出现砂砾体并常可见肉瘤样成分；超声特征：间皮瘤卵巢正常大小或水肿，腹膜可增厚，有腹水，腹腔小实性包块。而原发性腹膜浆液性乳头状癌腹腔有较大的、多发的实性不均包块、大网膜瘤饼，大量腹水，腹水中可找到间皮癌细胞帮助鉴别。

第九节　卵巢癌或盆腔手术后超声追踪观察

一、手术后超声观察

腹腔镜、宫腔镜、手术切除子宫或附件后，术后几天内高热、血色素下降较多、腹痛、腰痛明显时，要观察的内容如下。

1. 异常包块　手术切除器官的部位应空旷或被肠管填塞，如果在此处出现异常偏实性包块，包块内有散在强回声光点，患者高烧或Hb下降明显考虑血块或感染灶；如包块内有强回声块状后伴声衰，也有可能是纱布遗留。

2. 腹腔游离液 术后除合并恶性卵巢肿瘤可能腹腔有腹腔游离液外，均不应该在腹腔内有游离液，如超声探查到腹腔游离液，那么要考虑是血液、尿液、肠液、黏液、较粗大血管线头滑脱、血管损伤等，均可见腹腔内大量非纯囊液，此时患者表情淡漠，血色素进行性下降，腹部膨隆，穿刺或引流管出鲜红色血，可诊断。腹腔镜电灼损伤输尿管，术中未发现，患者术后可出现被损伤侧腹痛、腰痛明显，腹腔内有游离液，较清亮，引流管引出淡黄色尿液。损伤肠管在进食后发生腹胀、腹痛、高热，超声见损伤处有包裹性非纯囊液，引流管引流出粪便可诊断。要结合患者体征与化验检查，如发现异常，不要轻易下结论，在患者条件允许情况下，可再观察游离液的量是否增加、血色素是否进行性下降等，也可在引流液中观察引流液的量及性质等。见图9-9-1，图9-9-2。

腹腔镜手术后3周时，易发生术中的电灼伤。此种患者术后前3周一般状况好，第3周出现症状。患者腹腔镜子宫全切术后3周时腹胀，超声检查阴道断端（－），盆、腹腔大量液体，抽出化验为尿液，泌尿科会诊手术证实为术中输尿管电灼伤。另一患者同样为腹腔镜术后第3周，患者阴道大量排液自述有400 ml/天，超声检查阴道断端右侧增厚与膀胱左后壁粘连，隐约可见粘连处膀胱有一窦道通向阴道断端处。

3. 淋巴囊肿 位于患者髂窝，见囊肿。因术中清扫淋巴，有剩余淋巴管回流受阻所致。见图9-9-3。

4. 输尿管扩张或肾盂积水 患者一侧腰痛明显，因术中结扎或损伤输尿管，超声注意探查肾脏有无肾盂积液与输尿管扩张。

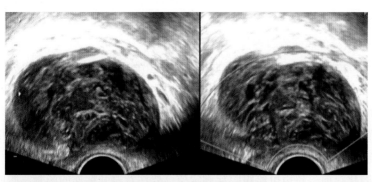

图9-9-1 阴道断端上方非纯囊肿

提示：盆腔内血肿

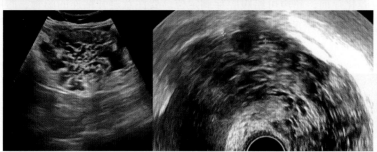

图9-9-2 黏液癌术后盆、腹腔内弥漫黏冻样物，无边界（腹膜假黏液瘤）

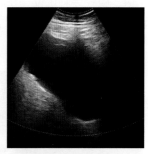

图9-9-3 髂窝内无回声囊肿

提示：淋巴囊肿

5. 腹部伤口血肿、脓肿　腹部伤口疼，腹部伤口不对称隆起，超声可见筋膜层上面或下面有液性暗区，呈条层状，可见流动波。

二、术后远期追踪

卵巢癌术后远期的超声追踪是定时的，一般在每次化疗前做超声。

1. 复发实性包块　阴道超声由于使用高分辨探头，近距离探查，能清晰探测阴道断端的薄厚、较小的复发实性结节及转移瘤组织与盆腔组织的关系。我们经探测正常时，阴道断端厚度<1.1 cm，顶端光滑，可有少量静脉血流信号，当发现阴道断端增厚>1.2 cm，其内部有血流信号的出现，有可能为断端炎症，也有可能是复发早期。如阴道断端增厚>1.8 cm，顶端不平有小结节时，一般为复发。见图9-9-4。

再次手术：阴道断端偏左侧可及囊实性肿物直径约2 cm，直肠右侧可及实性肿物直径2 cm。

2. 转移病灶　术后化疗后，当CA125升高时，有时盆腔检查阴性，往往有肝、肺与脑转移灶。我们发现根据卵巢癌FIGO分期，这些复发肿瘤的患者多见于各期C型，尽管有些患者分期早，但癌细胞已穿出卵巢表面，腹水或冲洗液中找到癌细胞，手术时恶性细胞已向远处转移，尽管手术与化疗可缓解病情，但复发潜伏因素是存在的，超声检查时对各分期C型的患者更应提高警惕是否有远处转移病灶。

3. 腹腔全面情况　腹部超声对盆腔深部较小的复发结节探测不清，但可观察盆、腹腔全面情况，腹膜是否光滑。

（1）转移包块的大小与肠管的关系。

（2）有无腹水和淋巴囊肿，淋巴囊肿是根治术后常见的鼠蹊部囊肿，一般不用处理，较大时，患者感局部疼痛，必要时穿刺抽吸。

病例：术后患者一直感左侧鼠蹊部痛同侧腿疼伴发热，见图9-9-5。

（3）腹膜假黏液瘤，2%~5%患者合并，由于黏液性内容物溢出肿瘤到腹腔，导致腹膜种植，形成肿瘤结节，外观极似癌转移，但无细胞异型性或核分裂，且多限于腹膜表面生长，继而引起肠粘连。黏液性肿瘤术后如出现腹腔内均为网状液性暗区，为腹膜假黏液瘤。见图9-9-6。

（4）有时术后患者感腰痛，也要观察同侧的肾脏有无肾盂积水，如动态观察有肾盂积水增加，提示术中输尿管结扎、损伤等。

4. 腹腔穿刺定位　在腹腔化疗前，超声可给腹腔穿刺定位。要注意避开粘连的肠管、腹腔内实性肿瘤、包裹性积液区，并提示腹壁的厚度，避免穿刺针长度不够，将药注入腹壁内。

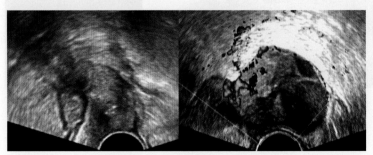

图9-9-4　阴道断端厚0.9 cm，断端上方、盆腔内形态不规则囊实性包块范围6.0 cm×4.6 cm×3.6 cm，其内最大中等实性区直径3.1 cm，实性区有血流信号

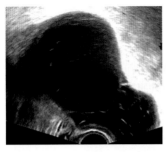

图9-9-5 鼠蹊部囊肿
10 cm，内为非纯囊液，穿
刺为脓液，穿刺后给予消炎
治疗，患者症状消失

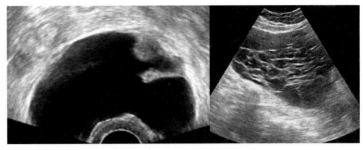

图9-9-6 腹膜假黏液瘤

超声观察内容与腹壁定位的选择：

（1）腹壁厚度即进针深度，为穿刺点皮肤到腹膜的距离；

（2）腹膜与肠管有无粘连，选择在无肠管粘连、腹壁下面为小肠的部位定位点；

（3）腹水深度与利于体位引流的部位结合，经过准确的腹壁定位，医生可以有的放矢地操作，也使患者减少不必要的痛苦，并顺利进行腹水引流和安全的腹腔灌注化疗。

附：FIGO 卵巢癌、输卵管癌、腹膜癌手术分期标准（2014）

Ⅰ 肿瘤局限于卵巢或输卵管

ⅠA（T1a-N0-M0） 肿瘤局限于一侧卵巢（包膜完整）或输卵管，卵巢和输卵管表面无肿瘤；腹水或腹腔冲洗液未找到癌细胞

ⅠB（T1b-N0-M0） 肿瘤局限于双侧卵巢（包膜完整）或输卵管，卵巢和输卵管表面无肿瘤；腹水或腹腔冲洗液未找到癌细胞

ⅠC 肿瘤局限于单侧或双侧卵巢或输卵管，并伴有如下任何一项：

ⅠC1（T1c1-N0-M0） 手术导致肿瘤破裂

ⅠC2（T1c2-N0-M0） 手术前肿瘤包膜已破裂或卵巢、输卵管表面有肿瘤

ⅠC3（T1c3-N0-M0） 腹水或腹腔冲洗液发现癌细胞

Ⅱ（T2-N0-M0） 肿瘤累及一侧或双侧卵巢或输卵管并有盆腔扩散（在骨盆入口平面以下）或原发性腹膜癌

ⅡA（T2a-N0-M0） 肿瘤蔓延至或种植到子宫和（或）输卵管和（或）卵巢

ⅡB（T2b-N0-M0） 肿瘤蔓延至其他盆腔内组织

Ⅲ（T1/T2-N1-M0） 肿瘤累及单侧或双侧卵巢、输卵管或原发性腹膜癌，伴有细胞学或组织学证实的盆腔外腹膜转移或证实存在腹膜后淋巴结转移

ⅢA

ⅢA1（T3a1-N1-M0） 仅有腹膜后淋巴结阳性（细胞学或组织学证实）

ⅢA1（ⅰ） 转移灶最大直径≤10 mm

ⅢA1（ⅱ） 转移灶最大直径＞10 mm

ⅢA2（T3a2-N0/N1-M0） 显微镜下盆腔外腹膜受累，伴或不伴腹膜后阳性淋巴结

ⅢB（T3b-N0/N1-M0） 肉眼见盆腔外腹膜转移，病灶最大直径≤2 cm，伴或不伴腹膜后阳性淋巴结

ⅢC（T3c-N0/N1-M0） 肉眼见盆腔外腹膜转移，病灶最大直径＞2 cm，伴或不伴腹膜后阳性淋巴结（包括肿瘤蔓延至肝包膜和脾，但无转移到脏器实质）

Ⅳ（任何T，任何N，M1） 超出腹腔外的远处转移

ⅣA 胸腔积液中发现癌细胞

ⅣB 腹腔外器官实质转移（包括肝实质转移和腹股沟淋巴结、腹腔外淋巴结转移）

（1）肿瘤原发部位——卵巢、输卵管还是腹膜应尽可能明确。但是在某些情况下，可能无法确定肿瘤的原发位置，这种情况将列为"原发部位不明确"。（2）应当记录肿瘤的组织学类型。（3）新分期对Ⅲ期进行了修改，肿瘤扩散至腹膜后淋巴结但无腹腔内转移的患者，分期被调整为ⅢA1期，这样调整的原因在于这些患者的预后显著优于发生腹腔内播散的患者。（4）腹膜后淋巴结转移应当使用细胞学或组织学进行证实。（5）肿瘤从大网膜扩散至脾或肝脏（ⅢC期）应当与孤立性脾或肝实质转移相区别。

第十章　子宫内膜异位症

第一节　概述

一、定义与发病率

子宫内膜异位症（EM），简称内异症，是一种具有生长功能的子宫内膜组织，出现在子宫腔被覆黏膜以外全身其他任何部位，这种组织会随着激素分泌而增殖，从而引起的一系列症状，严重影响患者生活质量的一种育龄期女性常见病。子宫内膜异位症在育龄妇女发病率为5%～45%，但在青春期及接受激素替代疗法的绝经后妇女中也有报道。子宫内膜异位症的发生危险因素为不孕、月经不调、苗勒管发育异常、曾有盆腔手术史等。内异症在不孕患者中高达50%。据2019年世界子宫内膜异位症学会统计，全球内异症发患者数超过2亿，亚洲的发患者数超过其他各大洲的总和。我国内异症发病率近年显著上升，且患者年龄呈年轻化趋势；在常规药物治疗无效的青春期痛经患者中，有70%存在子宫内膜异位症。

二、子宫内膜异位症与癌症的关系

内异症具有浸润、扩散和远处转移等恶性行为，可转移至全身多组织和器官。因受激素的影响，病变复发率高，1%恶变率，有研究显示，子宫内膜异位症患者发生卵巢癌的风险增高，但仅限于子宫内膜样癌与透明细胞癌。

三、分类

子宫内膜异位症按病变部位不同分为内在型与外在型两种。

1. 内在型　即子宫腺肌病（局限型、弥漫型）。

2. 外在型　包括腹膜型、卵巢型、深部浸润型与其他部位的子宫内膜异位症。首先是卵巢，依次为盆腔腹膜、直肠子宫陷凹，子宫骶骨韧带、乙状结肠和膀胱，其他受影响的部位包括阑尾、回肠及膈肌。子宫内膜异位症的病灶也可出现在外阴、阴道、宫颈、直肠阴道间隙、腹壁、脐部、支气管、肺、鼻腔、肾以及腹股沟区。

除了肉眼直视部位（如阴道等）外，腹腔镜手术检查是确诊子宫内膜异位症的标准方法。其病理变化为异位的子宫内膜随卵巢分泌激素呈现周期性的出血和周围组织纤维化，以至在病变区形成小黑点，咖啡色、紫红色、白色透明的小斑或小泡，逐渐发展为大小不等的紫蓝色实性结节或肿块。

四、临床表现

子宫内膜异位症引起疼痛的原因包括局部压力增加、炎症、粘连、前列腺素产生增加以及病灶侵犯神经。

1. 疼痛　最常见的症状为周期性的痛经渐进性加重、性交疼痛或慢性非周期性的盆腔疼痛。

2. 月经异常 由于卵巢功能异常引起月经过多、经期延长、经前点滴状出血及不规则出血。

3. 子宫以外部位的异常出血 如气管内子宫内膜异位症会导致每次月经时少量咯血或大口咯血；肺胸膜灶可引起月经期气胸、胸腔积液。膀胱内的内膜异位病灶导致月经期间的血尿，输尿管内的病灶增大还可以阻塞管道，引起肾盂积血、积液等并发症。结、直肠内的病灶导致周期性的便血。鼻腔内的病灶可引起周期性的鼻出血。腹壁瘢痕子宫内膜异位症表现为周期性的瘢痕疼痛及肿块增大。

血清标记物：血清CA125是体腔上皮的糖蛋白，在大多数非黏液性上皮性卵巢癌中常见，在中重型的子宫内膜异位症患者中显著升高，在微型或轻微型的子宫内膜异位症患者中正常，但敏感度不高，且无特异性。若以血清CA125>35 U/ml为诊断子宫内膜异位症的标准，其敏感性为44%，特异性为88%。连续测定CA125可能有助于预测子宫内膜异位症治疗后复发情况。

第二节 子宫腺肌病

一、概述

1. 发病机制 子宫没有黏膜下层，当内膜受到创伤，基底层内膜直接侵入到肌层生长。子宫腺肌病是子宫内膜腺体和间质出现和生长在子宫肌层内，当肌层内有一个高倍视野以上有内膜侵入的特殊类型的子宫内膜异位症，可表现为局限型或弥漫型。

2. 在位内膜决定论 在位内膜侵袭性明显增强，内膜间质内PR-A蛋白表达明显降低，可能与所谓"孕激素抵抗"有关。子宫血管生成活性增强，血管因子在细胞的增生、迁移过程中起重要作用。细胞免疫与体液免疫功能失调，由于生育、炎症、激素长期刺激或医源性刮宫导致子宫内膜的损伤，子宫内膜从基底层直接向下穿破结合带生长引起。子宫腺肌病多数由正常位置的子宫内膜直接延伸而来，少数则可能由血管或淋巴扩散所致；而绝经后亦有继续发展的可能。子宫腺肌病的异位内膜和在位子宫内膜一样，受卵巢激素的调节。

3. 子宫腺肌病 是一种常见的妇科疾病，多发生于30～50岁经产妇，约有半数患者同时合并子宫肌瘤，约15%～45%患者可同时合并其他部位的子宫内膜异位症（卵巢内膜异位囊肿、盆腔、腹腔多个蓝紫色结节）。腺肌病患者65%有症状，35%无任何症状。一般随着病灶的增大，痛经进行性加重、月经过多、不育等。子宫腺肌病影响不孕主要是异位病灶局部细胞因子及前列腺素合成增加，干扰胚胎着床；子宫内膜对胚胎容受性降低；子宫异常收缩降低临床妊娠率等。

4. 子宫结合带 子宫肌层最内层与内膜外层构成了子宫内膜-肌膜交界面，我们称之为"子宫结合带"，也就是子宫内膜层和子宫肌膜层的连接处移行带，作用是防止黏膜腺体直接侵入肌层，调节滋养细胞植入、利于精子运输、月经期止血及局部免疫等，对于维持子宫的生理功能具有重要意义。正常子宫内膜腺体可向肌层移行，其深度不超过2 mm。当内膜通过子宫结合带侵袭到子宫肌层，并扎根于此，肌层内就会出现局灶性内膜腺体，受雌、孕激素影响，周期性增生分泌脱落，使致密肌层内出现疏松出血现象。

二、子宫腺肌病的超声特征

子宫腺肌病分弥漫性与局限性两种。月经前及经后子宫大小可有变化。见图10-2-1。

二维超声显示子宫结合带并准确测量有一定困难。

识别和评估连接区可在三维超声下获得，目前两个以上的表现，与腺肌病密切相关。

1. 弥漫型子宫腺肌病　弥漫型较常见，子宫增大饱满，一般子宫不超过12周妊娠大小。

宫壁内有散在中等回声短线或栅栏状声影，内掺杂多个小囊，与肌层无明显分界，病变弥漫，回声粗糙，宫壁增厚使子宫前后壁不对称，以后壁增厚为多，内膜可偏移，CDFI：病变肌壁显示程度不等的动静脉血流信号，呈穿入式，散在分布，无环状半环状血流信号。见图10-2-2。

2. 局限型子宫腺肌病　是病变除弥漫型病变同时在局部肌层范围集中，使其隆起生长形成腺肌瘤，内可有囊区（称为囊性局限型腺肌病）。见图10-2-3。

有研究用往宫腔注水的方法在超声下观察，注水时，正常水在一定压力下，应直接流入输卵管，不进入宫壁。而有腺肌病时，水在压力增大时进入宫壁，在宫壁散开。主要是结合带损伤后造成的。

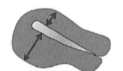 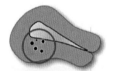 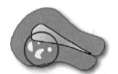 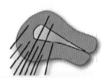

（A）宫壁呈非对称性增厚　（B）宫壁内在病变区有低回声囊区　（C）宫壁内在病变区有片状高回声　（D）宫壁病变区内栅栏样阴影

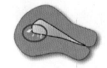 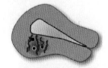 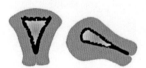 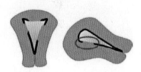

（E）内膜下高回声点或线　（F）病变区域血管密度增多　（G）内膜与病变区有不规则连接区　（H）结合带有中断的现象

图10-2-1　子宫腺肌病示意图

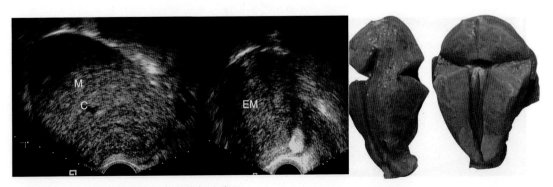

图10-2-2　子宫宫壁内散在短线与小囊区

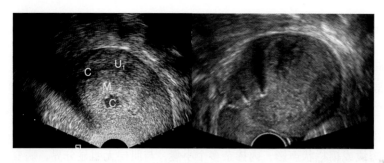

图10-2-3 局限型子宫腺肌病，宫壁出现中等回声短线集中区似结节，内有囊区，短线集中区与肌层无明显分界，周围无假包膜存在；内膜可偏移

子宫腺肌病为集中区内散在穿入式多发点线状血流信号，隆起周边无环状半环状血流信号，超声造影发现腺肌瘤部位为粗大线条样血管。

3. 子宫腺肌病同时合并子宫肌瘤 子宫不均匀增大，宫壁出现散在的中等回声短线，宫壁薄厚不均，同时肌壁内有低回声结节，结节周边为环状血流。

子宫腺肌病宫壁内为散在点状血流信号，与环状半环状血流信号同时存在。

4. 子宫腺肌病同时合并卵巢非纯囊肿 子宫增大，宫壁内有散在中等回声断线，一侧或双侧卵巢内有非纯囊肿。见图10-2-4。

病例：李某，39岁，右下腹痛半年。见图10-2-5。

手术：双侧卵巢正常大小，子宫右后发出囊实性包块直径6 cm。

术后病理：盆腔肿物为腺肌瘤8 cm×6 cm×5 cm，内有陈旧性出血。

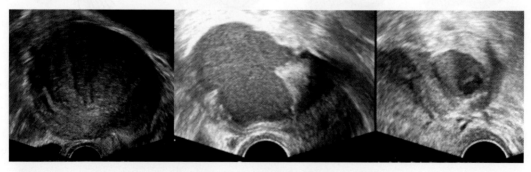

图10-2-4 子宫增大散在短线以后壁为主，双卵巢非纯囊肿

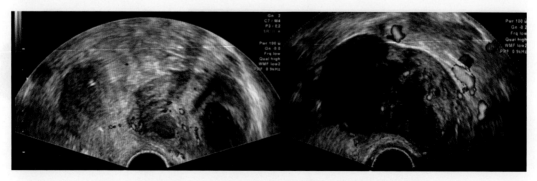

图10-2-5 子宫右后方非纯囊实性包块，疑浆膜下肌瘤变性或卵巢囊实性肿物

三、子宫腺肌病恶变

子宫腺肌病恶变更罕见，是否与卵巢子宫内膜异位症恶变相同并不清楚。子宫腺肌病恶变和在位子宫内膜腺癌的发生、卵巢子宫内膜异位症恶变存在相似之处。异位子宫内膜在恶变前，其组织学已有了明显的变化，表现为结构上的异型性。子宫腺肌病恶变病例不多，常依靠病理结果才能确诊，早期病例的症状及体征与子宫腺肌病相近，故常延误诊断。因此，对于子宫腺肌病患者，如子宫在短期内迅速增大或痛经的性质发生改变，应警惕恶变的可能。

1897年Rolly最先报道了1例子宫腺肌病恶变为子宫内膜癌的病例。

1. 恶变类型　可形成子宫肌壁层的子宫内膜腺癌、透明细胞癌、浆液性乳头状癌，间质肉瘤或癌肉瘤。参照子宫内膜癌2009年FIGO分期标准进行临床病理分期。

2. 病理诊断标准　目前病理诊断标准是国际公认的Sampson标准和Scott补充标准。

Sampson标准包括：

（1）癌组织和异位内膜组织共存于同一病变中；

（2）在子宫肌层中存在腺细胞和内膜间质细胞，支持诊断子宫腺肌病；

（3）在良性和恶性腺体结构间存在转化；

（4）排除其他来源的肿瘤侵犯或转移。

Scott补充标准为：显微镜下见异位内膜向恶性移行的形态学证据，即同时存在正常内膜上皮、交界性、浸润性癌。

另外，Colman在此基础上也提出了子宫腺肌病恶变的病理学诊断标准：

（1）子宫内膜和盆腔其他部位无恶性病变存在；

（2）确定恶性病变起源于腺肌病病区的上皮或间质，而非其他部位恶性病变侵犯或转移；

（3）恶性病灶周围有子宫内膜腺体或间质细胞，或有腺肌病存在的证据。

子宫腺肌病恶变的病理诊断要求异位子宫内膜病灶周围可以找到向癌变发展的连续病理变化（复杂性增生、非典型增生），需要与子宫内膜癌累及腺肌病进行鉴别诊断，子宫内膜癌病灶以内膜为中心，逐渐向外侵及肌层。

我院报道从2009年1月至2015年12月的9例子宫腺肌病恶变患者。9例患者的发病年龄为39～57岁，平均（48.7±5.1）岁，7例未绝经。主要临床表现是不规则阴道流血（7例）和盆腔包块（2例）。平均孕产次分别为2（0～4）次和1（0～2）次。4例合并高血压，1例合并糖尿病，1例有高血压家族史，1例有糖尿病家族史。术前6例CA125升高，均值为90.9 U/ml（39.04～172.7 U/ml），1例CA19-9升高。6例患者术前行诊断性刮宫，其中5例为子宫内膜样腺癌。所有患者术前均未诊断子宫腺肌病恶变。5例术中剖视可见肌壁间异常病灶，质软、糟脆，3例送冰冻病理是腺肌病癌变。FIGO分期8例分期为ⅠA期，1例分期为ⅠB期。尽管有6例患者在位子宫内膜癌变，但9例标本的共同特点是在腺肌病的病灶中可以观察到腺体从复杂性增生、非典型增生到癌变的连续过程，因此确诊为子宫腺肌病恶变。证实了在异位内膜恶性转化时，在位内膜也会发生类似病理变化。

9例患者均经阴道彩色超声检查，其中6例患者提示子宫腺肌病，其中4例同时存在内膜回声异常，1例提示内膜癌变。说明彩色超声对于子宫腺肌病恶变的诊断价值有限，除非病灶侵及子宫内膜。

四、子宫腺肌病的超声鉴别诊断

1. 子宫腺肌病与子宫肌瘤鉴别　阴道超声比腹部超声显示更清晰。腺肌瘤患者临床表现以继发性、进行性痛经为主，月经量可增多，子宫增大，宫壁散在中等回声短线或中等回声短线集中区。肌瘤患者有不规则阴道出血，浆膜下肌瘤患者以压迫症状为主，子宫浆膜层外有低回声结节；黏膜下肌瘤患者以下腹坠痛，阴道大量淋漓出血伴贫血，子宫腔内有低回声结节或条状脱出宫颈低回声结节。

（1）腺肌病在宫壁有散在的中等回声短线与栅栏样声影，内掺杂有囊区，病变弥漫。子宫肌瘤呈结节状大部分偏低回声，少部分偏中等或强回声，结节内有螺旋状结构。

（2）腺肌病的病变处边界不清、无包膜的声像。子宫肌瘤有假包膜。

有人用往宫腔注水的方法在超声下观察，注水时，宫壁正常，水在一定压力下应直接流入输卵管，不进入宫壁。而有腺肌病时，水在压力增大时进入宫壁，在宫壁散开。

（3）腺肌病瘤体周边无明显环状血流包绕，病变肌壁内显示程度不等的穿入式动静脉血流信号，散在分布。子宫肌瘤周边有环状或半环状血流包绕，内可见网状、条状、星点状血流信号。

2. 腺肌病与子宫肌瘤变性鉴别　腺肌病的病变部位有小囊腔，腺肌瘤形成时，内有圆形较规则囊腔，直径在2～3 cm左右，一般囊腔不会太大，而肌瘤变性时（囊性变、红色变性、肉瘤），可在肌层内结节内出现囊腔形态各异、一个或几个囊腔，囊腔最大可达5～6 cm。

3. 子宫腺肌病与滋养细胞肿瘤的子宫鉴别

（1）腺肌病的病史有渐进性、周期性痛经，无停经与HCG升高史；滋养细胞肿瘤患者有停经、HCG升高史。

（2）腺肌病在宫壁有散在的中等回声短线与栅栏样声影，内掺杂有囊区，病变弥漫，宫腔内无异常；恶性滋养细胞肿瘤的子宫的宫壁上也有多个大小不等的囊区为血窦池，而宫壁散在的中等回声短线不明显。

（3）CDFI：腺肌病在宫壁内掺杂有囊区内无血流信号；滋养细胞肿瘤的子宫宫壁内有多个大小不等的囊区为大量丰富低阻血流信号或静脉血流信号。

4. 腺肌病与特发性子宫肥大症鉴别　腺肌病在宫壁有散在的中等回声短线与栅栏样声影，内掺杂有囊区，病变弥漫，使子宫增大；而子宫肌肥大表现为单纯子宫肥大，无痛经史，子宫质地通常为中等硬度与增厚，回声尚均匀。

五、超声造影

超声造影方法可以鉴别腺肌病、肌瘤、滋养细胞肿瘤等。实时跟踪显示毛细血管水平的血流灌注的动态情况。子宫肌瘤有包膜，故造影剂先充盈假包膜血管，呈环状高增强，再进入肌瘤内部，消退时间正相反。腺肌病无假包膜，故造影剂直接散乱进入病变处，为多条血管分支散在灌注，无包绕血管显示滋养细胞肿瘤丰富紊乱血流灌注。

第三节　卵巢型子宫内膜异位症

一、概述

卵巢型子宫内膜异位囊肿的形成是异位内膜位于卵巢内，随激素的变化发生周期性出血，伴有周围纤维组织增生和粘连形成，以致在病变区出现紫褐色斑点或小泡，反复周而复始，形成单个或多个非纯囊肿，以单房多见，称卵巢型子宫内膜异位囊肿，囊肿内含暗褐色黏糊状陈旧血，状似巧克力液体，故又称卵巢巧克力囊肿。

青少年内异症是一种进展性疾病，以卵巢型子宫内膜异位囊肿为主要特征。故对青少年卵巢型内异症囊肿，囊肿＜4 cm，可服药治疗；囊肿＞4 cm，考虑腹腔镜手术，术后用药治疗，减少复发。

GnRHa又名为促性腺激素释放激素激动剂，与天然促性腺激素释放激素（GnRH）的作用类似，是一种人工合成的十肽类化合物。但GnRHa对促性腺激素释放激素受体的亲和力不但比GnRH要更强，而且稳定性好，不易被肽酶分解。其半衰期长，效价是GnRH的100倍，它的作用原理主要是通过抑制垂体促性腺激素的分泌，从而使卵巢分泌的雌激素、孕激素等性激素减少，体内便呈现一种低雌激素的状态，进而使患者出现暂时性绝经，也叫做药物暂时去势。因此可以使异位内膜萎缩，防止复发而达到治疗目的。一般于术后可应用3～6周期。

1. 卵巢型内异症的临床表现　因人而异、因病灶所在部位不同临床症状不同。有的患者只一侧可见非纯囊肿，可无症状。当反复囊肿内出血时可导致囊肿较大破裂，因囊壁较厚，囊内液较稠，破裂处与周围组织粘连时流出少，流出的内膜异位到其他部位，均可造成继发性内异症，慢性进行加重性腹痛、性交痛，不育等。

子宫内膜异位症恶变：Sampson于1925年首次报道卵巢型子宫内膜异位症恶性变，恶变率国内报道为1.5%，国外报道为0.7%～1.0%，近年来对其临床病理特征有了较深入的认识。在卵巢恶性肿瘤的发生率为10%～15%，大多数与子宫内膜样癌或透明细胞癌有关。

2. 卵巢型子宫内膜异位症恶性变的诊断标准

（1）卵巢必须是良性子宫内膜异位症的部位。

（2）肿瘤必须是一真正的腺癌。

（3）必须有从良性至恶性的移行区。

二、卵巢型内膜异位囊肿的超声特征

可发生在一侧或双侧卵巢内，常位于子宫两侧后方，与子宫粘连，两个肿瘤互相粘连呈"亲吻征"。卵巢的非纯囊肿大小不一，壁厚；一般直径多在5～6 cm以下，但最大者直径可达25 cm左右。卵巢子宫内膜异位囊肿是由于卵巢内出血的含铁血黄素沉积而成，常含有黏稠的咖啡色囊液。

1. 单纯囊肿型　囊肿内有少许稀薄的咖啡色囊液。

2. 非纯囊肿型　囊肿内点状分散较均匀，稠厚呈毛玻璃样囊液，有时双侧卵巢均为非纯囊肿，易互相粘连。

3. 多囊型　非纯囊肿囊内有多个薄厚不等间隔，间隔尚规则，厚2～4 mm。

4. **混合型** 非纯囊肿囊壁厚,囊内底层有密集低回声沉积似实性团块,上方为囊区呈分层征或内壁出现贴壁团块呈非纯囊实相间杂乱回声,囊壁与"实性区"内均无明显彩色血流信号。

5. **实性型** 实性部分占80%以上,囊壁很厚,囊内含极密集稠厚似实性回声沉积物,囊壁与实性区无明显彩色血流信号。见图10-3-1～图10-3-3。

6. **卵巢型子宫内膜异位囊肿破裂** 患者因体位变动后腹痛,超声探查时患侧局部有压痛,原有的非纯囊肿变形、变小,周边或后穹隆有非纯囊液。

7. **卵巢型子宫内膜异位症恶变** 以子宫内膜样癌与透明细胞癌为主。主要是非纯囊肿相对较大,包膜尚完整,内有实性包块,回声中低不均,实性区内有血流信号。见图10-3-4,图10-3-5。

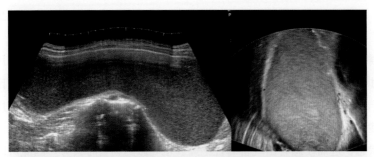

图10-3-1 巨大非纯囊肿

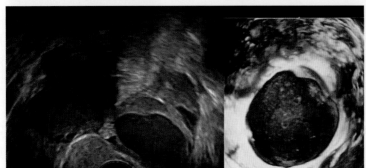

图10-3-2 双侧卵巢非纯囊肿互相粘连,呈"亲吻征"

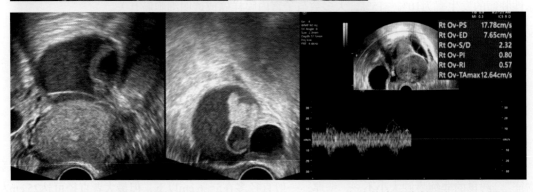

图10-3-3 左卵巢非纯囊实性肿物7.0 cm×6.5 cm×5.6 cm,内片状中强实性区2.9 cm,隔厚0.2 cm;右卵巢非纯囊实性肿物6.7 cm×5.5 cm×5.6 cm,中等回声实性区2.6 cm,隔厚0.3 cm双卵巢多房隔非纯囊肿,隔上或周边血流信号RI:0.57,PI:0.80,内部实性区无血流信号

提示:双卵巢多房隔非纯囊肿

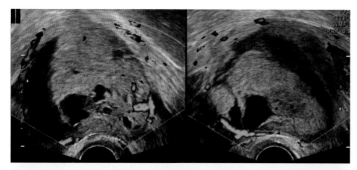

图10-3-4　左卵巢以实为主囊实不均肿物范围9.0 cm×8.2 cm×7.3 cm，内最大囊区直径4.5 cm，内最大实性区直径5.9 cm。实性区内有血流信号

手术病理：左卵巢子宫内膜样癌ⅡC期G3

提示：左卵巢囊实性肿物（癌？）

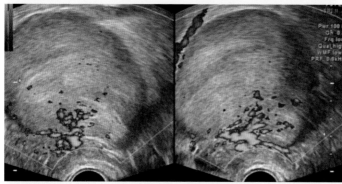

图10-3-5　右附件实性偏中等回声肿物范围9.8 cm×8.8 cm×8.0 cm，后方透声好。肿物内有杂乱的血流信号

手术病理：透明细胞癌

提示：右卵巢实性肿物（癌？）

三、卵巢型子宫内膜异位囊肿超声的鉴别诊断

1. 子宫内膜异位囊肿与卵巢生理性囊肿（黄体、血体）鉴别　黄体为囊肿内为非纯囊网格腔，随月经周期图像可改变；血体，当血块机化时超声特征为囊肿内有中强回声片状、条块状回声，内无血流信号，一般2个月月经净后超声检查肿物可缩小、消失。而内膜异位囊肿内有长期积存血液与机化血块，无法吸收消失，故2个月月经净后超声检查肿物持续存在有时还增大。见图10-3-6。

术后病理：内膜异位囊肿。

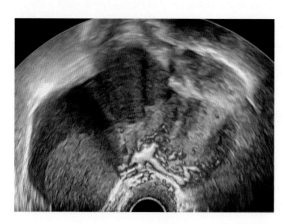

图10-3-6　子宫后位常大，右卵巢非纯囊实性肿物范围10.9 cm×5.5 cm×5.8 cm，内非纯囊腔直径4.8～6.1 cm，内有片状中等实性区回声区直径5.2 cm，右卵巢非纯囊肿内片状实性中等回声区无明显血流信号

提示：右卵巢非纯囊实性肿物

2. 子宫内膜异位囊肿囊内实性区（混合型）与卵巢癌鉴别　内膜异位囊肿尽管囊内有不规则的机化血块实性部分，但实性区内无血流信号，包膜完整。

卵巢癌时表现肿瘤内实性、非纯囊实性不均回声肿块，包膜欠清，实性区内有杂乱的低阻力血流信号，后穹窿结节，有转移灶，伴有大量腹水。

超声造影方法鉴别：内膜异位囊肿只是囊肿周边有造影剂灌注，内部无造影剂灌注；而卵巢癌表面与内部均有造影剂灌注，并有紊乱的血管分布显像。见图10-3-7。

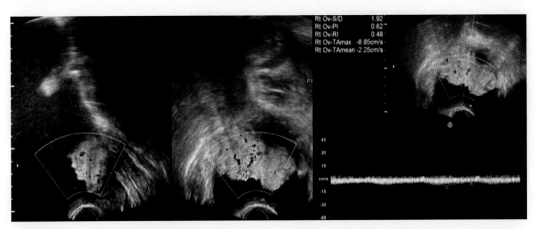

图10-3-7　左附件非纯囊实性肿物范围19.0 cm×15.2 cm×10.3 cm，内壁不平，多个乳头状突起，最大实性乳头区范围4.7 cm×7.1 cm×4.3 cm，包膜尚完整，实性乳头血流信号RI：0.48，PI：0.62

术后病理：左卵巢透明细胞癌ⅠC1期

提示：左卵巢囊实性肿物（癌？）

3. 卵巢型子宫内膜异位囊肿与卵巢畸胎瘤鉴别　卵巢畸胎瘤的超声表现中有一种类型，其肿物内以脂肪为主，无毛发与骨头，与常见的畸胎瘤超声特点不同，声像图较难与少量中等均匀回声的内膜异位囊肿鉴别。此时应仔细观察，畸胎瘤囊肿内散在漂浮点闪亮回声更高强一些，内膜异位囊肿实性区回声偏中等不均。见图10-3-8。

4. 卵巢型子宫内膜异位囊肿与混合性非纯囊肿——盆腔脓肿鉴别　主要根据病史区分。盆腔脓肿患者有发热与腹痛史，血CA125多正常或稍高，脓肿内非纯囊性有散在强回声点，包块为较大的、弯曲的输卵管脓肿与卵巢脓肿包裹在一起，边界毛糙，血流信号丰富。卵巢型子宫内膜异位囊肿患者无明显腹痛，如合并腺肌病可有进行性痛经，卵巢肿物为非纯囊性，包膜厚，病灶内可有不规则中强回声实性区，但无血流信号；病灶浸润较深、反复破裂，盆腔粘连广泛，血CA125多轻度升高。

病例：邓某，42岁，发热2周，最高达39℃，下腹痛，发现盆腔肿物5天。见图10-3-9。

病理：（左附件）卵巢、输卵管及周围软组织中纤维组织增生，多量淋巴细胞、浆细胞浸润，局灶组织坏死伴大量中性粒细胞渗出，符合慢性化脓性炎。

5. 卵巢型子宫内膜异位囊肿破裂与卵巢异位妊娠鉴别　卵巢型子宫内膜异位囊肿患者无停

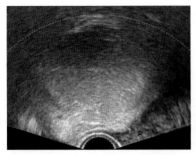

图10-3-8　右卵巢非纯囊性肿物范围10.3 cm×9.2 cm×6.8 cm，内似中等偏强回声区直径6.8 cm。内无明显血流信号
病理：畸胎瘤

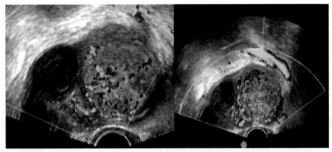

图10-3-9　左附件区囊实性肿物9.9 cm×9.6 cm×6.3 cm，内非纯囊肿物直径3.1～3.7 cm，中等偏实性回声区直径4.5 cm，另一无回声囊腔直径3.3 cm，左卵巢包裹其中。其前方不规则包裹性积液范围5.4 cm×9.7 cm×5.2 cm，内有纤维带
提示：左附件区非纯囊实性包块（炎症？），经消炎后手术探查：可见左侧输卵管与左卵巢形成脓肿，直径9 cm，内见脓液，与左侧盆壁及阔韧带后叶粘连

经史与HCG升高史，有不育史与卵巢肿瘤史。肿瘤有较厚的包膜，肿瘤内有非纯囊液或机化的血块中强回声，囊肿内无血流信号，在破裂处囊肿形态不规则，外有非纯囊液。

卵巢妊娠破裂型：患者有停经史与HCG升高史，卵巢为不规则的囊实性包块（黄体），包块边缘有时看见胎囊与卵黄囊，有腹腔游离液。

6. 偏实性卵巢型子宫内膜异位囊肿与浆膜下肌瘤鉴别　尤其是绝经后妇女，以前有卵巢型子宫内膜异位囊肿病史，并未做手术，子宫内膜异位囊肿囊内物比较黏稠，易看成实性肿物，肿瘤内部无血流信号。

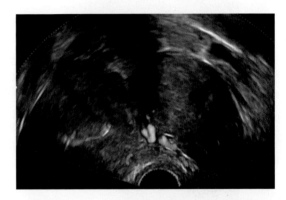

图10-3-10　左附件区可见以实为主的囊实性包块范围6.9 cm×5.4 cm×5.7 cm，内有不规则囊区3.3 cm，其外侧有正常卵巢
提示：浆膜下肌瘤？

浆膜下肌瘤偏低均匀回声，后方无衰减的结节，有时与宫内膜异位稠厚似实性囊肿易混淆，鉴别要点：一要注意肿物内有无血流信号，内有血流为肌瘤，血流蒂部与子宫体相连，为浆膜下肌瘤；二要注意肿瘤同侧是否可找到正常的卵巢，如有卵巢，此肿物为浆膜下肌瘤；如果肿瘤内部无血流信号，肿瘤侧找不到卵巢，考虑卵巢肿瘤的可能性大。见图10-3-10。

手术病理：浆膜下肌瘤水肿变性。

第四节　深部子宫内膜异位症

一、概述

深部子宫内膜异位症又称深部浸润型子宫内膜异位症（DIE），是指异位的子宫内膜组织浸润病灶深度＞5 mm或累及重要脏器的内异症。这种疾病最常受累的部位是腹膜、膀胱、宫骶韧带、直肠子宫陷凹、阴道穹窿、阴道直肠隔、直肠、输尿管等。异位生长的子宫内膜受到雌孕激素的影响，可以随着激素分泌量的多少生长、发展、萎缩。患者临床症状主要是痛经、慢性盆腔痛、深部性交痛和不孕。当病灶累及膀胱或输尿管可引起尿血，当病灶累及直肠或乙状结肠后引起便血或排便困难。

腹腔镜下子宫内膜异位症的特征性改变为腹膜浆膜面上典型的包块病变（"火药伤"或"枪机伤"）。病灶可为黑色、咖啡色、蓝紫色结节或含有陈旧性出血的小囊肿，外周不同程度纤维化。由于深部子宫内膜异位症在子宫直肠陷凹，腹腔镜探查不清，会低估病变的严重程度。超声在此可发挥作用。见图10-4-1。

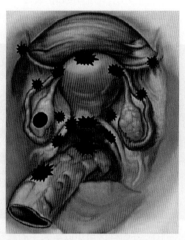
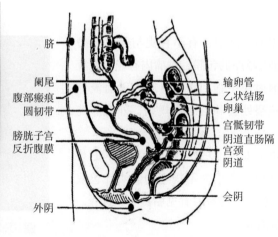

图10-4-1　深部内异症示意图

二、深部浸润型子宫内膜异位症分型

1. Chapron等将盆腔部位的DIE分为前部（A）和后部（P）

A：包括膀胱反折腹膜和膀胱病变。

P：P1（宫骶韧带病灶）；

　　P2（阴道病灶）；

　　P3（肠道病灶）：P3又分为无阴道浸润、有阴道浸润以及多发肠道病灶。

2. Komnckx等将子宫直肠陷凹DIE分为3型

Ⅰ型：圆锥形浸润病灶。

Ⅱ型：深部病灶，表面有广泛粘连，可能为肠道受牵引而形成。

Ⅲ型：大部位病灶位于腹膜下方，侵犯阴道直肠隔。

3. Dnnez等按组织发生部位将DIE分为3型

Ⅰ型：直肠阴道隔型，不侵犯宫颈，一般与阴道后穹窿病灶同时存在。

Ⅱ型：阴道后穹窿型，病灶可从阴道后穹窿向直肠阴道隔发展。本型病灶临床上最为常见，占DIE的65%，其中20%的患者合并直肠阴道隔型DIE。

Ⅲ型：沙漏型或哑铃型，从阴道后穹窿伸展至直肠壁，病灶往往较大，直径3 cm以上，常侵入直肠肌层，占DIE的25%左右。这种分型对临床疼痛症状的治疗和病因学研究有临床实践意义。

其中侵及直肠阴道隔包括两种情况，一种为假性直肠阴道隔子宫内膜异位症，即直肠子宫陷凹的腹膜种植导致粘连封闭，其病灶位于粘连下方；另一种为真性直肠阴道隔子宫内膜异位症，即病灶位于腹膜外，在直肠阴道隔内，直肠子宫陷凹无明显解剖异常，可能是由副中肾管残迹化生而来。

三、深部内异症的超声特征

超声将盆腔分为三个区域：前盆腔（膀胱、尿道）、中盆腔（阴道、宫颈、前后穹窿、骶骨韧带等）和后盆腔（直肠、结肠等）。

在探查深部子宫内异症时，超声探头所进的深度、方向和角度均很重要。经阴道超声可在医生三合诊提供的增厚触痛部位，检查时患者提供疼痛部位主观感受着重探查，通过子宫与膀胱或直肠滑动手法区分结节包块等。

1. 膀胱内子宫内膜异位症　患者有剖宫产、肌瘤雕核术史，手术一段时间后出现尿痛、尿血、下腹胀痛，有时月经期加重。超声显示与子宫邻近膀胱后壁不规则增厚、局部隆起，回声不均囊实性结节，此结节凸在膀胱壁内。严重时，包块较大与子宫粘连成片，与子宫耻骨等粘连撼住不动，膀胱镜取活体可辅助诊断。见图10-4-2，图10-4-3。

2. 阴道前后穹窿子宫内膜异位症　患者除渐进性痛经，还有性交痛造成性交困难、性交恐惧症。妇科检查三合诊时，触及后穹窿结节、子宫骶骨韧带处结节，并有触痛。超声检查前、后穹窿有低回声结节。超声可见宫颈后方或两侧不平，片状增厚，回声不均。见图10-4-4，图10-4-5。

3. 肠道壁子宫内膜异位症　患者可无症状，也可便血，超声医生对于有内异症的患者，可注意探头向肠道方向扫描，阴道后壁与直肠前壁失去正常管状回声，有粘连的低回声结节。

病例：代某，46岁。月经前排便时腹痛伴排便困难，三合诊时可及硬包块与骶骨盆腔相连。见图10-4-6。

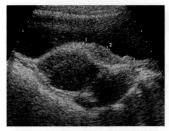

图10-4-2　膀胱内片状
低回声结节连成片

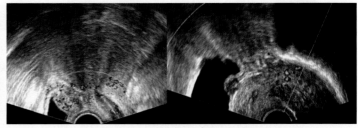

图10-4-3　膀胱内可见凸起的内膜异位的低回声结节

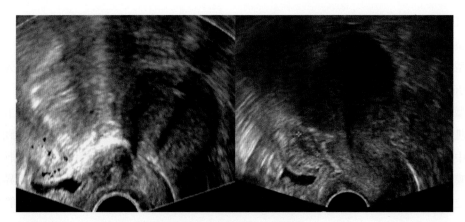

图10-4-4 位于子宫与膀胱之间、前穹窿低回声结节

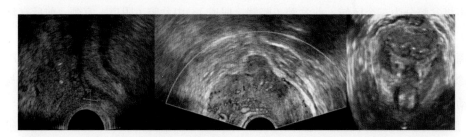

图10-4-5 直肠前、宫颈后方穹窿处低回声结节三维超声显示会阴体部低回声结节

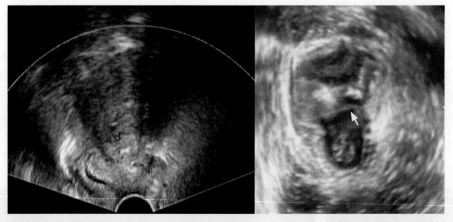

图10-4-6 子宫前位6.8 cm×5.6 cm×5.6 cm，表面不平，回声不均，散在多量短线，以后壁为主，前壁厚1.3 cm，后壁厚3.1 cm，后壁短线集中区直径3.6 cm，内膜回声中等厚0.9 cm。双卵巢（-）。前穹窿游离液2.3 cm。直肠略偏右前方似可见片状偏低不均回声包块范围2.4 cm×1.7 cm。CDFI：子宫血流信号增多，子宫动脉RI：0.83，PI：2.15；宫壁血流信号RI：0.84，PI：1.70；盆腔内不均回声包块血流信号RI：0.58，PI：1.02

提示：子宫腺肌病（腺肌瘤形成？），盆腔内不均包块待查（直肠前方内膜异位结节？）

第五节 其他部位的内异症

1. 宫颈子宫内膜异位囊肿 宫颈的前唇或后唇内可见单个较大的非纯囊肿，直径＞2～4 cm，介入性治疗长针穿刺抽出为非纯囊性液，病理为宫颈子宫内膜异位囊肿。见图10-5-1。

2. 腹壁子宫内膜异位症 通常患者有剖宫产、肌瘤雕核术等手术史，在月经前或月经期腹部切口皮下或腹壁有可触及的小包块，胀痛，渐进性加大，月经后肿物稍缩小，胀痛逐渐减轻，包块边界毛糙不清，周期性渐进性加重。也可发生癌变。

超声特征：在患者摸到的包块处探查皮下（皮下脂肪、筋膜、腹直肌）有周边回声稍高、内部低回声、边界毛糙的结节，有时结节内有小暗区，内无明显血流信号。见图10-5-2。

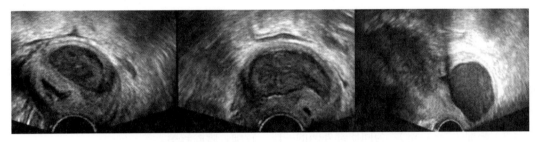

图10-5-1 宫颈后唇内非纯囊区直径3.2 cm
手术：宫颈子宫内膜异位囊肿

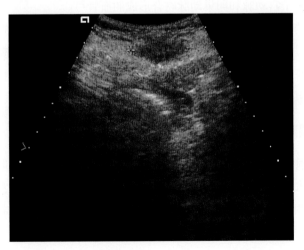

图10-5-2 腹壁距皮1.1 cm处可见低回声结节
2.1 cm×1.0 cm

第十一章　输卵管病变

第一节　概述

输卵管是卵子与精子相遇的场所，卵子受精后由输卵管向子宫腔运送。

输卵管壁由三层构成，外为浆膜层，由富含血管的疏松结缔组织和间皮构成；中层为肌层，有节奏地收缩，协助孕卵向宫腔运行；内层为黏膜层，由单层柱状上皮和固有层构成，上皮主要由纤毛细胞和分泌细胞组成，纤毛细胞协助运送卵子；分泌细胞有分泌作用，其分泌物构成输卵管液。

一、输卵管的解剖

正常输卵管长8～14 cm，输卵管的长度是可变的，两侧输卵管位于阔韧带上缘，被腹膜覆盖，分为以下4部分。

（1）间质部：为子宫壁内的部分，内侧与子宫角相连，穿入子宫壁，最狭窄而短1 cm。

（2）峡部（2～3 cm）：为间质部外侧的一段，较细，管腔较窄。

（3）壶腹部（5～8 cm）：在峡部外侧，宫腔逐渐扩大。

（4）漏斗部（伞端1～1.5 cm）：为输卵管末端，开口于腹腔，游离端呈漏斗状，有拾卵作用。

输卵管血供来自于子宫动脉和卵巢动脉吻合形成的血管弓。

一般情况下妇女的输卵管在盆腔内，呈实性条索管道状，两层管壁紧贴。因其宫腔狭窄小于5 mm又无界面反差，并有肠管干扰，通常超声无法探及到。可视性正常输卵管需腹腔内有少量游离液，在排卵时存在少量排卵液或浆液，腔内超声可探及到，并可清晰探察到输卵管伞端，但腹部超声在这方面受限。

二、输卵管的超声探查方法

通常情况下输卵管的峡部、壶腹部与伞部在经腹部超声（TAS）或经阴道超声（TVS）均无法显示。当有少量腹水或输卵管本身有病变时，可探及输卵管，探及时自宫角向外侧延伸的管状低回声暗带，输卵管内侧起始端3～5 cm走向较平直，中远端管道呈弧形走向，包绕同侧卵巢或与同侧卵巢相背而行，输卵管伞端一般在有腹水时可探及。

三、输卵管造影

输卵管造影是近些年来推广的一种方法，从宫腔推注造影剂，用四维超声探测输卵管的灌注，了解其是否通畅、有否畸形。

第二节　常见输卵管的病变

一、输卵管炎

1. 输卵管炎　常见的患者为不育患者，有不洁性生活史。原发不育为结婚2年，性生活正常，未避孕未怀孕者；继发不孕为既往有妊娠史，近1年性生活正常，未避孕未怀孕者。

（1）急性炎症初期：尽管患者腹痛，体温升高，病变部位在输卵管，但只是输卵管局部肿胀，超声探测不到输卵管早期病变，证明输卵管结构并无明显变化，此时可有宫旁与盆腔充血。

（2）炎症扩展期：随着感染的加剧，炎症经子宫黏膜向上蔓延，引起输卵管黏膜炎，输卵管黏膜肿胀、间质水肿、充血，大量白细胞浸润，黏膜粘连，输卵管宫腔闭塞，形成脓肿。

输卵管积脓时，内为非纯囊液。常波及同侧卵巢，卵巢可同时增大形成脓肿，两者之间有粘连。此时超声发现输卵管与卵巢粘连在一起不能分开，包块为不均的非纯囊实性，边界毛糙，血流信号丰富，可有低阻血流信号。如果此时抓住时机，给予足量抗生素，可控制病情发展，如病情控制不住需手术或治疗不及时，病情发展为慢性炎症。我们有几例患者发病初期，包块较小，在用抗生素输液同时，进行腔内超声对比观察，直到包块消失。

病例：郝某，48岁，间断下腹痛半年，加重发热8天，发现盆腔肿物6天，CA125：90.15U/ml。见图11-2-1。

术中探查：子宫后壁左上方可见一直径6cm多房隔囊实性肿物，其内一房隔破裂，囊内液为黄褐色，另一囊肿破裂流出黄白色脓样液体，子宫后壁右下方粘连一直径6cm多房隔囊实性肿物，糟脆组织送病理：部分区域纤维母细胞及小血管增生，局灶间皮增生，部分囊壁变性出血，可见大量淋巴细胞，为炎性包块。

（3）慢性炎症：输卵管增厚或出现不规则弯曲管道状，腔内有条状暗区证明有液性渗出，输卵管增粗增大，腊肠形，管壁变薄，内为多个弯曲相互交通的无回声区，与周围组织粘连。用阴道超声检测输卵管积水已准确无误。慢性输卵管炎由血行播散而来，随着病情发展，为增生粘连型与渗出型。

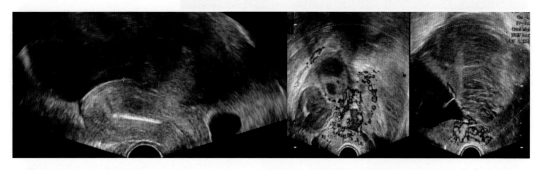

图11-2-1　子宫前位5.3cm×5.3cm×3.7cm，表面平，回声不均，内膜厚0.4cm，宫内"T"环位置正。左附件区多房隔非纯囊实性肿物范围12.1cm×12.3cm×8.0cm，内稠厚非纯囊腔直径8.2cm，内最大中等回声实性区直径3.7cm。右附件区多房隔非纯囊实性肿物范围7.0cm×6.4cm×5.8cm，内最大非纯囊腔直径4.0cm。双卵巢之间不规则非纯囊液性暗区范围5.9cm×8.3cm×6.7cm，内有纤维带。后穹窿游离液2.8cm

2. 输卵管积水的超声特征 阴道超声对输卵管的探测分辨要从三个方面入手，即输卵管的管壁厚度、腔内成分及与周围盆腔组织结构关系。

（1）轻型在附件区，卵巢的内或外侧，可探及弯曲、扭曲的管道状回声包块，中间为条状液性暗区，输卵管管壁增厚，并可探测到高或低血流频谱，横切时可见管壁上皱折，若积脓则非纯囊液性区内有亮点闪烁。

病例：宫某，31岁，腹痛、发热5天。见图11-2-2。

后经消炎处理，症状减轻，包块缩小。

（2）重型输卵管弯曲、膨大呈腊肠形、长椭圆形，管壁菲薄，皱折消失，但从弯曲的管道顺着捋，都是相通的。肿块较大与周围组织粘连，有时看不到正常卵巢组织，有包裹性积液或盆腔游离液。见图11-2-3。

病例：李某，15岁，查体发现双卵巢肿物14天。见图11-2-4。

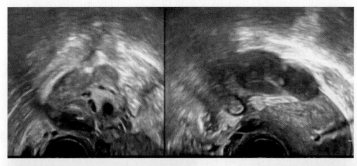

图11-2-2 左卵巢（-），其内侧非纯囊管道状包块范围5.1 cm×4.3 cm×1.9 cm，最粗管径1.3 cm。右卵巢（-），其外侧非纯囊管道状包块范围4.7 cm×3.2 cm×3.1 cm，最粗管径1.2 cm。盆腔游离液（-）

提示：双附件管道状包块（炎症？）

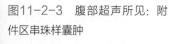

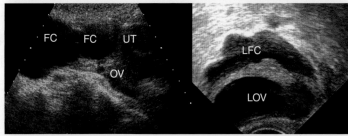

图11-2-3 腹部超声所见：附件区串珠样囊肿

阴道超声所见：右卵巢内侧管道状非纯囊包块范围5.5 cm×6.3 cm×4.7 cm，最粗管径2.5 cm

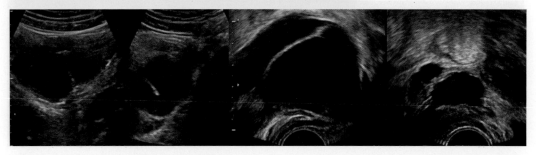

图11-2-4 左附件多房隔囊性肿物范围5.6 cm×5.5 cm×4.5 cm，隔厚0.3 cm，内壁不平，内有多个乳头状突起，最大直径0.7 cm，周边有部分正常卵巢组织直径2.1 cm。右附件多房隔囊性肿物范围8.5 cm×6.2 cm×5.2 cm，隔薄厚不均，最厚0.4 cm

肛门超声所见：囊肿内有隔，但隔是贯通的

提示：双侧输卵管积水？

腹腔镜手术证实为双侧输卵管积水。

3. 结核性输卵管炎 在不育患者中，慢性输卵管炎占绝大多数，其中有5%～10%为结核性输卵管炎。血、腹水化验中检查到结核杆菌。结核性输卵管炎为双侧性，典型病变为输卵管黏膜皱襞肉芽肿与干酪样坏死。

（1）结核性输卵管炎有三种类型：①结核性输卵管周围炎；②结核性输卵管间质炎；③结核性输卵管内膜炎。

（2）临床表现为月经失调、下腹坠胀痛、不孕、全身症状（如低热、盗汗等）。

（3）结核性输卵管炎的超声特征：

①输卵管增粗、僵直或输卵管增粗增大，呈腊肠形，管壁变薄，内为多个弯曲相互交通的无回声区，与周围组织粘连；

②管壁内侧或周边少量散在强回声斑；

③盆、腹腔游离液或包裹性积液；

④肠管蠕动减慢，肠管聚集；

⑤网膜、腹膜增厚。

以上必须结合病史，尤其是出现内有低阻力血流信号的不规则包块时，与卵巢癌的鉴别非常重要。

病例：李某，36岁，已婚，1个月前无明显诱因盗汗、低热，未行处理，2天后自行好转。自行触及下腹包块伴牵拉感，至当地医院就诊，血结核杆菌抗体IgG（＋），CA125：783.2 U/ml。外院B超示：腹水。腹部增强CT示：腹水，盆腔右侧囊性变，网膜饼形成，考虑转移可能。行腹腔穿刺放出腹水1300 ml，腹水镜检未见结核杆菌。患者患病期间精神佳，饮食、二便正常，嗜睡，体重无明显变化。见图11-2-5，图11-2-6。

4. 出血性输卵管炎 是由于输卵管间质层发生出血，导致黏膜血管扩张、淤血肿胀，细小血管自发破裂出血，血液由输卵管伞端流入腹腔，引起剧烈腹痛和腹腔内出血为主要症状的一种特殊的急腹症，占急腹症的3%。

临床特点：发病常继发于人工流产术、分娩及妇科手术后，引起输卵管炎症，使血管通透性增高，为慢性炎症。导致间质层血管破裂出血。临床无明显停经史，阴道不规则出血，下腹

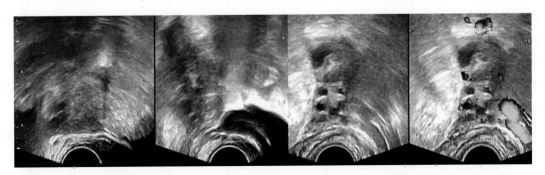

图11-2-5 左卵巢2.2 cm×1.8 cm×1.9 cm，似回声正常，其外包裹管道状囊实性包块范围4.6 cm×2.4 cm×2.7 cm，内有囊区0.7 cm。右卵巢4.1 cm×2.4 cm×2.7 cm，内非纯囊网格腔1.9 cm。后穹窿片状增厚0.4 cm，侧腹膜片状增厚0.4 cm。后穹窿液4.9 cm

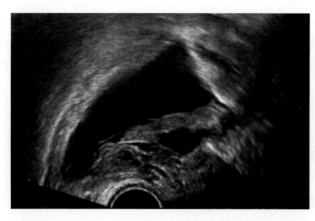

图11-2-6 输卵管僵直，管壁周边少量散在强回声斑点、盆腔或包裹性积液

提示：*左附件管道状包块待查，右卵巢黄体囊肿，后穹窿侧腹膜片状增厚，腹水*

手术探查左输卵管增粗，迂曲糟脆，与乙状结肠及左盆壁粘连，伞端看不清

病理：输卵管肉芽肿性炎（结核）

一侧腹痛，伴肛门坠胀。出血性输卵管炎与异位妊娠症状相似，起病不如异位妊娠急骤，一般不出现休克。部分患者可体温升高，白细胞增高，血尿HCG（－），腹腔出血＜200ml，血液多为淡红色。

超声显示子宫附件正常图像，或输卵管稍粗，内有少量非纯囊液，可有后穹窿液。后穹窿穿刺为血液。

出血性输卵管炎易与输卵管妊娠相混淆，注意无明显停经史，尿妊娠反应（－）。

5. 输卵管旁囊肿（泡状附件） 副中肾管头末端部分可以附着于输卵管的囊性结构的持续存在，在超声显示输卵管外侧可见单房、壁薄、圆形小囊肿。

第三节　输卵管恶性肿瘤

一、概述

1. 发病率 原发性输卵管癌（PFTC）是罕见的女性生殖系统恶性肿瘤，发病率仅为0.5%，术前诊断率极低。目前有学者认为，盆腔的浆液性癌绝大多数并不是直接来源于卵巢，而是来源于远端输卵管，可能为输卵管上皮内癌形成后脱落种植于卵巢表面而发生。主要基于*BRCA*1或*BRCA*2基因突变的患者进行预防性的输卵管、卵巢切除术后发现输卵管原位癌或浸润癌，而卵巢正常。随后的研究表明，超过70%的非遗传性卵巢和腹膜高级别浆液性癌伴有浆液性输卵管癌。因而很多原发性输卵管癌在术前被认为原发于卵巢或是腹膜，它的实际发病率是被低估了。发病年龄为40～60岁，平均为52岁，多发生于绝经前后，发病原因与输卵管炎有关。常见病理类型为输卵管浆液性乳头状腺癌，占90%。

2. 临床三联症 阴道排液、流血，腹痛，盆腔包块。同时存在三种症状的病例较少，一般有一至两种症状。输卵管癌可直接蔓延或经淋巴管转移至卵巢，其转移率高达50%。

二、原发性输卵管癌的病理诊断标准

至少符合以下标准之一（Hu等提出原发性输卵管癌的病理诊断标准）：

（1）肿瘤主要位于输卵管内，起自输卵管黏膜；

（2）输卵管黏膜上皮有乳头状突起；

（3）可见从良性上皮向恶性上皮转变的移行带；

（4）卵巢和子宫内膜是正常的，或是卵巢和子宫内膜内肿瘤小于输卵管内的肿瘤。

三、原发性输卵管癌的超声特征

（1）此肿瘤形态偏管状或腊肠状，紧贴子宫两侧，宫颈后方管状无回声囊性包块；囊壁不平似可见乳头状结构。

（2）管状囊实性肿物以实性为主伴有小囊区或管状不规则的实性肿物，无明显包膜。

（3）有时宫腔少量积液。

（4）此肿瘤晚期与卵巢癌相似，附件区不规则实性包块，并伴有前后穹窿及大网膜增厚，发生腹水。

（5）肿瘤内实性区有多量彩色血流信号，动脉可呈低阻力频谱。

我院报道2010年8月至2018年6月，46例原发性输卵管癌的超声诊断分析，将术前超声声像图表现分成3组。A组：术前未发现附件区包块4例，其中表现为盆腔少量积液2例。B组：附件区发现囊性或囊实性包块28例，表现为管状无回声囊性包块；管状囊性肿物，囊壁上可见乳头状结构；管状囊实性或实性肿物，实性区内可见丰富或较丰富血流信号。超声提示输卵管积水1例，输卵管癌10例，卵巢癌14例，盆腔恶性肿物3例。C组：附件区形态不规则实性肿物，并伴有前后穹窿及大网膜增厚，盆腔积液、腹水14例，所有患者实性区内均探及丰富或较丰富血流信号，超声提示盆腔恶性肿物14例。39例彩色多普勒超声显示实性区域可见血流，动脉血流阻力指数（RI）为0.37～0.61，平均为0.42±0.18。所有患者术前均行CA125检测，检测结果为579.5±1053.6 U/ml，其中CA125升高24例（52.4～5197 U/ml）。46例术后病理诊断结果：高级别浆液性癌35例，低分化癌9例，恶性苗勒管混合瘤1例，透明细胞癌1例。根据FIGO病理分期结果为Ⅰ期7例，Ⅱ期9例，Ⅲ期26例，Ⅳ期4例。见图11-3-1，图11-3-2。

术后病理：输卵管高级别浆液性癌。

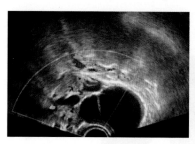

图11-3-1　右附件区管状囊性肿物，囊壁上可见乳头状结构

提示：输卵管癌可能

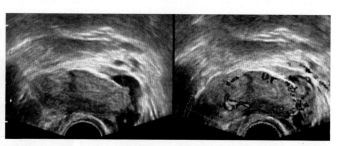

图11-3-2　左附件区腊肠形囊实性肿物，囊区内可见实性区，实性区内可见较丰富血流信号

提示：输卵管癌

第四节 输卵管疾病的鉴别诊断

1. 输卵管积水与卵巢囊肿鉴别 输卵管积水较著，有时将卵巢挤在一边，并与肠管粘连在一起，伴少量腹水时，较难与卵巢肿瘤鉴别，但输卵管积水内径有皱襞不平似乳头，当转动探头方向，似乳头处其实为隔或输卵管皱襞。输卵管积水较著时似多房隔囊肿，仔细探查囊之间弯曲可互相交通是鉴别卵巢囊性肿瘤的关键点。另需注意探查输卵管的发源即与子宫角部相连处，一般是先细后粗的管状包块。而卵巢多房性囊肿，为整体圆形或椭圆形，每个囊区是独立互相不通的。见图11-4-1。

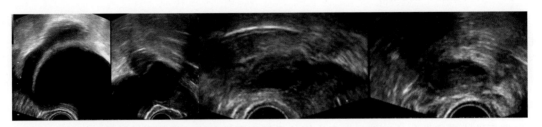

图11-4-1 左卵巢（－），其外侧管道状包块范围7.0 cm×4.8 cm×3.4 cm，最粗管径3.0 cm。右卵巢（－），其外侧管道状包块范围13.2 cm×9.7 cm×11.2 cm，最粗管径10.8 cm

2. 输卵管癌与卵巢实性肿瘤的鉴别 卵巢良、恶性实性肿瘤患者，无阴道流液现象，卵巢良性实性肿瘤回声尚均边界清，形态圆形规则，有少量腹腔游离液。卵巢恶性实性肿瘤，早期无症状，一般发现在晚期，有腹胀、腹部不适、恶病质症状，肿瘤形态不规则，实性内有低阻血流信号，有腹水。输卵管癌因有阴道排液，一般2/3的患者发现在早中期，由于输卵管病变一般伞端闭锁，病变发生在输卵管管腔内，超声特征形态呈腊肠形管状，内有腔样囊区，位于子宫两旁偏下，肿物实性区内有血流信号，可无腹水或少量腹水。有时两者肿物粘连在一起，无法区分，只能通过手术病理鉴别。

病例：藏某，72岁，绝经20年，下腹部不适1月余。见图11-4-2。

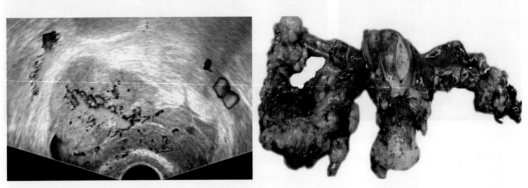

图11-4-2 子宫后方从右到左形态不规则以实为主肿物范围9.6 cm×7.4 cm×4.3 cm，无明显包膜，另一侧卵巢欠清。后穹窿液1.7 cm，腹腔游离液（－）

手术探查：右输卵管伞端肿物8 cm×7 cm×8 cm，无包膜，呈烂肉样，由伞端脱落种植到直肠子宫陷凹和直肠前壁及阔韧带后叶上。病理为右输卵管恶性苗勒管混合瘤ⅡC期。

3. 输卵管、卵巢炎性包块与输卵管癌的鉴别　输卵管、卵巢炎性包块有时因包块内非纯囊与实性混杂，不易与输卵管癌鉴别，但炎性包块患者有白细胞升高、体温升高、腹痛史，经过规范的消炎治疗，声像图显示肿瘤形态可变化或缩小、消失。输卵管癌无这些典型炎症症状，经消炎后肿瘤无变化。见图11-4-3。

4. 输卵管妊娠与输卵管炎症包块鉴别　输卵管妊娠患者有停经史，尿妊娠反应阳性，未破裂时，卵巢的同侧可见囊实性包块，囊区内有时有卵黄囊。破裂时有腹痛与内出血的表现，盆腔包块是输卵管囊实性包块与凝血块混合，形态不规则，有时可见妊娠囊，较多的盆、腹腔游离液。输卵管炎性包块，边界毛糙，内部包块形态恒定，无妊娠囊，有较多血流信号，盆腔游离液少量，尿妊娠反应阴性，白细胞升高。见图11-4-4。

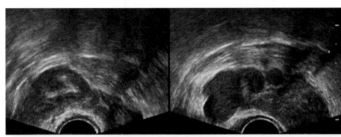

图11-4-3　双附件管道状非纯囊实性肿物范围5.4 cm×4.2 cm×2.7 cm，最粗管径1.8 cm。经规范消炎治疗后，肿物变小

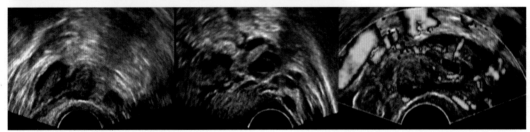

图11-4-4　右卵巢（－），其内侧实性包块2.6 cm×1.8 cm×2.1 cm，内未见周边偏强囊区

这种包块以上两种情况均可见到，此时一定要结合病史进行鉴别，尿妊娠反应（－），为炎症包块；尿妊娠反应（＋），为早期宫外孕包块。

5. 输卵管积水与巨输尿管鉴别　尽管均为管道状囊性包块，输卵管积水与卵巢关系密切，一般横向伸展。巨输尿管较罕见，与卵巢相对距离远，位于卵巢外侧管道状囊肿，纵向伸展，注意寻找来源，其下与膀胱相连，上与肾脏相连。见图11-4-5。

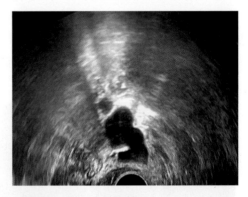

图11-4-5　巨输尿管

第十二章　会阴、阴道病变

第一节　概述

　　女性外生殖器与会阴的解剖：①会阴指阴道口与肛门之间的软组织，包括皮肤、肌肉及筋膜。②女性外生殖器包括阴阜、大（小）阴唇、阴蒂及阴道前庭（前庭球、前庭大腺、尿道口、处女膜）。

　　女性外阴是内生殖器的门户，保护内生殖器不受外界干扰与细菌侵蚀。一旦发生病变直视可观，超声检查此处病变包块囊性与实性、大小及位置。

　　超声探查方法：可用橡胶手套做水囊，将探头放在水囊上，外阴病变一侧的大阴唇上，进行探测，也可用高频探头探查。

第二节　外阴常见病变与超声特征

　　外阴病变包括前庭大腺囊肿、血管瘤、乳头状瘤、脂肪瘤、肌瘤、癌症，有些外阴病变需进行病理检查，以免延误诊断。

　　外阴局部病变主要为前庭大腺囊肿或脓肿，观察病变部位是囊性还是非纯囊性，肿物的大小、壁厚。如果是囊肿，囊内容物为单纯囊肿还是非纯囊肿（脓肿、血肿）；有无房隔、一个还是多个房隔，隔厚，可以提示临床能否穿刺或开窗。见图12-2-1。

　　病例：毛某，42岁，外阴肿胀、疼痛2天伴发热。妇科检查外阴右侧大阴唇红肿包块直径8 cm。见图12-2-2。

　　患者经消炎后将外阴肿物切开引流为脓液，证实超声诊断。

　　外阴实性或偏实性肿物，要注意肿物内部回声性质、肿物范围、血流信息，肌瘤肿瘤局限、边界清晰，血流信号少；血管瘤血流信号（动静脉）丰富呈网状。

　　病例：柏某，59岁。27年前无明显诱因下发现左侧外阴一米粒样大小的肿物，无外阴瘙痒、

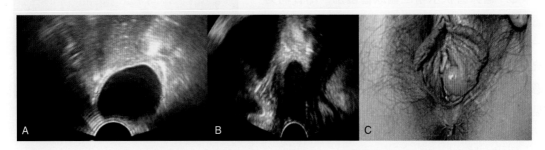

图12-2-1　A. 外阴单房囊肿；B. 外阴单房非纯囊肿；C. 外阴肿物示意图

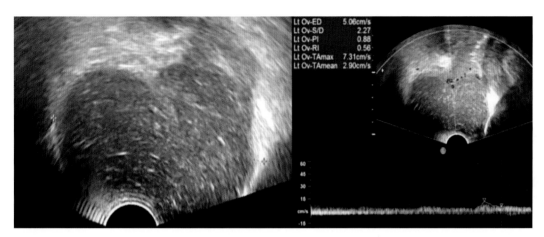

图12-2-2　右侧外阴非纯囊性肿物范围9.0 cm×5.9 cm×6.5 cm，内有散在强回声线段，壁厚0.4 cm，边界毛糙。其非纯囊肿物周边血流信号RI：0.56，PI：0.88

提示：右侧外阴脓肿

疼痛，无渗液、出血，未予重视。肿物逐渐缓慢增大，自诉半年前约鸡蛋大小，近半年明显增大，现大小约10 cm×7 cm×6 cm。见图12-2-3。

手术：外阴肿物呈椭圆体，约8 cm×4 cm×4 cm，剖面呈脂肪样，与周围组织界限清未见明显糟脆，切除物送病理。

病理：（左侧外阴）脂肪源性肿瘤，细胞分化好，符合脂肪瘤。

病例：李某，53岁，有五年长期外阴瘙痒史，近期外阴有肿物凸出。见图12-2-4。

手术病理：外阴癌。

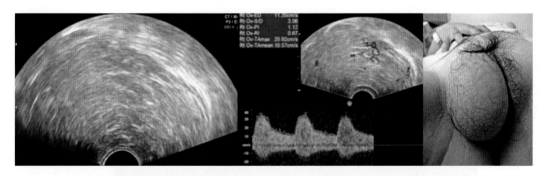

图12-2-3　左侧大阴唇实性肿物10.7 cm×7.1 cm×6.4 cm。肿物内血流RI：0.66，PI：1.01

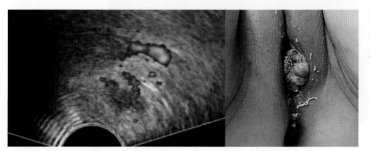

图12-2-4　左侧大阴唇下方、大小阴唇之间实性低回声肿物直径3 cm，边界欠清，有血流信号

第三节　阴道常见病变与超声特征

一、阴道的解剖与超声特征

1. 正常阴道的解剖形态　阴道分前、后壁和上、下两端。阴道上端包围宫颈形成穹窿部，下端连于阴道口，有处女膜。

2. 超声特征　腹部、阴道超声观察正常阴道为三线状，即两层低回声条状（阴道肌层）内加一层强回声（两层阴道黏膜合在一起，含少量气体）。见图12-3-1。

病例：任某，59岁，主诉绝经后经常阴道排气。见图12-3-2。

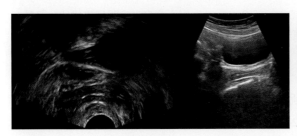 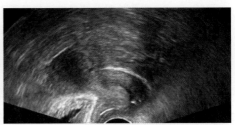

图12-3-1　正常阴道三线征　　　　　　图12-3-2　子宫萎缩，宫颈外口与阴道顶端有强回声线段（气体？）

二、阴道常见的畸形与病变

1. 先天性无阴道　超声所见应是阴道处无三明治样阴道气线回声声像，膀胱后面直接为直肠。

2. 阴道纵隔、斜隔、横膈　胚胎期阴道板未完全腔化或尿生殖窦与子宫阴道始基衍生物未完全融合，造成阴道纵隔、斜隔、横膈等，往往同时合并子宫畸形与泌尿系畸形。临床医生提示在阴道检查时疑阴道有问题或在阴道积液时，超声医生仔细检查才能发现阴道畸形。检查时注意双子宫、宫颈是否往下延续为阴道内在强回声线内有低回声条状带。此条状带纵向为阴道纵隔，横向为阴道横膈，有时须用探针指引确诊。

病例：患者自诉分娩时医生发现阴道有斜隔。见图12-3-3。

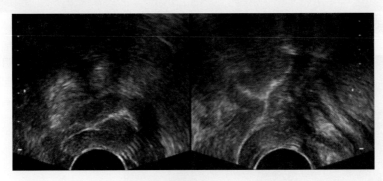

图12-3-3　阴道内斜形强回声线状

病例：冯某，25岁，阴道排液半年，因剖宫产中插尿管失败，膀胱造瘘术后20天自行拔尿管，阴道排液至今。自述因有阴道纵隔与子宫纵隔畸形而行剖宫产。见图12-3-4。

3. 处女膜闭锁或阴道闭锁　是由于先天性中央部不退化或有孔后发生感染粘连阻塞的结果。常见于少女，无月经来潮史，月经血积在阴道内，有阵发性腹痛史。体检时发现处女膜膨胀，有时可见处女膜处撑薄透亮呈蓝紫色。

病例：丁某，13岁，原发闭经周期性下腹痛，妇科检查外阴幼女型处女膜闭锁蓝染。见图12-3-5。

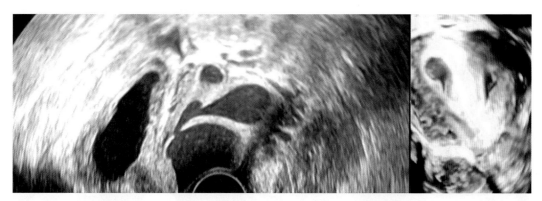

图12-3-4　子宫后位5.7 cm×6.6 cm×3.7 cm，表面平，回声不均，宫底无凹陷，内膜呈倒八字形，达宫颈水平，左侧单层内膜中等厚0.3 cm，液性分离0.7 cm，内多个边毛欠清中等回声团，最大直径1.0 cm，右侧单层内膜0.3 cm，液性分离0.7 cm。阴道内右侧偏前多房隔非纯囊肿5.6 cm×4.1 cm×4.5 cm，内囊区互相贯通，直达右前穹窿，距阴道外口0.3 cm，囊区最宽处2.6 cm，紧贴膀胱后壁
提示：子宫畸形（完全纵隔？），双宫腔积液，左侧宫内回声团，阴道内多房隔非纯囊肿（阴道积液？阴道纵横膈膜？）

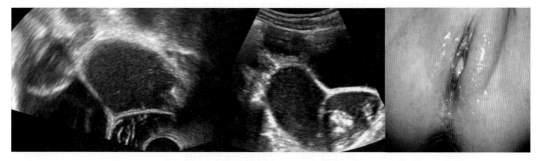

图12-3-5　阴道上段非纯囊区6.0 cm×4.8 cm×4.2 cm，中段可见一横膈厚0.3 cm，阴道下段非纯囊区3.8 cm×4.4 cm×3.3 cm，内有片状中等回声区，距阴道外口3 cm处另一横膈厚0.3 cm。子宫前位4.2 cm×4.4 cm×3.7 cm，表面平，回声不均，宫壁厚0.4 cm，宫腔内非纯囊液性分离2.7 cm。双卵巢（-）
提示：宫腔、宫颈内积血，阴道积血，阴道横膈

没有经验的超声医生易把此现象误诊为卵巢囊肿。当阴道积血较著时，宫颈呈喇叭状欠清，子宫腔内有液性暗区，双输卵管积液，盆腔可有游离液。

处女膜粘连或处女膜肥厚，月经血流出不顺畅，阴道内可有积血，此时声像图显示阴道内有液性暗区，内有中强回声团块（血块）。

阴道闭锁，可见与宫颈连接处的阴道呈实性条索状，子宫正常大小、可有宫腔积液、腹腔游离液。

病例1：刘某，30岁，血液病化疗后闭经2年，服雌激素2个月后周期性下腹痛1月。见图12-3-6。

病例2：刘某，50岁，未婚，原发闭经。见图12-3-7。

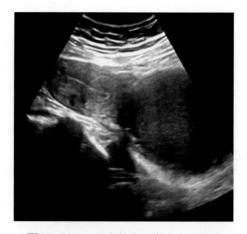

图12-3-6 子宫前位正常大小，阴道内非纯囊液性包块6 cm，考虑为化疗后阴道口粘连造成经血不能引流，形成阴道积血。故行阴道粘连松解术，阴道流出暗红色血液150 ml

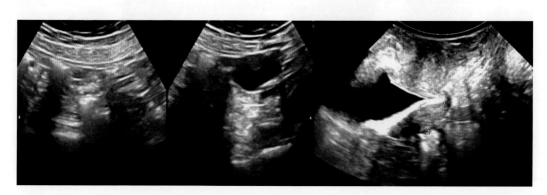

图12-3-7 阴道部分呈实性闭锁状回声2.5 cm×0.7 cm，与子宫不相连。在阴道中上段阴道空虚，膀胱与直肠关系密切间距约0.33 cm。膀胱后方可见似子宫样实体前位2.7 cm×1.9 cm×1.2 cm，表面平，回声均，内膜呈细线状0.1 cm。左卵巢4.0 cm×3.6 cm×2.6 cm，内无回声囊区直径2.8 cm。右卵巢未探及。盆腔游离液（－）

提示：子宫畸形（始基子宫？），阴道闭锁，左卵巢囊肿

第四节　阴道壁肿瘤

1. **阴道壁囊肿**　一般为单发、较小，位于尿道口周围或阴道穹窿深部。一般须临床医生在阴道检查时发现，超声医生才能尽量查找。见图12-4-1。

病例1：陈某，50岁，排尿困难半天，插尿管。见图12-4-2。

手术：阴道壁血肿。

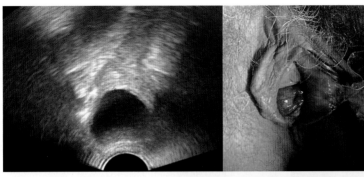

图12-4-1 左侧大阴唇与小阴唇之间可见无回声囊性肿物范围2.9 cm×3.0 cm×2.2 cm

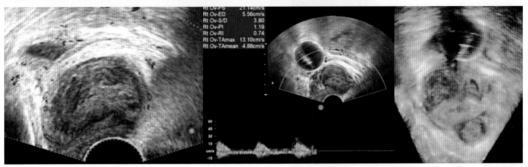

图12-4-2 阴道前壁内位于尿道左后方见多房隔稠厚非纯囊区范围3.7 cm×4.0 cm×3.6 cm，壁厚0.4 cm，周边血流RI：0.74，PI：1.10，内部无血流信号，三维超声显示阴道内肛门前非纯囊肿物

病例2：张某，28岁，体检发现阴道壁囊肿。见图12-4-3。

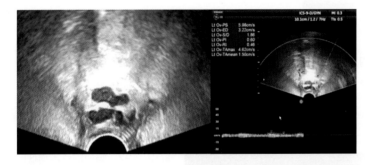

图12-4-3 阴道前壁非纯囊多房隔肿物范围2.7 cm×3.1 cm×1.7 cm，隔厚0.3 cm，各房隔间可贯通，隔上有血流信号

病例3：孙某，29岁，主诉阴道壁囊肿时大时小，内裤总是湿的。超声指引下发现挤压后阴道壁囊肿变形并有从尿道漏尿现象。见图12-4-4。

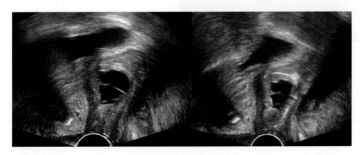

图12-4-4 阴道前壁囊肿1.8 cm×2.2 cm×1.2 cm，壁厚0.5 cm，此囊肿距尿道外口1.6 cm处可见条状暗区0.4 cm，与尿道相连

提示：阴道尿道瘘

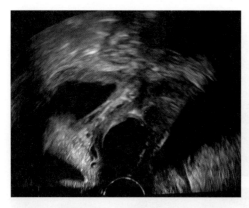

图12-4-5　宫颈下方阴道偏右前壁囊肿范围3.8 cm×3.5 cm×2.7 cm，壁厚0.3 cm

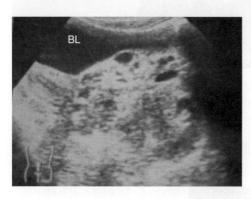

病例4：赵某，33岁，发现阴道壁囊肿4年。见图12-4-5。

2. 阴道壁血管瘤　阴道壁血管瘤可从阴道一直连到盆腔内，呈片状，形态不规则，无边界，内为稀疏囊实性回声。当时诊断为盆腔肿瘤而手术，手术时因肿物范围广，下通阴道，不能切净，术后复发。此患者同时患乳腺癌，因病化疗后超声检查，发现此肿瘤随之缩小。

病例：患者13岁，8岁时曾做直肠血管瘤手术，2天前因发热、腹痛就诊。见图12-4-6。

图12-4-6　子宫前位，正常大小，双卵巢可见多囊泡状，宫颈欠清，在子宫左下方直肠与膀胱之间有一囊实性肿瘤8.0 cm×6.8 cm×6.6 cm，边界不清，形态不规则，部分大小不等的囊区呈蜂窝状，最大囊腔直径1.7 cm，肿瘤周边有高阻力血流信号，内部散在静脉血流信号。因有血管瘤病史，考虑直肠血管瘤浸润性生长到阴道的血管瘤可能性大

3. 阴道壁纤维瘤　因阴道内肿物影响性生活就诊，妇科检查阴道内实性肿物。

病例：祝某，20岁，2009年4月与2010年1月在外地两次手术为阴道壁韧带样型纤维瘤病。见图12-4-7。

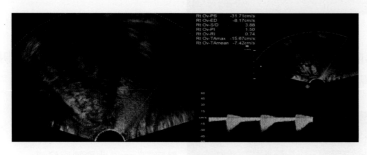

图12-4-7　阴道前壁不均低回声肿物范围8.4 cm×10.3 cm×8.0 cm，边界毛糙。阴道前壁肿瘤内RI：0.74，PI：1.50
提示：阴道前壁纤维瘤病

4. 阴道壁平滑肌瘤与肉瘤　少见，为阴道壁内实性结节状，形态规则，有包膜，有血流信号。

病例1：蔡某，52岁，查体发现阴道内实性肿物8个月，定期复查未见明显增大，排尿、排便无异常，行妇科检查，阴道直肠隔可及肿物约2 cm×2 cm×2 cm。见图12-4-8。

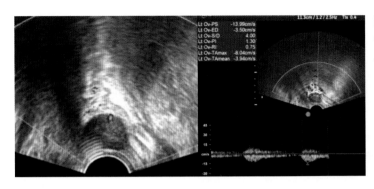

图12-4-8 阴道右后壁实性肿物直径2 cm，内有血流信号

手术：在阴道后壁完整取出实性肿物，内有螺旋状结构，送病理。

病理：阴道直肠隔肿物，符合平滑肌瘤。

病例2：韩某，52岁，绝经3年，阴道出血9天。妇科检查：阴道右侧壁上1/3可触及一直径约4 cm外突包块。见图12-4-9。

手术：阴道上端右侧直径4 cm肿物，质硬，剖面色黄白。

病理：阴道平滑肌肉瘤。

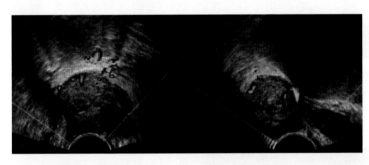

图12-4-9 子宫右峡部外突，膀胱外阴道顶端可见低回声结节3.7 cm×2.9 cm×2.8 cm

5. 阴道鳞状上皮癌 极少见。多发生在绝经后妇女。见图12-4-10。

6. 宫颈癌阴道转移 是宫颈癌晚期常见的病症，在宫颈癌晚期患者做超声检查时，一定要注意阴道受侵情况，阴道上1/3、2/3处有偏低不均实性回声，与宫颈病变紧连，有血流信号。

病例：左某，48岁，接触性出血半年，阴道检查宫颈呈菜花状。见图12-4-11。

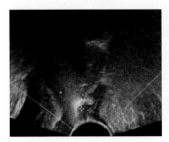

图12-4-10 阴道壁上实性、形态不规则偏低回声肿物，内有较多杂乱血管

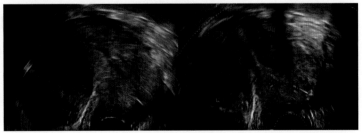

图12-4-11 宫颈前唇膨大。向下延到阴道前壁，阴道前壁增厚1.5 cm

提示：宫颈癌累及阴道前壁上段

7. **滋养细胞肿瘤** 阴道转移结节，有滋养细胞肿瘤史，HCG水平高，阴道壁结节呈蓝紫色，结节如较大时，易造成阴道出血。结节较小时，超声很难探测到，结节较大时，超声探测到阴道壁血流信号丰富的包块。

8. **转移瘤** 常见膀胱与直肠肿瘤转移。

病例：程某，59岁，阴道壁肿物切除术后23年，1年半前再次发现阴道壁肿物。见图12-4-12。

手术病理：符合高度危险性胃肠道外间质瘤（GIST）。

病例：董某，75岁，膀胱癌术后1年半，阴道间断性流血排液3月余，妇科检查阴道内菜花状肿物。见图12-4-13。

手术：阴道前壁与耻骨之间可及质硬糟脆组织，肿物大小约7 cm×6 cm，切除送病理。

病理：符合高级别尿路上皮癌转移。

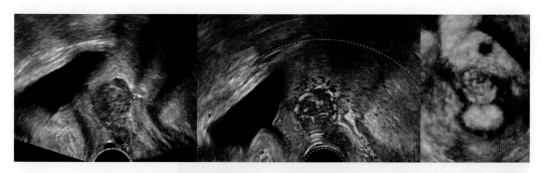

图12-4-12 阴道后壁形态不规则实性低回声肿物范围4.6 cm×2.7 cm×3.2 cm，与直肠界限欠清。内部血流信号RI: 0.63，PI: 0.93

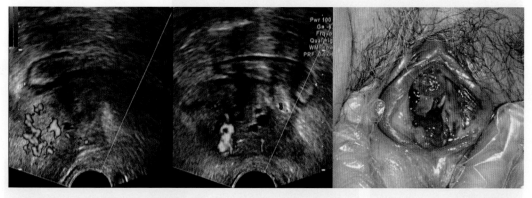

图12-4-13 宫颈下段至阴道内可见实性不均回声包块范围6.2 cm×5.1 cm×4.7 cm。阴道内实性包块血流信号RI: 0.54，PI: 0.77

第十三章 与妇科内分泌有关的超声特征

第一节 概述

妇女一生受大脑皮层、下丘脑、垂体、卵巢与靶器官等诸多内分泌因素影响，发生一系列生理与病理变化。妇科内分泌关系到女性青春期性发育、性成熟、育龄期的排卵、受孕，以及排卵障碍、闭经与异常子宫出血、卵巢功能早衰、更年期、绝经等。除了血液激素检查外，超声可协助临床诊断内分泌疾病。见图13-1-1。

不孕症是较复杂的内分泌疾病，不孕症的药物治疗也是针对内膜病变、卵巢功能障碍的。超声在不孕症中对内膜类型、了解窦卵泡数、监测卵泡发育到成熟排卵等均起到作用。

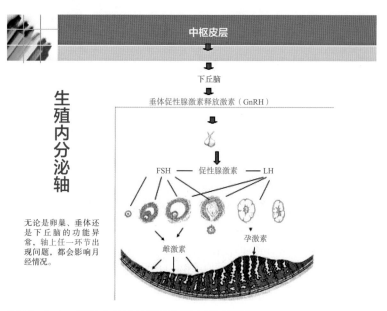

图13-1-1 妇科内分泌轴平面方面应用示意图

第二节 子宫内膜的分型与血流

一、子宫内膜的分型

子宫内膜受雌、孕激素影响有周期性变化，详细描述在内膜病变章节。在生殖领域目前应用子宫内膜超声分型，内膜和邻近肌层不同的回声反射被定义为内膜类型。Gonen分型标准将内膜分为三型。

A型：呈三线征，外层和中央为强回声线，外层与宫腔中线间为内层，呈低回声区，宫腔中线回声明显。见图13-2-1。

B型：子宫内膜均匀相对中高回声，内膜分层结构不清，两层内膜间宫腔线模糊，宫腔线回声中线断续不清，但与肌层分界清晰。见图13-2-2。

C型：均匀中等强度回声，无宫腔中线回声。见图13-2-3。

对于生殖内分泌学科，按此三型分类，有一定的指导意义。

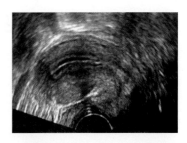

图13-2-1　A型：呈三线征

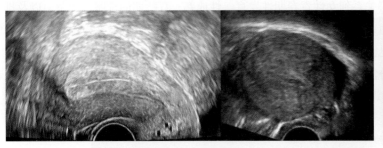

图13-2-2　B型：内膜由低回声向中等回声转换，宫腔线断续不清

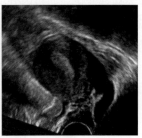

图13-2-3　C型：内膜完全呈中等回声

正常子宫内膜受卵巢及妊娠激素的影响可发生周期性和特殊的变化，宫内膜生长环境适宜与否是胚胎着床成败的关键，内膜异常可致不孕，内膜的厚度及结构与妊娠率关系密切：排卵时宫内膜厚度>6 mm、A型内膜腺体发育充分，腺体卷曲且有明显的间质水肿，有利于进入接受状态，孕酮受体B的表达在B型内膜中较高，故A、B型受孕率高。而内膜厚度<6 mm或>14 mm、呈高回声型的C型内膜，腺体和基质发育不充分，处于滞后状态，几乎不怀孕，胚胎植入失败的预测率为100%。

子宫内膜异常如下。

（1）内膜过薄，内膜厚度<0.6 cm，即使排卵正常，受精卵因缺乏内膜厚度而不能着床。

（2）内膜异常增厚，内膜厚度>1.6 cm，同样影响怀孕。

（3）如内膜和卵泡发育不同步，可用激素调整。

二、内膜血流多普勒表现

正常内膜由肌层放射状向内膜螺旋动脉灌注彩色血流信号。

子宫内膜血流灌注（能量多普勒）分为4型：

0型：内膜几乎无血流灌注；

1型：内膜基底层内可见血流灌注；

2型：血流到达功能层内膜；

3型：血流到达宫腔中央内膜。

内膜螺旋动脉血流灌注与受孕有很大关联，对早孕也起到支持作用。内膜血流灌注缺失，受孕几率低，受孕后约半数以上流产。见图13-2-4，图13-2-5。

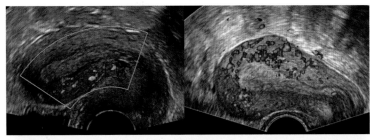

图13-2-4　无内膜血流灌注为0型，血流灌注不好，为1型

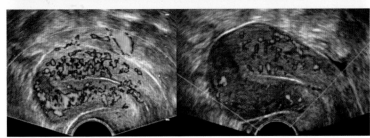

图13-2-5　内膜血流灌注好，为3型

三、内膜容受性

子宫内膜对胚泡的接受能力，即子宫内膜处于接受胚胎植入时期所具有的特殊状态，受严格的时间（正常月经21～22天，持续约48小时）和空间限制（种植窗，包括胚泡的定位、黏附与植入的过程）。子宫内膜容受性的超声参数包括解剖学参数（内膜厚度、内膜类型、内膜容积）和生理学参数（子宫动脉和内膜及内膜下血流参数、内膜蠕动等）。

子宫内膜蠕动波即内膜的不同部分沿某一方向依次收缩，类似波的传播，源于子宫内膜下平滑肌层收缩。多个研究表明，雌、孕激素受体在子宫肌层周期性表达，故子宫内膜蠕动波随月经周期发生改变。文献报道移植日内膜蠕动方式与妊娠结局密切相关，移植日正向运动或相对静止型，子宫内膜容受性较好，易于胚胎着床。

内膜波状运动包括：内膜无运动、正向运动、负向运动、相向运动、不规则运动等。

正向运动：宫颈向宫底运动。卵泡早期存在少量正向运动与较多的相向运动，负向运动消失。黄体中期，内膜运动频率减少，有利于孕卵着床。

负向运动：宫底向宫颈运动，月经期、分娩临产时明显。

第三节　超声监测卵泡成熟与排卵

一、卵巢的生理

卵巢是女性生殖腺，为一对扁椭圆形的性腺，产生卵子及性激素。育龄妇女卵巢体积一般为4 cm×3 cm×1 cm，呈灰白色；绝经后妇女卵巢萎缩。生殖细胞在出生时约40万个，一生中不可逆转地减少，分原始卵泡、窦前卵泡、生长卵泡、窦状卵泡和成熟卵泡，妇女一生只有成熟卵泡400～500个，直径18～24 mm，发生排卵。见图13-3-1。

不同时期的卵巢功能变化存在差异，排卵侧为功能侧卵巢。如育龄期，即从月经来潮到自然闭经，每月均受激素影响，均有卵巢功能侧窦卵泡发育、成熟卵泡、排卵、形成黄体、白体的过程；如妊娠为卵巢妊娠黄体。一旦绝经，卵巢萎缩，呈实性。

二、卵巢的周期性变化

1. 成熟卵泡的结构　卵巢内成熟卵泡的结构从外向内依次为：

（1）卵泡外膜：为致密卵巢间质组织形成；

（2）卵泡内膜：由卵巢皮质层间质细胞演化而来的多边形细胞形成，血管丰富；

（3）颗粒细胞：立方形，与卵泡内膜层间有一层基底层，无血管；营养来自于卵泡内膜；

（4）卵泡腔：腔内充满颗粒细胞分泌的清亮液体—卵泡液；

（5）卵丘：颗粒细胞包绕卵细胞，突出于卵泡腔，形成卵丘；

（6）放射冠：直接围绕卵细胞的一层颗粒细胞呈放射状排列；

（7）透明带：在放射冠与卵细胞之间还有一层很薄的透明膜。见图13-3-2。

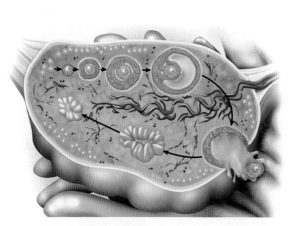

图13-3-1　卵巢示意图

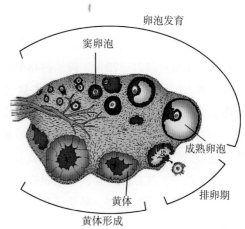

图13-3-2　卵巢内卵泡示意图

2. 排卵　排卵是卵细胞和它周围的颗粒细胞一起被排出的过程。

3. 黄体形成及退化　排卵后，卵泡液排出，卵泡腔内压下降，卵泡壁塌陷，形成皱褶，卵泡壁的颗粒细胞和内膜细胞向内侵入，周围由结缔组织的卵泡外膜包围，共同形成黄体。若卵子未受精，黄体在排卵后9～10日开始退化。黄体细胞逐渐萎缩变小，组织纤维化，外观色白称白体。

三、超声常规进行卵巢评估、监测卵泡发育与排卵

1. 监测时间　在备孕妇女与内分泌失调的患者中进行。

（1）在月经期第二天，超声对窦卵泡计数，了解卵巢的储备功能。窦卵泡计数低至4～10个，提示卵巢储备功能减退。

（2）月经规律的备孕患者：在月经周期第9、11、13、14天至排卵日行B超检查。

（3）月经周期不规则的患者：可几个月停经后阴道不规则出血，淋漓不断，造成贫血，这样

的患者可先观察卵巢的大小，根据卵巢内的卵泡大小来判断超声探测时间。卵泡1.2 cm以下可三天或一周复查一次；卵泡＞1.5 cm，应每天监测一次，直至排卵。

2. 监测内容

（1）成熟卵泡：圆形＞1.8 cm，透声性好、张力好，突出于卵巢表面，可见卵丘（82%）。正常排卵时，卵泡大小为2.05±0.35 cm，排卵前4～5天卵泡每天平均增长0.21±0.11 cm；超排卵周期中卵泡每天平均增长0.26±0.17 cm，排卵时卵泡平均直径2.24±0.24 cm。见图13-3-3。

（2）卵泡发育大小：正常排卵时，卵泡大小为2.05±0.35 cm，排卵前4～5天卵泡每天平均增长0.21±0.11 cm。

（3）卵泡生长率：自然周期为1.7～3 mm/d，促排卵周期为2.5～2.7 mm/d；超排卵周期中卵泡每天平均增长0.26±0.17 cm，排卵时卵泡平均直径为2.24±0.24 cm。

（4）排卵表现：卵泡消失，卵泡缩小、塌陷，直肠子宫陷凹有积液，内膜回声增强由三线状变为中等回声，内膜增厚＞6 mm。见图13-3-4。

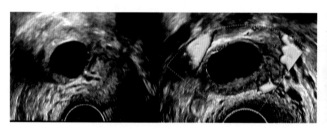

图13-3-3 卵泡圆形，透声性好、张力好，突出于卵巢表面

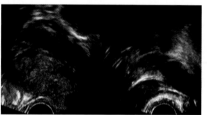

图13-3-4 卵泡缩小、塌陷，边缘毛糙

四、卵巢血管与血流频谱

有条件的地方要同时测卵巢动脉与滤泡、卵泡周边血流频谱。卵巢动脉频谱受血清内激素水平的影响。排卵前体内雌激素水平急剧升高，使血管紧张素水平升高，它有促血管生成的作用，促使滤泡期血管生成，功能侧卵巢内滤泡旁有低阻力频谱，体现有新生血管出现。

1. 滤泡早期　为功能侧卵巢动脉典型的低速高阻血流频谱。

2. 排卵前期　出现滤泡周围血流信号，测到血流阻力逐渐下降的频谱。

3. 排卵日　卵巢动脉与卵泡边缘测到血流阻力指数最低的频谱，RI值为0.43±004。

4. 排卵后　卵巢动脉血流阻力指数立即上升至0.49±0.02。

正常妇女的卵巢动脉RI在排卵前一天开始下降，排卵时达最低点，之后上升，经前恢复。无排卵性不孕症RI值一直维持一种水平。

五、常见排卵的类型

（1）正常排卵型：最大卵泡直径≥1.8 cm，＜3.0 cm，排卵时主卵泡消失。

（2）小卵泡排卵型：主卵泡＜1.6 cm，排卵时主卵泡消失。

（3）未破裂卵泡黄体化型：黄体化不破裂卵泡发生率为10%～32%，主卵泡＞1.5 cm，持续存在并继续增大，无排卵征象，卵泡持续长大＞3～7 cm，卵泡内出现低回声网格化。

（4）小卵泡黄体化型：主卵泡<1.5 cm，持续存在，无排卵征象。

六、卵巢过度刺激综合征

卵巢过度刺激综合征（OHSS）是一种严重的医源性疾病，与促排卵药物有关。在不孕患者中，由于种种原因造成排卵障碍，而用大量激素，一方面可以使卵巢内有大量成熟卵泡，另一方面，又会造成卵巢过度刺激综合征。见图13-3-5。

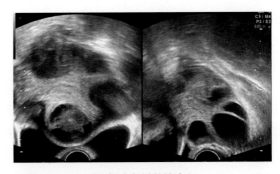

图13-3-5　卵巢过度刺激综合征

以前在未掌握药物剂量应用时，接受促排卵的患者中有1/5的发生率，其中，轻度占8%～23%，中度在7%以下，重度较少，须住院治疗，有生命危险，随着医疗技术水平的提高，这种现象已改观，卵巢过度刺激综合征发生率明显降低。根据临床表现与辅助检查，将OHSS分为轻、中和重度：

轻度：卵巢增大<5 cm，伴轻度下腹部不适；

中度：卵巢增大5～10 cm，体重增加，伴恶心、呕吐等消化道症状；

重度：卵巢增大>10 cm，多囊泡多房征，大量腹水、胸腔积液，少尿和血液浓缩，肝、肾功能异常，全身水肿；极重度者，不及时抢救，可造成肝肾功能衰竭，死亡。

第四节　妇科内分泌病变

一、卵巢不敏感综合征

卵巢内有众多始基卵泡，但对高水平促性腺激素缺乏反应，极少数发育到窦状卵泡；病因至今不清，可能由于卵巢缺乏促性腺激素受体或促性腺激素受体变异或卵巢局部调节因子异常导致，使用外源性促性腺激素很难使卵泡发育、排卵。

超声特征：双卵巢体积较同龄人小，内有少数几个卵泡，均<1 cm，用激素刺激后无明显变化，连续监测无成熟卵泡。

二、多囊卵巢综合征

多囊卵巢综合征（PCOS）是一种高度异质性的疾病，是由多方面异常引起的育龄女性最常见的内分泌紊乱综合征，因下丘脑-垂体-卵巢轴的平衡失调引起，有高雄激素血症临床症状。

育龄妇女中的患病率：5%～10%（保守估计）。妇科内分泌临床：闭经女性占25%；稀发月经者占85%，其临床表现多样化，典型的表现为：高雄激素血症和LH/FSH增高，LH的异常升高是生殖功能障碍的根本原因。LH异常升高，使游离雄激素升高，持续无周期性刺激，异常反馈信号至下丘脑，使患者无排卵、不育，并出现不同程度的月经异常（如稀发、量少、闭经、功能失调性子宫出血）；即使妊娠也易于流产。由于无孕酮对抗，使子宫内膜过度增生，以至成为内膜腺癌。

典型的表现为：不孕、多毛（17%～83%）、痤疮（30%）、肥胖（50%）等，伴有随年龄增长而日益明显的胰岛素抵抗或高胰岛素血症和高脂血症。

1. PCOS的诊断标准

（1）2003年欧洲人类生殖与胚胎学学会（ESHRE）和美国生殖医学会（ASRM）的会议上将PCOS的诊断标准如下：

①稀发排卵或无排卵造成的月经不调；

②临床上的或实验室的高雄激素表现；

③超声显示卵巢多囊状态：每侧卵巢中可见直径2～9 mm的卵泡≥12个，卵巢体积10 ml。

符合以上三条中的两条，并除外其他疾病（如先天性肾上腺增生、分泌雄激素的肿瘤及库欣综合征），即可诊断。

（2）2011年卫生部根据ESHRE和ASRM修订的新标准：

①有排卵障碍：月经稀发、闭经、不孕等；

②多毛、痤疮或血浆睾酮＞0.6 nmol/L；

③B超检查可见卵巢增大，并沿皮质分布12个以上直径＜10 mm的小卵泡；

④除外其他内分泌疾病。

2. 多囊卵巢的超声特征

（1）双侧卵巢增大。

（2）卵巢内均为＜1 cm的卵泡，一个视野≥12个卵泡，卵泡的分布呈串珠状或渔网状。

（3）卵巢间质回声增强，双侧对称。

（4）卵巢内血管增多，在中间呈条状。观察多囊卵巢综合征的卵巢动脉变化，发现与正常人相比血流量明显减少，孕酮（P）值明显提高。卵巢血循环减少可能是卵巢内雌激素合成减少之故。激素的合成障碍对循环的减弱和卵巢动脉阻力指数的增加是有影响的。

（5）三维超声容积测量：内膜容积、双侧卵巢体积、卵巢内卵泡数量、单个卵泡体积等。

3. 目前临床上较常用的诊断标准　B超检测每侧卵巢中可见直径2～9 mm的卵泡≥12个，卵巢体积10 ml；早卵泡期或闭经期（B超下无优势卵泡）LH/FSH≥2 IU/L或血睾酮（T）≥22 nmol/L，或雄烯二酮（A）≥9 ng/mL；下列一项或多项症状：月经不调（月经稀发、闭经等）、不孕、多毛、肥胖等。

超声特征：20%～40%的卵巢正常大小，60%～80%的卵巢增大，一侧或双侧卵巢一个视野＞12个卵泡，多囊泡性改变，卵泡小于9 mm，卵巢间质回声增强。见表13-1，图13-4-1。

表 13-1　多囊卵巢与正常妇女卵巢对比的超声特征

	卵泡期体积	卵泡数	卵泡直径	间质回声增强
正常妇女	5.4 cm	5	5.9 cm	10%
PCOS	9.8 cm	9.8	3.8 cm	94%

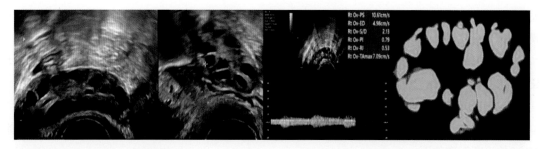

图13-4-1　双卵巢多囊样改变

因超声只是三项中的一项，故超声检查只能提示双卵巢呈多囊泡状改变，不能直接诊为多囊卵巢。B超多囊卵泡征只是临床多种体征中的一种，若不伴有排卵异常或高雄激素血症，则不是PCOS。正常妇女中有23%有多囊卵泡，在服避孕药的妇女中，有14%的人B超有多囊卵泡征。

4. **鉴别诊断**　双卵巢多囊泡状改变与多囊卵巢不一样，卵巢多囊泡征是年轻女孩卵巢中常见的特征。卵巢在胎儿期存在大量的始基卵泡，约（6～7）× 10^6 个，新生儿期卵巢大约有200万个始基卵泡。青春前期与青春期初级卵母细胞约20万～30万个，而一生排出成熟卵细胞只有400个。青春期由于垂体功能不健全、不完善，FSH/LH分泌不定期，始基卵泡至窦前卵泡，在小剂量的激素刺激下，形成小卵泡，由于无足够的FSH，小卵泡萎缩、闭锁。当下丘脑-垂体功能完善时，周期分泌足量的激素，窦卵泡在FSH/LH共同作用下，卵泡增大达1.8 cm以上，成熟并排卵。临床常见刚排完卵后或下次月经来潮后几天内，双卵巢内有<1 cm多个卵泡，但无>1 cm的卵泡，从声像图上与多囊卵巢相似，此时若女孩自诉月经周期长，易诊断为多囊卵巢。这种情况时卵巢并不大，也无高雄激素血症的一系列症状，故报告应写为"双卵巢多囊泡状改变"更合理。一定要注意结合病史，有多毛、肥胖、闭经等临床症状与血化验FSH/LH指标异常，才能诊断PCOS。

三、原发性闭经

原发性闭经：超过13岁，第二性征未发育，或者超过15岁，第二性征已发育，月经未来潮者，均应诊断，约占5%。其原因有先天性卵巢发育不全或缺如；各种染色体异常导致的生殖道畸形，如睾丸女性化综合征——X连锁隐性遗传病（XO/XY性腺发育不全、XX单纯性腺发育不全）、特纳综合征（先天性卵巢发育不全）、MRKH综合征、酶缺陷型（XX 17-羟化酶缺乏、17，20碳链裂解酶缺乏、芳香化酶缺乏）等导致下生殖道发育异常性闭经或卵巢抵抗综合征（第二性征发育，无卵泡发育）。

1. **特纳综合征**　45XO及嵌合体，发病率：新生女婴中发病率为0.2%～0.4%，或2500～5000中即有一名患者，卵巢呈条索状性腺：临床症状有身体矮小、性发育幼稚、蹼状颈、肘外翻和闭经。

2. **生殖道下段闭锁（假性闭经）**

（1）处女膜闭锁：子宫、卵巢回声正常，在阴道部可见非纯囊管状回声，积血过度，可造成宫颈、宫腔、输卵管、腹水。

病例：李某，15岁，智力障碍，因腹痛就诊，超声所见：阴道宫颈管内均有非纯囊液，追问病史，无月经来潮，妇科检查处女膜蓝染、膨胀。见图13-4-2。

故局麻下做处女膜"X"切开，约50 ml巧克力液涌出。

复查超声子宫，阴道恢复正常，无积液。电话访问，此女孩以后每月有月经来潮。

（2）阴道、宫颈闭锁：闭锁的上方有子宫腔非纯囊积液或有正常子宫，闭锁处呈实性条状中低回声，无阴道"三明治"气线或宫颈内膜线性回声。曾有一病例，患者21岁，从未月经来潮，超声宫颈阴道处均呈实性无"三明治"气线，宫颈内膜线性回声，而子宫正常，有中等回声，内膜厚0.6 cm，双卵巢正常，腹股沟、腹腔内均未发现睾丸。超声提示阴道闭锁。

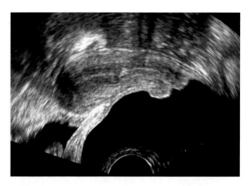

图13-4-2　子宫卵巢正常，阴道内非纯囊液

（3）先天性卵巢发育不全或缺如：双侧卵巢探测不到或偏小实性。

四、继发性闭经

正常月经周期建立后，月经停止6个月或3个周期以上。正常月经依赖于下丘脑-垂体-卵巢功能轴的正常功能，任何一个环节的功能异常均可导致闭经。包括下丘脑性闭经、垂体性闭经、卵巢性闭经和子宫性闭经。

闭经是一种症状，由极复杂的原因导致。

1. 生理性闭经　青春期前、妊娠期、哺育期、绝经期、服药（口服避孕药）等。

2. 病理性闭经

（1）宫内膜损伤：宫腔粘连（Asherman综合征）、结核感染、物理损伤、放疗、子宫内膜反应不良、哺乳期过长等。

超声特征：子宫正常大小或稍小，内膜菲薄，粘连处内膜呈线状强回声，不粘连处可有少量宫腔液性分离。

（2）垂体梗死：席汉综合征：产后大出血，产妇在短期内失血过多，造成贫血性休克、脑垂体缺血坏死、垂体功能不全、失去合成LH及FSH等激素的能力，导致低促性腺激素性闭经。垂体肿瘤；空泡蝶鞍综合征；垂体单一促性腺激素缺乏症；颅咽管瘤。

超声特征：子宫缩小，内膜线状，双卵巢小呈实性。

（3）卵巢手术：双卵巢切除后卵巢功能急性丧失，一侧或部分卵巢切除可能使剩余卵巢组织功能寿命变短。物理性损伤：放疗和化疗对卵母细胞有损害，可导致卵巢功能衰退。

超声特征：子宫正常大小，内膜薄，双卵巢小实性或探查不到。

（4）精神型下丘脑功能性闭经：体内外各种刺激通过大脑神经内分泌系统的多种渠道，直接或间接地干扰下丘脑-垂体-卵巢功能轴，通过交感神经引起应激反应，在下丘脑形成β-内啡肽，使促性腺激素释放激素水平下降，LH水平下降，雌激素分泌减少，畏惧妊娠，造成闭经。

（5）减肥至神经性厌食症：是一种精神神经内分泌紊乱性疾病。中枢神经系统对体重下降极为敏感，涉及中枢和外周多个内分泌腺体的变化，LH、FSH、雌二醇（E2）、T低，往往伴随抑郁症与遗传、精神因素、心理障碍和营养状况低下均有关。单纯体重下降至标准体重的15%~25%时，导致闭经。

（6）高催乳血症（闭经泌乳综合征）：下丘脑、垂体肿瘤均使血中催乳素异常升高，导致闭经，乳腺有乳汁分泌。

超声特征：子宫各径线值均小，内膜薄，卵巢小，呈实性或卵巢内卵泡小、个数少。

五、性早熟

性成熟（PP）的开始年龄显著提前。临床上以女童乳房发育的年龄较正常人群提前2个标准差为标准，女孩在8岁以前出现第二性征（乳房发育）或9岁前月经来潮，可以诊断。临床上分为真性（依赖于GnRH）性早熟和假性（不依赖于GnRH）性早熟。

超声探查：卵巢比同龄孩子增大，内有卵泡发育至成熟卵泡，一般卵巢内有多于4个滤泡、大小<9 mm的多发性滤泡囊肿，子宫也同时增大，内膜增厚。

注意探查有无肾上腺肿瘤，有无与卵巢分泌雌激素有关的肿瘤（如颗粒细胞瘤、性腺母细胞瘤）。

六、卵巢功能早衰

卵巢功能早衰（POF）是指女性40岁前由于卵巢功能衰退引发的闭经现象，伴有雌激素缺乏症状；激素特征为高促性腺激素水平，特别是FSH升高，FSH>40 IU/L，伴雌激素水平下降；与遗传因素、病毒感染、自身免疫性疾病、医源性损伤或特发性原因有关。卵巢合成性激素功低下，降低下丘脑-垂体轴负反馈作用，使促性腺激素水平升高，升高的促性腺激素又可能加速卵泡的耗竭。近年发现25%的患者在1~5年内有卵泡生长，其中60%有卵泡活性，能分泌低水平雌激素。超声预测闭经患者的卵巢储备，对早期诊断及治疗意义重大。

超声特征：子宫缩小、卵巢萎缩偏实性或两侧卵巢内只有两三个小卵泡，卵泡直径<5 mm。

超声结合激素水平测定，早期诊断卵巢功能早衰后应用雌、孕激素治疗，可降低FSH，以制止无效的卵泡消耗过程，从而保留更多的卵泡，可增加生育机会。

对有生育要求的患者，用超声动态定期探测激素治疗诱导排卵的效果，如有效，卵巢可对激素有反应，卵泡生长并排卵；如对药物不敏感，卵巢内的卵泡并不增大排卵，为不可逆性。

七、异常子宫出血（功能性子宫出血）

异常子宫出血（AUB）是指与正常月经的月经周期频率、周期规律性、经期长度、经期出血量四要素中任何一项不符的、源自子宫腔的异常出血。

AUB按发病原因分为结构性原因与非结构原因两种。结构性原因：子宫内膜息肉、子宫腺肌病、子宫肌瘤、子宫内膜不典型增生与内膜恶变。非结构原因：全身凝血功能障碍、排卵功能障碍、子宫内膜局部异常、医源性与未分类AUB。以下着重描述由于内因或外因的影响，引起调节生殖的神经内分泌主要是下丘脑-垂体-卵巢功能轴各部位内分泌的释出或相互调控异常，导致的异常子宫出血，此出血与全身及生殖道本身器质性病变无关。

1. 无排卵型功能失调性子宫出血分类

（1）青春期功能失调性子宫出血：主要由于丘脑下部、垂体、卵巢之间尚未建立稳定的周期性调节，尤其对雌激素的正负反馈有缺陷，垂体分泌FSH/LH持续低水平，卵巢内卵泡虽有大量卵泡生长，但不排卵，致使卵泡发育到一定程度就发生退行性变，形成闭锁卵泡。据报道，月经初潮1年内约80%为无排卵月经；初潮内2～4年内30%～50%为无排卵月经。

临床表现：青春期少女月经紊乱，周期、经期长短不一，经量时多时少，有时停经几个月后，大量阴道出血，造成贫血。

病理常见类型：

· 增生期内膜；

· 内膜增生（单纯性增生、复合性增生、非典型增生）。

（2）更年期功能失调性子宫出血：围绝经前妇女卵巢功能减退，卵泡逐渐耗尽，雌激素分泌量减少，垂体负反馈作用减弱，致使垂体促性腺激素水平增高，FSH>LH水平，不能形成排卵前LH高峰，不能排卵。

无排卵功能失调性子宫出血要由于单一雌激素长期刺激子宫内膜，子宫内膜增生过长，如卵泡闭造成雌激素突破性出血。

临床表现：无明显周期，间断性少量长期阴道出血；也可短期闭经后，大量长期阴道出血。

病理常见类型：

· 萎缩型子宫内膜；

· 内膜增生（单纯性增生、复合性增生、非典型增生）。

2. 排卵型功能失调性子宫出血分类　发生在育龄妇女，有排卵，但黄体功能异常。

（1）黄体功能不足：月经周期中，有排卵，但黄体期分泌孕激素不足或黄体过早衰退，导致子宫内膜分泌不良，月经周期缩短，经前淋漓出血。

（2）黄体萎缩不全，有排卵，黄体发育良好，但萎缩过程延长，导致子宫内膜不规则脱落、经期延长。见图13-4-3。

其他辅助检查：

· 基础体温测定：无排卵型功能失调性子宫出血为单向体温；有排卵型为排卵后体温上升0.3～0.5℃的双向体温，维持14天；

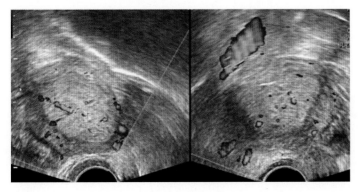

图13-4-3　子宫、卵巢无肿瘤，回声正常。内膜增厚，回声不均内掺杂小囊区或有非纯囊液性分离，内膜边界清晰，一般内膜内少量血流信号

• 诊断性刮宫：无排卵型功能失调性子宫出血内膜为增殖期；有排卵型功能失调性子宫出血为分泌期内膜；

• 宫颈黏液：无排卵型功能失调性子宫出血宫颈黏液稀薄，能拉长丝状，有羊齿状结晶；有排卵型功能失调性子宫出血，宫颈黏液稠厚，可见椭圆小体；

• 阴道脱落细胞学检查：雌激素水平高，为表面脱落细胞；雌激素水平低，以中底层细胞多见；

• 生殖内分泌测定：血清FSH、LH、E、P、T、催乳素（PRL）、抗苗勒管激素（AMH）等水平测定；

• 血常规化验：待除外血液病。

第十四章 绝经后妇女常见病变

第一节 绝经后妇女生理变化概述

随着人们寿命的增长，我国人口老龄化问题日益突显。目前中国老年人口有1.34亿，预测2025年将增至2.84亿。妇女随年龄增长，超过40岁以后，自然闭经一年为绝经。从绝经到死亡仍有几十年的寿命。绝经后由于内分泌变化，子宫、卵巢随激素水平下降而萎缩，约70%的人会出现时间长短不一的更年期症状，此时是肿瘤易发敏感期。为及时发现老年人子宫内膜变化、子宫肿瘤的变化、绝经后卵巢可及综合征（PMPO）、应用外源性激素后的变化，及是否发生卵巢正常大小的原发性上皮癌或早期卵巢癌，阴道的超声检查是非常必要的。首先宣传让其了解绝经后妇女盆腔进行普查的必要性，阴道超声是重要的检查手段，并且能达到预期的目的。对正常子宫、子宫内膜、卵巢大小可探测清晰；对异常子宫或卵巢，患者治疗方案的选择；进行激素替代疗法（HRT）患者的子宫卵巢的改变均有指导意义。

一、子宫与内膜

1. 绝经后妇女子宫大小　正常萎缩子宫三径之和应小于11 cm，子宫厚度小于3 cm；萎缩欠佳子宫三径之和在11～15 cm之间；三径之和大于15 cm为子宫增大。见图14-1-1。

2. 子宫肌壁间特点　随着绝经时间增长，肌壁间外1/3弓状血管层钙化，形成半周或一周高回声斑点或斑块，有时宫腔少量积液。见图14-1-2。

3. 宫颈　宫颈厚度小于2.2 cm，宫颈管内膜欠清晰，长度与子宫体基本相等。宫颈与宫体比例1∶1或1.5∶1。

4. 子宫内膜变化　两层内膜变薄，紧粘在一起形成细线或双线状回声偏强，周围有一层低回声晕，正常内膜厚度小于或等于0.4～0.5 cm。宫腔积液形成：随着绝经时间增长，宫腔两层内膜之间长出现液性分离，一般在0.1～0.5 cm。血流信号：子宫血流信号减少，内膜测不到血流信号。

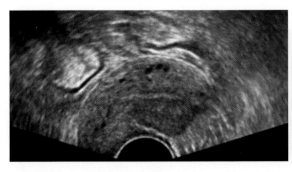

图14-1-1　子宫后位，萎缩

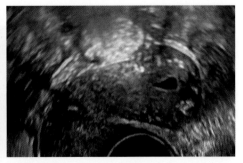

图14-1-2　子宫肌壁间外1/3弓状血管层
可见高回声斑点为血管钙化，宫腔少量积液

5. 宫腔可少量积液　从阴道超声探查中发现绝经时间越长，宫腔少量积液越普遍。见图14-1-3。

6. 子宫动脉血流频谱　据报道，绝经后妇女子宫动脉血流阻力指数明显高于绝经前妇女，舒张期血流缺失与年龄无关，与绝经年龄有关：

绝经1～5年，15%的妇女子宫动脉缺乏舒张期血流；

绝经6～10年，31%的妇女子宫动脉中舒张期血流中断；

绝经＞10年，72%的妇女缺乏舒张期血流。

绝经后用HRT的妇女，子宫动脉PI值降低。

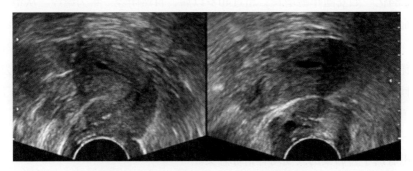

图14-1-3　子宫前位，单层内膜0.1 cm，液性分离0.2 cm

二、卵巢

（1）绝经后妇女的卵巢应萎缩成实性无卵泡。经阴道超声检查的超声特征：萎缩的卵巢呈内无囊泡，边界光滑，均匀低密度实性回声，直径＜2.0 cm。见图14-1-4。

（2）绝经5年内卵巢内有1～2个卵泡，每个卵泡直径小于1.0 cm，也属于正常可观察现象。见图14-1-5。

三、盆腔血管

大多数盆腔血管无异常变化，但有的患者由于长期坐卧不活动，重力的关系导致静脉回流不畅、盆腔充血，可见子宫旁血管扩张、纡曲，静脉淤张，管径大于0.5 cm，重者可深达双侧盆壁，以静脉频谱常见。

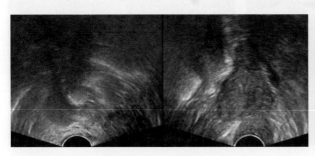 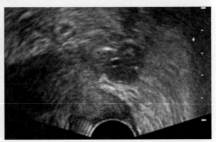

图14-1-4　双侧卵巢呈均匀低密度实性回声　　　　图14-1-5　左卵巢内可见一个囊区
　　　　　　　　　　　　　　　　　　　　　　　　　　　　　直径0.2 cm

第二节 绝经后易患疾病与肿瘤

一、子宫疾病

1. 宫腔积液积脓 这是由于激素水平下降，阴道宫颈萎缩，宫颈内口粘连造成。因有宫腔积液单层内膜衬托清晰，如果单层内膜0.1~0.2 cm，回声中等，外有低回声晕，属于正常现象，但一般宫腔积液不超过0.5 cm。如果宫腔积液增多>1 cm，同时伴有内膜增厚，薄厚不一，宫腔内出现中等回声团或宫腔回声团内掺杂多个小囊区，此时需宫腔镜检查或诊断性刮宫，协助鉴别诊断宫腔息肉或内膜癌。如果宫腔积液呈非纯囊性或液体内有散在的强回声点漂浮，子宫也随之增大，宫腔积脓的可能性大，需行扩宫、诊断性刮宫，了解液体性质。老年人敏感性差，对宫腔大量积脓反应差，有时因宫腔过度积液可造成子宫破裂。见图14-2-1。

我院报道通过经阴道彩色多普勒超声检查对绝经后妇女宫腔病变结果综合分析，提高绝经后妇女宫腔病变的早期诊断率，为进一步诊疗提供理论依据。于2011年4月至2012年5月间的2838例绝经后妇女进行经阴道彩色多普勒超声检查，记录并分析宫腔病变的发病情况。结果：在2838例患者中，宫腔积液635例（发生率为22.4%）；宫腔病变305例（发生率为10.7%），其中内膜息肉245例，内膜癌27例，内膜增生32例，内膜间质肉瘤1例。阴道彩色多普超声检查宫腔病变的诊断符合率为86.2%。见图14-2-2。

2. 绝经后肌瘤变性 绝经后原有的子宫肌瘤随激素减少而应逐渐缩小，可伴钙化。但较大的肌瘤难以缩小，追踪观察中，肌瘤不缩小反而增大，肿瘤中间出现液性囊区，是肿瘤变性，应考虑手术。

病例：陈某，56岁，子宫肌瘤10年，绝经4年，发现盆腔肿瘤20天。见图14-2-3。

手术：宫底左后壁带蒂囊实性肿物直径8 cm，左输卵管系膜内包裹性积液范围4 cm×3 cm。

病理：平滑肌瘤伴水肿及囊性变，局灶细胞丰富。

3. 绝经后阴道出血 绝经后子宫内膜萎缩≤4 mm，因内膜萎缩造成阴道出血是常见的现

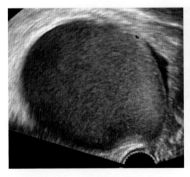

图14-2-1 子宫前位10.5 cm×9.5 cm×8.9 cm，表面平，回声不均，宫壁厚0.2 cm，宫腔非纯囊液性分离范围9.4 cm×8.7 cm×7.7 cm

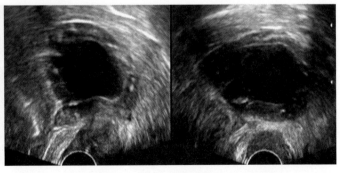

图14-2-2 子宫前位，宫壁散在强回声，单层内膜0.1 cm，宫腔液性分离1.3 cm

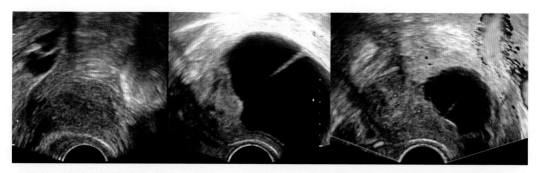

图14-2-3 子宫左侧囊实性包块7.1 cm×6.4 cm×5.8 cm，内偏实性区直径3.5 cm，内偏囊区直径5.9 cm

象（50%～75%）。由于内膜功能层萎缩，子宫内膜/肌层交界处菲薄的基底层，下方的肌层血管暴露在外引起。如内膜增厚≥5 mm，边缘毛糙，伴阴道不规则出血，要高度警惕内膜病变。其中子宫内膜增生占绝经后阴道出血的4%～8%，无拮抗的雌激素刺激导致内膜腺体增生。其次长期无孕激素拮抗，造成根据腺体与间质结构以及核异型性，增加内膜非典型增生与内膜癌的发生率。

病例：陈某，82岁，绝经27年，阴道不规律出血2年，加重2个月。诊刮为内膜腺癌。见图14-2-4。

4. 绝经后激素水平低　阴道内环境改变，免疫力低下者同样易受HPV病毒侵犯而患宫颈癌。

病例：艾某，64岁，绝经15年，阴道不规则出血9个月。见图14-2-5。

手术病理：宫颈中–低分化鳞状细胞癌（非角化型）。

二、绝经后妇女卵巢变化

绝经后妇女卵巢应是实性萎缩型或内有一至两个囊泡，囊泡<1 cm。如发现卵巢增大、囊腔

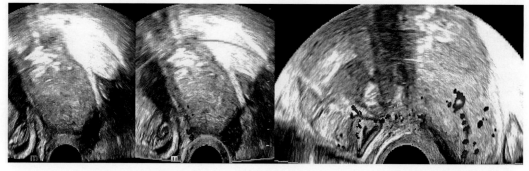

图14-2-4 子宫前位形态不规则7.0 cm×5.3 cm×4.8 cm，表面不平，回声不均，在底部有突起包块，宫腔内可见偏实性不均回声区范围6.9 cm×4.2 cm×3.9 cm，已达浆膜层，在偏宫腔底部可见散在强回声。宫颈厚3.0 cm，宫内内口开大直径1.8 cm，内可见偏实性不均区直径1.2 cm。双卵巢显示欠清

提示：子宫增大，内膜增厚不均待查（肿瘤侵肌？累及宫颈？）

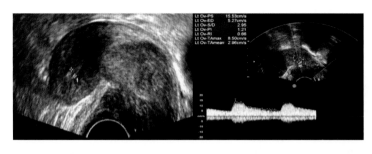

图14-2-5　子宫前位3.0 cm× 3.2 cm×2.3 cm，表面平，回声不均，内膜中等0.3 cm。宫颈形态不规则5.6 cm×4.0 cm× 4.3 cm，宫颈血流信号丰富RI: 0.66，PI: 1.21

增大、卵巢内有极低回声实性区，都是早期卵巢肿瘤的表现，阴道超声可探及。因为绝经后妇女激素水平极低，一旦发生卵巢增大，生理性肿瘤很少，良、恶性肿瘤比例增高，可患正常大小卵巢的卵巢癌综合征。由于卵巢深居盆腔，体积小，患者缺乏典型症状，难以早期发现，故定期查体、早期发现卵巢肿瘤是妇科超声的重点研究课题。如超声当时不能确定是否为肿瘤，一定要让患者复查，以免贻误治疗时机。

1. 卵巢小肿瘤（≤5 cm）的超声特征　良性上皮性肿瘤一般为单房或多房性囊肿，≤5 cm，内兼有小实性乳头，无明显血流信号。

2. 卵巢实性肿瘤　卵巢性索间质肿瘤中的纤维瘤，卵巢呈实性回声尚均，后可伴明显声衰。

卵泡膜细胞瘤，质均，后方透声好，可有少量腹水，血流信号少。成熟畸胎瘤呈囊实性、内有偏强回声光点或团，可后伴声影，无腹水，无明显血流信号。

病例1：揣某，65岁，绝经11年，绝经后无异常出血及异常阴道排液。患者自诉1年前因泌尿系感染于门诊就诊。见图14-2-6。

病例2：黄某，55岁，患者1个月前突然出现腹痛，剧烈疼痛难忍，伴下腹胀，排尿困难，小便量少，无恶心呕吐，就诊于当地县医院，妇科B超提示"盆腔包块"。见图14-2-7。

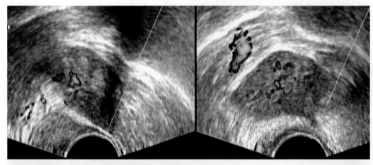

图14-2-6　右卵巢实性肿物 3.3 cm × 1.5 cm × 1.4 cm 手术病理：卵巢腺纤维瘤

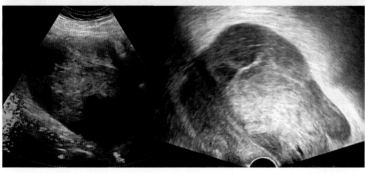

图14-2-7　子宫左侧外可见以实为主囊性不均回声肿物范围15.1 cm × 11.9 cm × 7.9 cm，内疏松囊区最大直径2.7 cm，此肿物与子宫粘连。盆腔肿物内血流信号RI: 0.43，PI: 0.60，无腹水

提示：卵巢囊实性肿物

术中见左侧卵巢囊实性肿物约15 cm×12 cm×8 cm，质地略糟脆，呈褐色，与子宫后壁、直肠粘连。病理：卵巢纤维卵泡膜瘤伴大片出血梗死，残留肿瘤细胞较丰富，细胞无明显异型，核分裂象少见（1～3个/10 HPF）。

3. 上皮性恶性肿瘤　是绝经后妇女最常见的卵巢肿瘤，其超声特征可见卵巢正常大小的卵巢癌综合征或卵巢增大，表面不平，肿物囊实性回声不均，边界欠清，肿瘤内部血流信号丰富杂乱，有低阻血流信号，外有转移灶，后穹窿、腹膜均有增厚、大网膜瘤饼，大量腹水等。

病例1：苍某，73岁，绝经25年，查体发现卵巢肿物。见图14-2-8。

手术病理：双卵巢浆液性腺癌ⅢC期G2。

病例2：刘某，59岁，绝经6年，发现卵巢肿物1天，2007年曾发现甲状腺癌。见图14-2-9。

手术病理：右卵巢黏液腺癌ⅢC期G2。

总结绝经后卵巢肿瘤病例中，术中发现卵巢恶性肿瘤有小于4 cm，最小的卵巢癌卵巢大小为2.5 cm×2 cm×1 cm，卵巢表面有结节或乳头，盆、腹腔内有广泛的粟粒状结节，大网膜呈瘤饼状，有远处转移。尽管卵巢正常大小的卵巢癌综合征患者的卵巢<3 cm，术中发现均为卵巢癌Ⅲ期，5年生存率低。绝经后卵巢可及综合征中，上皮性肿瘤发病率仍占首位。故认为如果在绝经后，阴道超声探查到卵巢大于2.5 cm，虽然肿物为囊性、包膜完整、内壁光滑，但在严密观察下，几次复查均持续存在未缩小者，也要考虑腹腔镜手术探查。

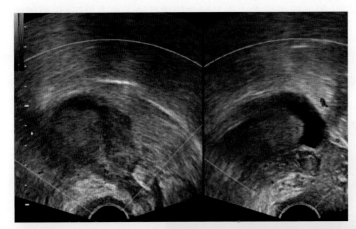

图14-2-8　左卵巢囊实性肿物范围3.6 cm×2.1 cm×2.4 cm。右卵巢囊实性肿物范围5.6 cm×4.4 cm×4.4 cm，内实性区直径2.6 cm。盆腔游离液（−）。后穹窿片状增厚0.7 cm。左卵巢囊实性肿物实性区血流信号RI：0.69，PI：1.24；右卵巢囊实性肿物实性区血流信号RI：0.72，PI：1.04

提示：双卵巢囊实性肿物性质待查（肿瘤？）

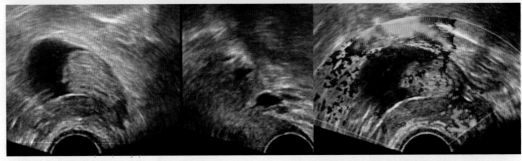

图14-2-9　右卵巢囊实性肿物范围4.5 cm×4.3 cm×3.6 cm，内最大中等回声实性区直径3.1 cm，包膜完整

提示：右卵巢囊实性肿物性质待查（肿瘤？）

病例3：白某，61岁，近1年无明显诱因下体重进行性减轻约13 kg，肿瘤标志物增高：CEA：9.06ng/ml，CA125：1241 U/ml，糖类抗原72-4（CA72-4）＞300 U/ml。见图14-2-10。

术中发现子宫与双附件肿物粘连，大网膜瘤饼。手术病理：双卵巢高级别浆液性癌ⅢC期。

4. 卵巢转移癌　乳腺、肺、胃肠道、腹膜等癌较常见，卵巢呈实性略不均回声，囊区规则，腹水；有原发癌症病史。

病例1：崔某，71岁，绝经18年，结肠癌术后9个月出现右侧下腹隐痛。见图14-2-11。

手术病理：符合卵巢转移性结肠腺癌。

病例2：曹某，73岁，38年前曾患乳腺癌，经手术治疗，绝经34年，腹胀1个月。见图14-2-12。

手术病理：术中放出腹水4100 ml，双卵巢浆液性癌ⅢC期G3。

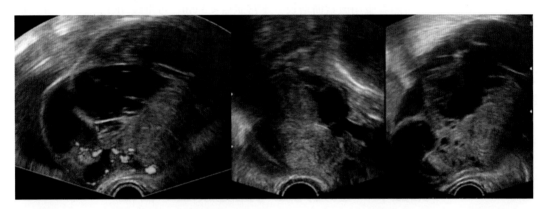

图14-2-10　左侧卵巢囊实性肿物10.7 cm×11.3 cm×9.7 cm，内实性区直径6.3 cm，右侧卵巢囊实性肿物5.5 cm×5.1 cm×2.8 cm，内实性区直径2.6 cm

提示：双附件多房隔囊实性肿物待查（肿瘤？）

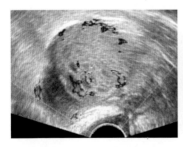

图14-2-11　右附件囊实性肿物范围5.4 cm×5.2 cm×5.0 cm，以实为主，内有多个囊腔，最大囊腔直径1.6 cm，前穹窿液2.5 cm

提示：右卵巢肿物（转移癌？）

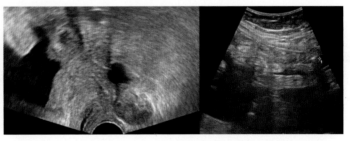

图14-2-12　左附件形态不规则囊实性肿物范围4.0 cm×3.0 cm×2.0 cm，内有实性区2.7 cm，无明显包膜。右附件形态不规则偏实性肿物2.7 cm×2.1 cm×2.5 cm，内有囊区0.7 cm。前穹窿片状增厚1.1 cm，大网膜增厚8.7 cm×2.6 cm，腹腔游离液7.0 cm

提示：双附件囊实性肿物（卵巢癌？），腹水

第三节　绝经后妇女激素替代疗法的超声探查常规

绝经后激素替代疗法是近年来延长妇女的寿命，增强生活质量的方法。为了避免激素应用后的并发症，了解绝经后妇女生殖器官的变化，用阴道超声定期观察服用激素的人群，是简单、方便、无创的最好方法。长期服用激素的人超声常规观察内容如下。

（1）子宫：由原已萎缩，又恢复到正常大小或稍大，也可处于持续不萎缩状态。

（2）内膜厚度：内膜应维持在0.5 cm以内，内膜薄<0.5 cm，可继续服用激素；如果内膜>0.5 cm，中等回声，可让患者服用黄体酮撤退性出血后复查内膜厚度。内膜厚>0.5 cm，不均质，回声偏中强，需停药，行诊刮、宫腔镜等病理检查。

（3）原有的肌瘤也可随着服用激素而增长，子宫肌瘤<3 cm，可继续HRT；如>3 cm，应停药观察。

（4）卵巢由实性转呈内有几个小囊泡，卵巢内囊区<1 cm，可继续HRT；囊区>1.5 cm，停药观察。停药后，囊区缩小，可继续服用；囊区不小反而增大为肿瘤，查肿瘤标志物，有问题腹腔镜探查手术。

超声复查时间因人而异，因病变而异。

第四节　盆腔充血与盆腔淤血综合征

1. 概述　正常盆腔静脉数量多于动脉，比例为（2~3）：1。大的静脉干之间有较大的吻合支，且静脉壁薄，缺乏弹性；中小静脉没有静脉瓣，容易扩张形成众多迂曲静脉丛。

病因多为：

（1）长期站立，盆腔静脉压力持续增高、子宫后位时，子宫卵巢血管丛随子宫体下降屈曲在骶凹两侧，使静脉回流不畅；

（2）早婚、早育使未成熟的子宫负担过重、孕产频繁、便秘增加腹压；

（3）阔韧带裂伤、自主神经紊乱、输卵管结扎术后；

（4）老年妇女由于盆底肌肉松弛，活动量小，年轻时有盆腔炎等，均使盆腔静脉回流受阻，造成此病。

2. 临床表现　"三痛两多一少"。

（1）盆腔坠痛、低位腰痛、性交痛。

（2）月经多、白带多。

（3）妇科检查阳性特征少。

3. 盆腔充血的超声特征　子宫正常大小，宫壁弓状血管内可见血管扩张，宫旁血管增粗。见图14-4-1，图14-4-2。

4. 盆腔淤血综合征的超声特征　子宫稍大或大小形态正常，肌层回声均匀或稍不均；直肠子宫陷凹可有少量积液；宫旁显示片状管道、串珠样、麻花状低或无回声区，宫旁血管增粗，管径直径＞6 mm，增粗的血管可达盆壁。

　　CDFI：宫旁可见增粗条状或斑片状红、蓝相间的血流信号，呈湖泊状，大多数为静脉频谱，子宫和卵巢内可见的血流信号。见图14-4-3。

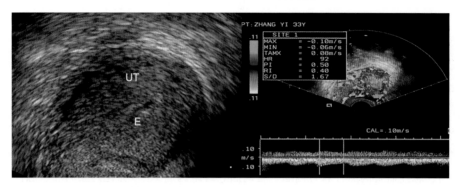

图14-4-1　子宫壁弓状血管充盈充血

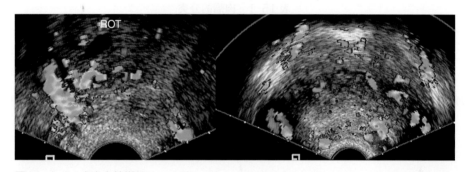

图14-4-2　宫旁血管增粗

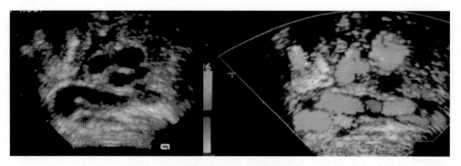

图14-4-3　静脉淤血综合征，宫旁血管直径＞6 mm

第十五章　妇科生殖道肉瘤

第一节　概述

生殖道肉瘤少见，恶性程度高，包括子宫、卵巢、阴道、外阴等部位的肉瘤。其中子宫肉瘤占比例最大。

子宫肉瘤占子宫恶性肿瘤的2%~7%，多见于35~56岁的妇女，30岁以下较少见。

主要病理组织学类型较为复杂，常见的组织类型：子宫平滑肌肉瘤、子宫内膜间质肉瘤（低度恶性与高度恶性）、恶性苗勒管混合瘤（同源性与异源性）、其他子宫肉瘤（未分类肉瘤、恶性淋巴瘤、恶性血管肉瘤、软骨肉瘤、骨肉瘤、纤维肉瘤）、未分化内膜肉瘤、腺肉瘤等。见表15-1。

表 15-1　肉瘤的分类

单纯性		混合性（MMMT）	
同源性	异源性	同源性	异源性
间质肉瘤（淋巴管内间质性瘤）	横纹肌肉瘤	癌肉瘤	混合型中胚叶肉瘤
平滑肌肉瘤	软骨肉瘤	—	—
血管肉瘤	骨肉瘤	—	—
纤维肉瘤	脂肪肉瘤	—	—

恶性苗勒管混合瘤（MMMT）非常罕见，MMMT含有混合分布的恶性上皮性和间叶成分，发生部位的概率依次为子宫、阴道、宫颈、卵巢和输卵管。原发于输卵管者仅占MMMT的4%以下。MMMT可分为同源性（癌肉瘤）和异源性（恶性中胚叶混合瘤）两种，其腺癌成分表现为乳头状癌、子宫内膜样癌、鳞状细胞癌、透明细胞癌或未分化癌。肉瘤组织为纤维肉瘤或平滑肌肉瘤。异源性除上述组织改变外，还包括软骨肉瘤、横纹肌肉瘤、骨肉瘤或脂肪肉瘤等成分。区分同源性、异源性有助于疾病的预测预后，异源性较同源性的预后差。癌肉瘤上皮成分和间叶成分可能为单克隆来源；上皮成分为影响肿瘤生物学行为的主导成分。

临床表现：腹痛、渐近性腹胀、盆腔及腹部包块、阴道不规则流血及阴道排液等。

诊断性刮宫是临床常用的诊断子宫恶性肿瘤的方法。由于子宫癌肉瘤恶性度高，无特异临床表现，缺乏特异性检查方法，往往容易误诊。

肿瘤标志物CA125水平亦随着子宫癌肉瘤分期的进展而稳步上升，与其在子宫内膜癌的表现一致。

第二节　子宫肉瘤分类

一、子宫平滑肌肉瘤

1. 概述　子宫平滑肌肉瘤是最常见的子宫肉瘤类型，占子宫肉瘤的45%。主要起源于子宫平滑肌细胞，目前病因仍然不清。主要的临床症状为：异常阴道出血，盆、腹腔肿物，腹痛等。因其无特异性临床表现，较容易被误诊。该肿瘤生长迅速，易早期出现血行转移，症状和体征与子宫肌瘤相同，术前鉴别困难。极少数为平滑肌瘤恶变而来，常单发，多发少见。平滑肌瘤一般不与平滑肌肉瘤同时共存。

BmIlo等报道肉瘤病灶内的无回声结构病理上对应为液化、坏死，实性结构对应为间质，上皮与间质混合成分。文献报道子宫肉瘤液化、坏死发生率高且坏死区面积大，因此囊、实性结构和混合、蜂窝状回声是子宫肉瘤较为特异的超声征象，可以作为鉴别诊断的主要标准之一。但肿瘤有生物学变异和多样性，且肌瘤和肉瘤的形态学特点和生长方式存在部分重叠，在组织学分化较好的肉瘤与合并变性坏死的肌瘤之间，这种重叠尤其显著。部分不典型子宫肌瘤具有发生肉瘤变的倾向，此类病变术前超声鉴别诊断困难。

子宫平滑肌肉瘤的标准为核分裂≥5个/10 HPF。

2. 子宫平滑肌肉瘤的超声特征

（1）常单发，多发少见，一般不与子宫肌瘤伴生。

（2）肿物无假包膜，浸润性生长，与肌层界限不清。

（3）内部回声不均或回声紊乱，无螺旋状结构，有变性坏死，肿物内部出现不规则液性暗区。

（4）肉瘤血流信号分布多为内部及周边分布，走行紊乱，粗细不均，血流方向无规律，呈"镶嵌样"，呈高速低阻动脉血流，阻力指数对通常小于0.4。

（5）有些患者的超声表现无明显特异性，可能仅仅表现为子宫肌层或者宫腔内单个或者多个低回声包块，或部分囊性改变，仅包块周边可见血流信号，与子宫肌瘤常常难以鉴别。见图15-2-1。

病理：子宫肉瘤。

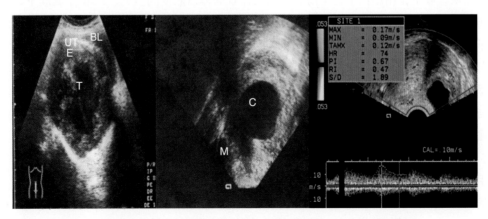

图15-2-1　子宫肿瘤内部无明显螺旋状结构，假包膜欠清，内有不规则囊区

二、子宫内膜恶性肉瘤

1. **子宫内膜间质肉瘤（ESS）** 是少见的子宫间叶源性肿瘤，占整个女性生殖系统恶性肿瘤的1%～4%，是来源于子宫内膜间质细胞的雌激素依赖性生殖道肿瘤。WHO将ESS分为3类：低级别子宫内膜间质肉瘤（LGESS）、高级别子宫内膜间质肉瘤（HGESS）和未分化子宫内膜肉瘤（UES）。镜下肿瘤细胞类似于正常增生期子宫内膜的间质细胞，肿瘤由内膜间质长出，形成息肉状肿物，有出血坏死或囊性变，呈舌状，不同程度浸润附近正常肌层，分为低度恶性与高度恶性两种。肿瘤标志物CA19-9、CA125可不同程度升高。文献报道LGESS多局限于子宫，来源于原位子宫内膜及相邻肌瘤或腺肌瘤，也可由分布于子宫以外的异位子宫内膜间质发生恶变而形成，亦有发生在阔韧带的子宫内膜间质肉瘤的报道。

子宫内膜间质肉瘤的超声特征表现多样：息肉型、黏膜下肿瘤型、宫壁结节型，均为基底部增宽，肿物内部血流信号可多可少，也可呈树枝状。

LGESS超声特征的特异度较低，好发部位为宫腔内或肌壁间，肿瘤主要为低回声和等回声，特点是内部回声不均匀，其中以高低回声相间的"斑片状"表现为特征，可能与内部血管丰富、容易出血坏死有关。CDFI显示瘤体血流信号丰富。见图15-2-2。

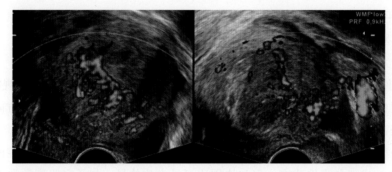

图15-2-2 病灶内部回声杂乱，可为低回声肿物，与肌层分界不清，病灶内较丰富低阻血流信号

肉瘤从黏膜下排出型：子宫平滑肌肉瘤大体观瘤体以肌壁间多见，1/5位于黏膜下，瘤体表面无肌层覆盖，基底部为浸润性生长，故较黏膜下肌瘤基底宽，脱出宫颈口时，阴道出血凶猛。

子宫内膜间质肉瘤发生于子宫腔时，其超声特征需与子宫黏膜下肌瘤囊性变鉴别：子宫肌瘤周围可见假包膜，内部回声呈"栅栏、旋涡状"，肌瘤较大供血缺乏时部分发生囊性变，彩色血流多呈"花环状"，且RI≥0.5；而子宫内膜间质肉瘤回声不均，有时呈多线状增强，肿物基底部宽，与肌层无明显界限。内部及周边彩色血流呈稀疏点状，阻力指数呈明显低阻样改变。而子宫内膜癌是指子宫内膜发生的上皮性恶性肿瘤，内膜增厚且回声不均匀，部分可有宫腔积液。见图15-2-3，图15-2-4。

手术病理：子宫内膜间质肉瘤。

病例1：陈某，31岁，月经不调2个月，阴道出血半个月。见图15-2-5。

手术病理：低度恶性子宫内膜间质肉瘤。

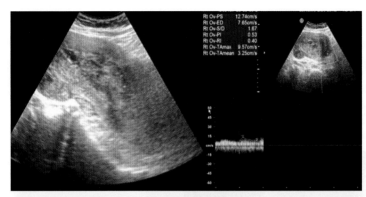

图15-2-3　子宫腔下段向宫颈管突出低回声肿物，血流RI：0.45，PI：0.58

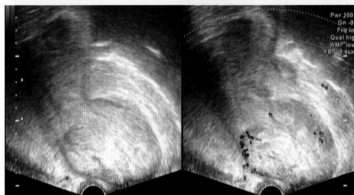

图15-2-4　宫颈管内脱出不均肿瘤，基底部宽

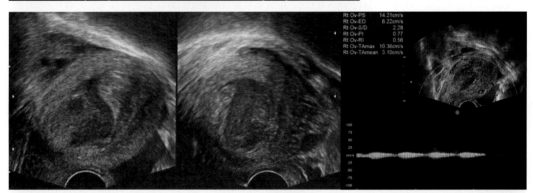

图15-2-5　子宫后位，6.5 cm×5.8 cm×4.5 cm，表面平，回声不均，单层内膜厚0.2 cm，宫腔底部偏中等回声直径2.4 cm，宫腔中下段偏低回声范围4.6 cm×3.3 cm×2.8 cm，达内口下方1.1 cm处

病例2：金某，60岁，绝经8年，阴道出血。见图15-2-6。

病例3：柴某，26岁，已婚，剖宫产术后52天，同时发现子宫内膜间质肉瘤。患者自诉既往月经规律，周期40～45天，经期5天，孕前检查未发现子宫占位。孕16周产检超声提示子宫肌瘤大小约2 cm，每次产检超声均提示子宫肌瘤逐渐增大，至32周无诱因出现腹痛，到医院就诊，超声提示子宫肌瘤约8 cm，白细胞增高，低热，考虑肌瘤变性，住院抗炎治疗，治疗1周患者腹痛较重，仍有低热，术前盆腔MRI提示子宫肌瘤可能性大，诊断妊娠合并子宫肌瘤变性继发感染。于孕33周+1天行子宫下段剖宫产+子宫肌瘤剔除术，手术困难，术中出血1500 ml，仅切除部分瘤体，术后高热，静滴抗生素抗炎治疗后体温控制正常。术后病理检查：低级别子宫内膜间质肉瘤，胎盘未见肿瘤。患者术后阴道流血持续40天干净。在北京大学肿瘤医院行CT检查提示：子宫占位，腹主动脉旁多发淋巴结，转移可能。右侧髂总静脉及下腔静脉充盈缺损，血栓形成可能。行盆腔MRI检查提示子宫增大，子宫体下部及宫颈异常信号，宫旁多发占位，包绕右侧输尿管下段，不除外恶性。见图15-2-7。

检查结果：子宫内膜间质肉瘤化疗后；双宫旁蚓状多条实性低回声包块。

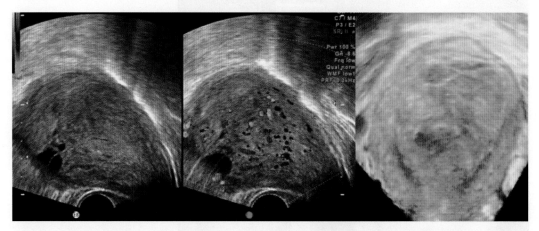

图15-2-6　子宫前位6.7 cm×6.6 cm×5.7 cm，表面平，回声不均，单层内膜厚0.1 cm，宫腔内中低不均回声范围5.3 cm×4.9 cm×3.8 cm，距底部浆膜层最薄0.3 cm。诊刮内膜间质肉瘤

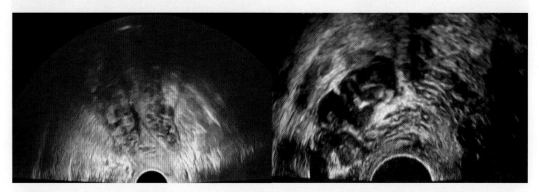

图15-2-7　子宫前位5.8 cm×7.5 cm×4.6 cm，表面平，回声不均，内膜中低不均厚1.1 cm，子宫下段到宫颈上段不均区范围3.8 cm×7.7 cm×4.1 cm。双宫旁可见多量蚯蚓状不规则实性低回声包块，沿血管走行伸入。双卵巢（-）后穹窿游离液（-）。宫内不均区血流信号RI：0.63，PI：1.09

病例4：蔡某，53岁，发现盆腔肿物4月余。见图15-2-8。

手术病理：低级别子宫内膜间质肉瘤，双卵巢组织中可见低级别子宫内膜间质肉瘤浸润。阴道内与宫旁可见低级别子宫内膜间质肉瘤成分。

2. 未分化子宫内膜肉瘤　属子宫内膜间质肿瘤的一种，少见，恶性程度高，预后差。多见于40～55岁女性。临床表现：不规则阴道流血，盆腔痛经，25%的患者无症状。宫外转移多见于卵巢，发生于1/3患者。当发现卵巢内膜间质肿瘤时，应除外子宫内膜间质肿瘤病史并检查子宫。

病例：李某，53岁，纳差，发现下腹部占位2个月。见图15-2-9。

手术病理：盆、腹腔肿物，糟脆伴广泛出血及血块，形成多个粗大增生营养血管，符合未分化肉瘤。

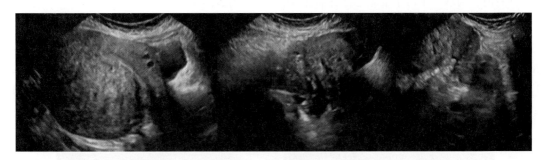

图15-2-8　子宫前位11.6 cm×12.8 cm×10.3 cm，表面不平，回声不均，散在多量短线，以后壁为主，前壁厚2.0 cm，后壁厚7.1 cm，左侧壁外突串珠状结节范围7.2 cm×7.0 cm×2.2 cm，右侧壁外突低回声结节5.8 cm×3.6 cm×3.9 cm，内膜回声中等厚0.7 cm。双卵巢（-）。前穹窿游离液2.4 cm

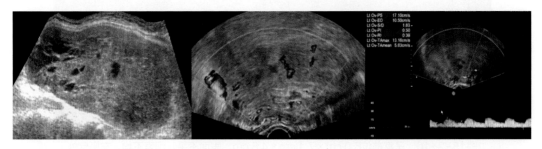

图15-2-9　病灶为以实为主的混合性肿物。形态不规则，与肌壁分界欠清；实性部分血流信号RI：0.39，PI：0.50

3. 子宫腺肉瘤（UA）　是苗勒管腺肉瘤，由良性或非典型的腺上皮成分和肉瘤间质成分构成的低度恶性混合性肿瘤。大多数腺肉瘤原发于子宫内膜，偶可发生在卵巢或子宫外组织。子宫腺肉瘤是罕见的女性生殖道恶性肿瘤，其生物学行为介于良性的腺纤维瘤和高度恶性的癌肉瘤之间，临床呈低度恶性，较少发生远处转移，但局部复发率高，发病率约占所有子宫肉瘤的5%～10%。1974年Clement等首次报道了子宫腺肉瘤，患者年龄分布为40～65岁，大部分腺肉瘤来自子宫内膜，包括子宫下段，很少发展至宫颈内膜（5%～10%）及宫外，腺肉瘤的息肉样肿瘤在宫腔内生长并延伸。

Clement等提出子宫腺肉瘤的诊断标准：子宫腺肉瘤由良性腺上皮成分和肉瘤间质成分构成，间质富于细胞，核分裂＞2个/10 HPF，间质细胞核异型性的级别在轻度以上。子宫腺肉瘤镜下特征性表现为恶性间质形成"袖套状"围绕腺管分布或恶性间质形成息肉样突入腺腔，当肉瘤成分占肿瘤总体积≥25%时，诊断为腺肉瘤伴肉瘤过度生长。免疫组化染色检查的意义是鉴别肿瘤来源。

妇科检查宫颈腺肉瘤可见宫颈口赘生物、宫内病灶过大可使子宫增大、变软。

超声检查多提示宫内容物或内膜异常增厚。鉴于此，子宫腺肉瘤需要与子宫内膜息肉、子宫黏膜下肌瘤、子宫内膜癌等相鉴别。

病例1：裴某，54岁，有因月经增多刮宫史，内膜单纯增生，后用药物绝经。绝经后阴道不规则出血2次。见图15-2-10。

宫腔镜后病理：子宫小细胞恶性肿瘤腺肉瘤，侵及肌层<1/2。

病例2：涂某，56岁，绝经1年余，阴道出血2个月。见图15-2-11，图15-2-12。

超声造影：团注造影剂2.0 ml，宫腔下段至宫颈管内口病灶14秒开始造影剂进入，子宫肌层16秒开始增强，宫腔下段病灶呈高增强，病灶30秒开始消退，宫腔上段包块增强晚于子宫肌层，从后壁肌层处开始显影，呈不均匀低增强，包块上部仅有少量点状增强，近宫颈管外口包块无增强。包块内造影剂消退与子宫肌层基本同步。见图15-2-13。

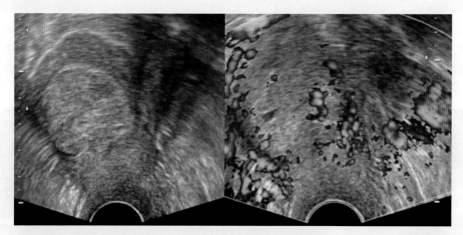

图15-2-10　子宫前位6.0 cm×7.1 cm×4.8 cm，表面不平，回声不均，左侧壁外突低回声结节2.6 cm，宫腔内中等不均回声范围4.3 cm×4.0 cm×3.0 cm，内兼有囊区直径0.5 cm，与宫壁界限欠清，距前壁浆膜层最薄0.7 cm。宫腔内不均回声血流信号RI：0.42，PI：0.53

提示：内膜增厚不均待查（恶性？）

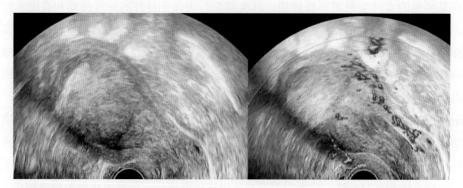

图15-2-11　子宫前位11.5 cm×5.8 cm×3.9 cm，表面平，回声不均，宫腔呈周界尚清晰不均中低回声一直达宫颈外口范围约12.2 cm×5.8 cm×4.4 cm。部分有流动波，内口开大。正常肌层组织约厚0.8 cm。宫腔不均区血流信号少，RI：0.46，PI：0.59

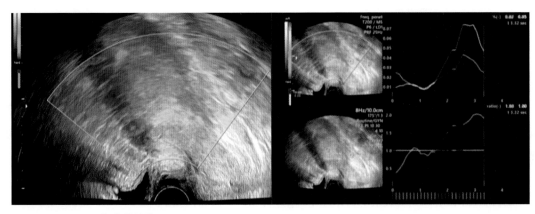

图15-2-12　内膜弹性为1.90

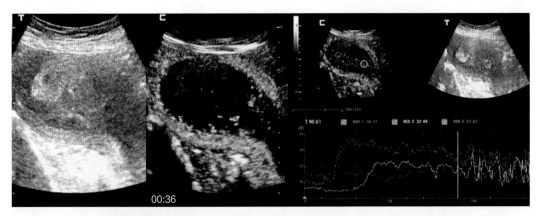

图15-2-13　宫腔内包块病灶以宫腔下段为主，宫腔上段及宫颈管外口病灶以坏死组织为主

提示：宫腔恶性肿瘤可能性大

术后病理：子宫宫腔内充满息肉样肿物，肿瘤主要由弥漫浸润的卵圆形及短梭形细胞组成，细胞分化较幼稚，核分裂象易见（＞10个/10 HPF），肿瘤部分区域可见子宫内膜样腺体成分，部分呈现长裂隙状，腺上皮分化较好，腺体周围可见袖套状分布的幼稚间叶细胞，肿瘤伴有灶片状出血坏死，浸润子宫肌壁浅层（＜1/2），部分累及宫颈间质，未见脉管侵犯，结合免疫组化染色结果，符合子宫腺肉瘤伴肉瘤过度生长，过度生长肉瘤成分呈现纤维肉瘤样表现。肿瘤占据整个宫腔，向下累及宫颈管。

三、子宫恶性中胚叶混合瘤

子宫恶性中胚叶混合瘤又称恶性苗勒管混合瘤或癌肉瘤，是一种双相肿瘤，为恶性的上皮和间质成分混合组成。上皮组成部分约1/3由浆液性或高度恶性的癌组成，1/3为子宫内膜癌。间质部分来源于苗勒管衍生物中分化最差的子宫内膜间质组织，能够分化成黏液样、结缔组织、软骨组织、横纹肌及平滑肌组织等癌和肉瘤成分。癌肉瘤的同源成分通常为未分化的梭形细胞肉瘤；许多相似的纤维肉瘤或多形性肉瘤。癌肉瘤是高侵袭性肿瘤，其侵袭性远高于子宫内膜癌。

本病好发于绝经后老年妇女，癌肉瘤的发病平均年龄为64±6.34岁，偶见于儿童或年轻妇女。5年生存率为30%。

癌肉瘤与内膜癌一样表现为阴道出血、宫颈管内赘生物。

子宫癌肉瘤早期发生淋巴结转移的概率为15.4%～20.6%，常合并腹水及腹膜转移，Ⅰ期患者约1/3有宫外病变，病变凸出宫外生长者约50%有腹膜受侵，CAl25＜160 U/ml。

超声特征：肿块在宫腔内常呈息肉状生长，使内膜增厚，内部回声不均；肿瘤易发生肌层浸润，宫壁多囊与实性交织样不均回声，无螺旋状结构，分不清包膜；可子宫外播散，另一典型表现为息肉样肿物穿出宫颈外，也可发生在宫颈。见图15-2-14。

病例：王某，58岁，绝经8年，阴道出血5个月余。见图15-2-15，图15-2-16。

刮宫吸出内膜样组织及息肉样组织约30 g，病理：子宫癌肉瘤。

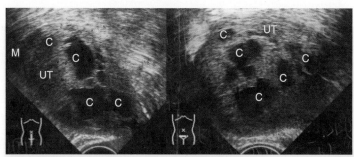

图15-2-14　宫壁多囊实性不均回声，分不清包膜，达浆膜层

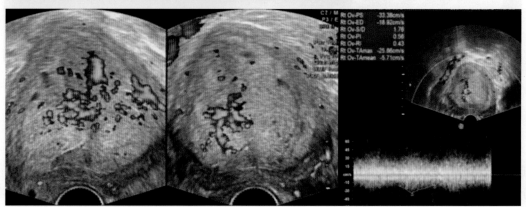

图15-2-15　子宫增大，宫腔内充满中等偏强不均回声团块状范围6.5 cm×4.9 cm×5.8 cm，边界毛糙，距浆膜层0.3 cm。双卵巢实性。血流信号丰富，RI：0.41，PI：0.56

提示：宫腔内不均回声团块（恶性？）

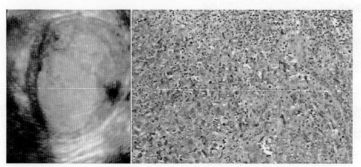

图15-2-16　整个宫腔被中强回声病灶占据，边界向肌层延伸

四、子宫黏液纤维肉瘤

子宫黏液纤维肉瘤（MFS）是恶性纤维组织细胞瘤的一个亚型；肿瘤内间质显著黏液变性。最早由AngenraU等于1977年首次报道，并称其为黏液性恶性纤维组织细胞瘤（MFH）。2002年被WHO正式命名为黏液纤维肉瘤。其发病机制目前尚不清楚，但有学者指出外界刺激因素长期存在会对肿瘤发生发展产生一定影响。多发病于老年，临床表现主要为缓慢增大的无痛性肿块。

超声特征与子宫肌瘤囊性变性相似，子宫增大，肌瘤结节增大，回声中低不均，内有液性暗区，可有分隔，边界尚清，实性区与周边均有血流信号。

五、子宫脂肪肉瘤

脂肪肉瘤好发于四肢、腹膜后，发生于子宫罕见。脂肪肉瘤病理可分为分化型（低度恶性）、黏液型（中度恶性）及多形性、圆形细胞型、去分化型（均为高度恶性）。肿瘤主要由成熟的脂肪细胞及少数散在的不典型、形状不规则、核深染细胞和脂肪母细胞构成，间质中有丰富的血管。肿瘤无包膜，部分区域肿瘤浸润平滑肌组织。

发生在子宫的脂肪肉瘤超声特征主要与子宫肌瘤变性表现类似，子宫某个部位实性占位，回声偏中强不均，与子宫肌层界限欠清。

六、宫壁转移髓系肉瘤、淋巴肉瘤

患者有血液与淋巴肉瘤病史，子宫不均匀增大，肌壁增厚，有时与子宫肌瘤或腺肌病相混。

病例：贾某，26岁，未婚，2014年因纵隔肿物为髓系肉瘤，予以化疗。2014年自体移植，2017年2月全腹CT子宫形态正常。现闭经3年，2周前腰疼发现子宫占位。妇查子宫12周大小，压痛明显。见图15-2-17。

患者后经化疗子宫已恢复正常。

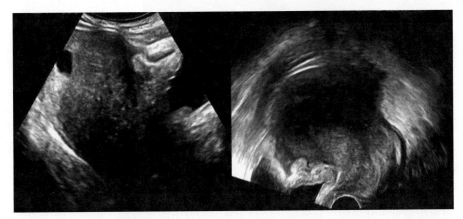

图15-2-17　子宫前位8.2 cm×7.5 cm×6.3 cm，表面不平，回声不均，子宫前壁至后壁下段至宫颈呈不均低回声10.5 cm×7.5 cm×5.5 cm，右底壁低回声结节3.0 cm，单层内膜厚0.1 cm，宫腔液性分离0.8 cm，宫腔内可见中等不均回声团直径1.2 cm。子宫及宫颈低回声区血流信号RI：0.61，PI：0.88，宫颈处血流信号RI：0.29，PI：0.39

提示：宫壁异常回声待查（转移肉瘤？）

病例：李某，57岁，绝经7年，发现盆腔肿物1个月，高血压20年，慢性肾功能衰竭肾移植16年。见图15-2-18，图15-2-19。

经血液科会诊为非霍奇金淋巴瘤Ⅳ期（弥漫性大B细胞淋巴瘤）。

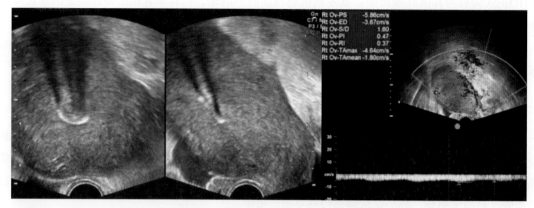

图15-2-18　子宫形态失常前位10.3 cm×10.5 cm×7.0 cm，表面不平，回声呈偏低回声，内膜厚0.3 cm，宫内"O"环位置正，宫壁血流信号较丰富RI：0.37，PI：0.47

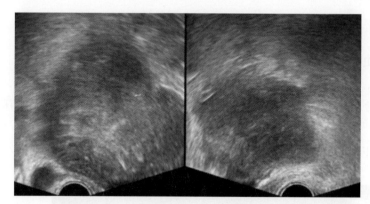

图15-2-19　双侧卵巢实性弥漫性增大

提示：子宫增大、双侧卵巢增大（肉瘤？），宫内节育器

七、子宫神经内分泌肿瘤

子宫神经内分泌肿瘤有四种亚型：小细胞、大细胞、典型类癌和不典型类癌。神经内分泌癌进展快，其生物学行为恶性侵袭性生长，易于远处转移，通常疾病诊断时，已发生骨、脑、肝和淋巴转移。

病例1：蔡某，65岁，绝经13年，2018年3月3日无诱因出现阴道少量出血，色淡红，持续一周，伴阴道流少量黄色分泌物，有异味，同时无意间扣及下腹部肿物，质硬，给予阴道放药血渐止；3月12日就诊于当地医院，行盆腔超声示：考虑子宫肌瘤，建议手术治疗；为求手术，3月22日住院，入院后出现体温高于正常，最高达38.7℃，化验血常规白细胞及中性粒细胞高于正常，给予抗生素静滴11天抗感染治疗，体温降至正常，给予行诊刮术，术中见脓液流出，术后病理：宫颈：大部分为渗液坏死组织，仅见少量恶性肿瘤细胞，疑为高级别子宫内膜间质肉瘤或未分化子宫肉瘤。颈管：少许鳞状上皮细胞。近10天出现下腹部明显增大，伴下腹部坠胀感、腹胀及腰骶部酸困，为求进一步诊治，入院，近一月体重减少5 kg。见图15-2-20。

手术：子宫前位，孕20周大小，质地糟脆，大网膜粘连覆盖于子宫表面，剖面鱼肉样。

病理：子宫肌壁全层可见肿瘤细胞弥漫浸润，细胞异型明显，核分裂象易见，伴大片坏死，可见广泛脉管内癌栓，符合子宫神经内分泌癌，小细胞癌。

病例2：武某，31岁，发现盆腔肿瘤6个月，排便变形3个月，妇科检查宫颈无法暴露，阴道斜向右上，子宫触不清，盆腔巨大肿物压向阴道左侧，肉样感，压直肠，上达脐下二指，累及左输尿管。见图15-2-21。

病理：原始神经外胚层叶肿瘤。

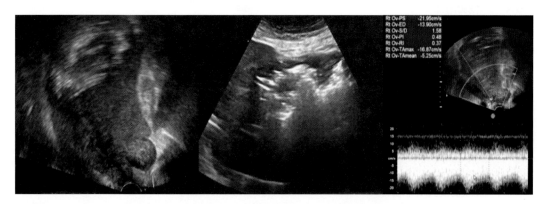

图15-2-20　子宫占据整个盆、腹腔形态不规则范围14.5 cm×19.3 cm×10.4 cm，表面不平，回声不均，以实性低回声为主，宫腔上段到子宫底部可见稠厚非纯囊区范围7.9 cm×7.0 cm×6.3 cm，内有散在多量强回声线段，似可见内膜0.6 cm

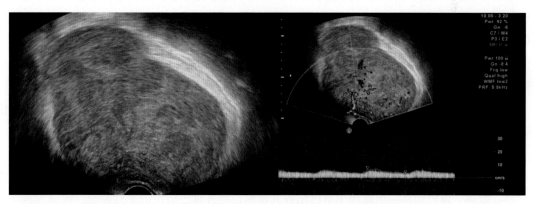

图15-2-21　左附件区位于子宫左后下方形态不规则实性中低回声肿物范围14.3 cm×12.0 cm×10.1 cm，内兼有多个不规则囊区最大2.3 cm。左卵巢似可见2.9 cm×3.9 cm×1.5 cm，手术左阔韧带区位于子宫左下后方达阴道直肠隔内形态不规则实性中低回声肿物范围18 cm×12.0 cm×10.1 cm，与子宫左后壁关系密切，剥除中有糟脆组织涌出，双卵巢累及直径1.3 cm

附：FIGO 2010 子宫平滑肌肉瘤和子宫内膜间质肉瘤分期

分期定义

Ⅰ期	肿瘤局限于子宫		**Ⅲ期**	肿瘤扩散到腹腔
Ⅰ A	肿瘤最大直径≤5 cm		ⅢA	一个病灶
Ⅰ B	肿瘤最大直径>5 cm		ⅢB	多个病灶
			ⅢC	侵犯盆腔和（或）主动脉旁淋巴结
Ⅱ期	肿瘤扩散到盆腔		**Ⅳ期**	肿瘤侵犯膀胱和（或）直肠或有远处转移
ⅡA	侵犯附件		ⅣA	肿瘤侵犯膀胱和（或）直肠
ⅡB	侵犯子宫外的盆腔内组织		ⅣB	远处转移

第三节 宫颈肉瘤

一、宫颈腺泡状肉瘤

腺泡状软组织肉瘤（ASPS）是极为少见的恶性肿瘤，多见于青少年和青年，发病年龄为15～35岁，5岁以下、50岁以上极为少见，女性发病率高于男性，比例约为2∶1，占软组织肉瘤的1.2%。腺泡状软组织肉瘤是一种至今来源不明的罕见恶性肿瘤，常发生于四肢，尤其是下肢软组织内，发生于宫颈者极为罕见。此瘤常发生血行转移，有报道在原发瘤切除后30年，出现肺和其他器官转移，肿瘤大小和生存率关系密切。

关于肿瘤来源，尚未统一意见，但近年来大量资料支持其肌源性，并认为是横纹肌肉瘤的特殊类型。

子宫体、宫颈者非常少见，可表现为阴道出血，可见肿物生长，早期难以确诊，大多因其他病变行子宫切除时偶然发现。

二、宫颈淋巴瘤

1. **概述** 淋巴瘤是一组起源于淋巴结或其他淋巴结外淋巴组织的恶性肿瘤，可分为霍奇金病（HD）和非霍奇金淋巴瘤（NHL）。淋巴瘤原发部位可在淋巴结，也可在结外淋巴组织。原发病变常见于NHL。女性生殖道淋巴瘤也以NHL居多。原发性宫颈淋巴瘤罕见，起源于宫颈间质，早期病变有被覆的宫颈黏膜，分为结节型与弥漫型两种。淋巴细胞增生并形成淋巴滤泡，有不同程度的分化，核分裂象多。按照美国陆军病理研究所（AFIP）统计，大约175个结外淋巴妇女中有1个可能来源于阴道、子宫或宫颈。据一组资料统计，25000个宫颈肿瘤中，宫颈淋巴瘤仅有2例。特点：宫颈淋巴瘤缺乏内膜浸润，不累及宫颈基质环，信号较均匀，无明显坏死，可

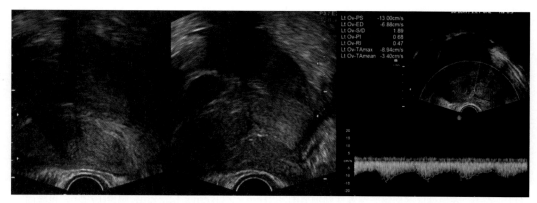

图15-4-3 左附件区以实为主实性肿物范围7.7 cm×7.8 cm×7.3 cm，与右侧肿物粘连在一起。右附件区以实为主囊实性肿物范围7.1 cm×5.6 cm×7.0 cm，内最大囊区直径3.2 cm。双附件肿物互相粘连且与子宫后底部粘连。子宫后方游离液1.5 cm

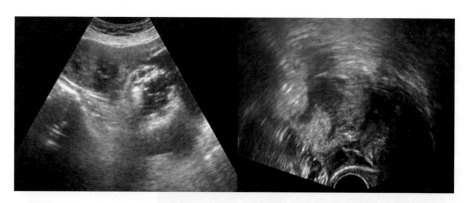

图15-4-4 子宫右后方可见形态不规则、以实性为主的偏中等不均回声包块范围6.5 cm×4.9 cm×5.0 cm，边界毛糙。子宫后方形态不规则实性为主偏中等回声包块内部血流信号RI：0.58，PI：0.9，右卵巢囊实性肿物范围6.3 cm×5.7 cm×5.2 cm，内最大中强回声实性区直径2.5 cm。后穹窿非纯囊游离液4.1 cm

4 cm肿物，破口见有大量积血块，无活动性出血。

病理：卵巢成人型颗粒细胞瘤，部分区域肿瘤细胞异型明显，呈肉瘤样表现。另见部分囊壁呈成熟性畸胎瘤表现。

病例2：刘某，58岁，绝经后阴道流血3周余，发现盆腔肿物1周。见图15-4-5。

手术：腹腔囊实性肿物直径约30 cm，来源于左侧附件。

病理：卵巢性索-间质肿瘤，考虑为肉瘤样成人型颗粒细胞瘤，伴有明显囊性变。

七、卵巢多形性未分化肉瘤

病例：金某，52岁，停经半年，纳差3个月，发现下腹部占位2个月，CA125进行性升高。见图15-4-6～图15-4-8。

手术：盆、腹腔肿物，外观呈黄色乳酪样，糟脆伴广泛出血及血块，形成多个粗大增生营养血管。

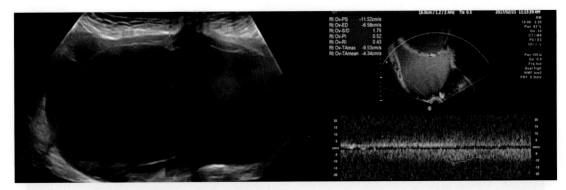

图15-4-5 左附件区多房隔非纯囊性肿物范围28.0 cm×23.6 cm×14.2 cm，隔厚0.7 cm，包膜尚完整。右卵巢实性。盆腔游离液（-）。CDFI：左附件区多房隔非纯囊肿物壁上血流信号RI：0.43，PI：0.52

提示：左附件区多房隔非纯囊肿物，性质待查

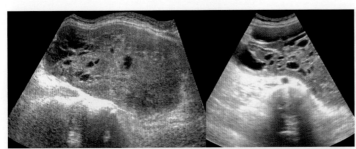

图15-4-6 左附件囊实性肿物11.6 cm×7.3 cm×5.9 cm，内有囊区5.6 cm

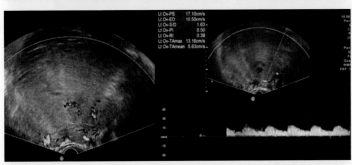

图15-4-7 右附件形态不规则以实为主，囊实不均的肿物范围18.5 cm×26.3 cm×9.8 cm，肿物右侧底部以密集的多房隔区为主，直径6.9 cm，其余部分以实性为主，内有多个囊区，最大直径3.6 cm。双附件肿物在子宫前方粘连成一体

提示：双卵巢囊实性肿物（恶性？）

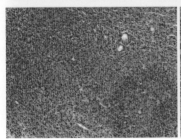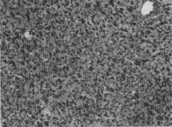

图15-4-8 弥漫浸润的肿瘤细胞，细胞呈卵圆形、短梭形及多角形，细胞胞浆较丰富，核异型明显，可见多核瘤巨细胞，核分裂象易见，肿瘤组织中未见明确脂肪成分，间质可见大片坏死，结合免疫组化结果，符合多形性未分化肉瘤

八、卵巢癌肉瘤

病例：张某，63岁，绝经15年，右下腹胀痛2月余，发现右附件区肿物1月。见图15-4-9。

手术病理：卵巢及输卵管恶性肿瘤，肿瘤由上皮及间叶成分构成，上皮成分部分呈现高级别

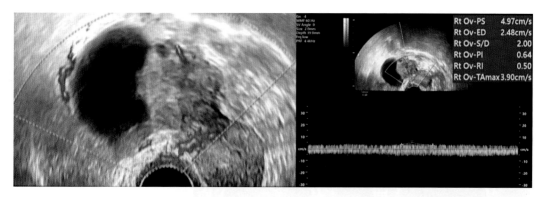

图15-4-9　右附件形态不规则囊实性肿物范围8.0 cm×6.2 cm×4.9 cm，内有囊区直径4.5 cm，内实性区直径5.2 cm。右附件囊实性肿物内部血流信号RI：0.50～0.70，PI：0.64～1.08

浆液性癌，部分呈现子宫内膜样癌，伴鳞状分化表现，间叶成分由梭形及卵圆形细胞组成，细胞异型明显，符合癌肉瘤（又称恶性苗勒混合瘤）。

第五节　外阴阴道肉瘤

一、肛提肌内肉瘤

病例：周某，47岁，3年前外院行外阴肿物切除术，术后病理检查：外阴恶性纤维组织细胞瘤。病理会诊提示：形态符合横纹肌肉瘤，考虑为恶性外周神经鞘瘤伴肌源性分化或为低度恶性的肌纤维母纤维肿瘤，建议进一步鉴别脂肪肉瘤。

2018年复发，外院手术切除标本送检大小3.5 cm×3.3 cm×2.4 cm。病理可见梭形细胞肿瘤成分，细胞胞浆丰富，略嗜酸性，大部分细胞核分化较好，无明显异型，偶见核分裂象（1～2个/10 HPF），部分区域间质水肿黏液变性，结合临床病史以及免疫组化染色结果，符合外生殖区平滑肌肿瘤，与前次肿瘤比较，此次肿瘤细胞分化较好，异型程度较低，缺乏明显恶性组织学表现，诊断为非典型平滑肌瘤较为恰当。

1个月前妇科检查发现原手术部位肿物3 cm。见图15-5-1，图15-5-2。

手术切除病理：低度恶性的肌纤维母纤维肉瘤。

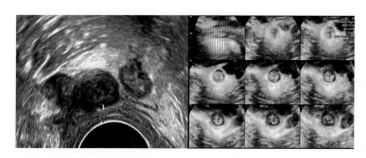

图15-5-1　左侧会阴部距皮0.4 cm实性低回声肿物1.7 cm×1.2 cm，其下方相连另一个低回声肿物位于左侧肛提肌内1.5 cm×1.1 cm，其外后另一边界毛糙实性低回声肿物1.1 cm×0.9 cm。3个肿物相连，呈分叶状

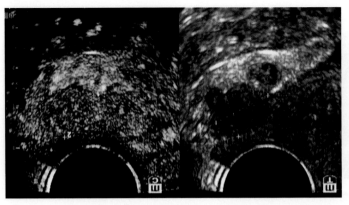

图15-5-2 团注造影剂1.8 ml，左侧会阴部肿物15秒开始增强，快速填充整个包块，早于肛提肌及周围组织，肛提肌18秒开始增强，包块呈高增强，28秒包块开始消退，早于正常肛提肌及周围组织，呈快进快出型，包块外侧边界尚清。左侧会阴部包块，恶性不除外

二、阴道内非霍奇金淋巴瘤

病例：李某，16岁，未婚。阴道分泌物增多2月余，发现阴道肿物2个月。见图15-5-3，图15-5-4。

手术：见阴道黏膜光滑，宫颈光滑，阴道右后壁见一大小约6 cm×5 cm的包块，范围自处女膜缘上方1 cm的右侧阴道壁达右侧穹窿部。

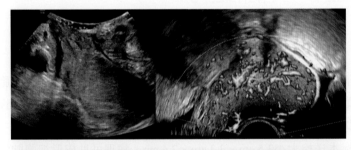

图15-5-3 子宫前位4.5 cm×4.4 cm×3.5 cm，表面平，回声不均，内膜中等厚0.9 cm。宫颈2.4 cm×3.3 cm×3.4 cm，宫颈后唇下段向阴道内突出的实性低回声肿物范围6.4 cm×4.9 cm×3.8 cm。双卵巢（-）

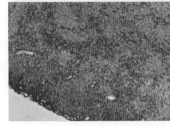
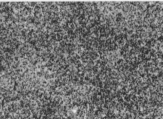

图15-5-4 非霍奇金淋巴瘤，B细胞源性（弥漫性大B细胞淋巴瘤，非生发中心来源）

三、阴道内平滑肌肉瘤

病例：韩某，52岁，绝经3年。阴道出血9天，妇科检查见阴道内外突实性肿物。见图15-5-5。局部取活检送病理，提示为阴道壁平滑肌肉瘤。手术：宫颈下方阴道右侧壁质硬结节直径3.5 cm。

病理：阴道平滑肌肉瘤（3.5 cm×3 cm），伴有凝固性坏死、炎细胞浸润及局灶纤维化。

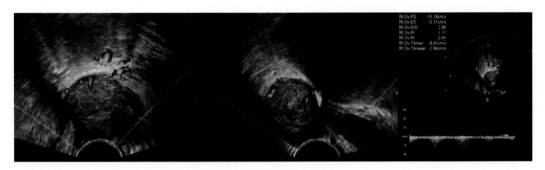

图15-5-5　位于子宫右峡部外突膀胱顶端阴道穹窿处可见低回声结节3.7 cm×2.9 cm×2.8 cm。血流信号RI：0.65，PI：1.17

第十六章　超声造影在妇科肿瘤的临床应用

第一节　概述

超声对比显影的概念1969年由Cramiak首先提出，之后造影剂开始在临床得到应用。超声造影（CEUS），是指使用微泡超声造影剂（UCA）和低机械指数（MI）的造影成像技术。造影剂的特异性成像技术来源于微泡产生的非线性声学效应，微泡可以在较低的机械指数下产生谐波信号，而组织产生的谐波信号较弱，通过对造影剂的识别，可以获得实时的造影成像，还可以对组织血流灌注做定量分析。它是通过外周静脉将超声造影剂注入体内，通过观察病灶内血流信号增强强度，来评价病灶微循环和功能，使超声诊断深入到疾病本质的层面，是超声医学领域的第三次革命。目前妇科领域主要用于术前超声难以确诊的一些良、恶性病变、子宫肌瘤非手术治疗后的疗效评估及评估输卵管是否通畅。

一、造影剂

造影剂分为两类：一类是液体造影剂，不能通过肺循环，只能将它注入所要造影的体腔器官，用来显示某脏器的腔室和管道；另一类使用含气的微气泡做造影剂，既可以注入管腔显影，又可以注入血管内，增强血流灌注信息，增强对脏器病变的显示，为疾病的诊断与鉴别诊断提供信息。

二、超声造影方法及注意事项

1. 检查方法

（1）经阴道造影：微凸阵腔内探头（经阴道），频率4～5 HMz、MI 0.08～0.10、帧频13帧/秒，图像分辨率好，能较好显示病灶内细节，用于小病变及宫腔内病变、宫颈病变的观察。

（2）经腹部造影：凸阵腹部探头（经腹），频率2.2 HMz、MI0.07～0.10、帧频10帧/秒，体积较大的子宫或附件区病变，或位置较高，腔内超声不能显示全貌、不能经阴道检查。

超声造影剂量（SonoVue）：微凸阵腔内探头1.8～ 2.0 ml，凸阵腹部探头1.6～1.8 ml。

肘静脉团注SonoVue造影剂后子宫动脉增强的显影顺序为：子宫动脉—弓形动脉（肌壁外1/3）—放射状动脉（肌层内2/3）—螺旋动脉（内膜层），由外向内，从粗条状到细分支状及点状；与子宫的结构走行一致，内膜增强晚于肌层，峰值增强强度肌层高于内膜，廓清时间内膜早于肌放到注意事项前层。内膜增强的强度和时间随月经期发生变化。增殖早期内膜增强明显晚于肌层，峰值强度低于肌层；分泌晚期内膜增强仅略微迟于肌层，峰值强度与肌层相似，且成线条样增强。见图16-1-1。

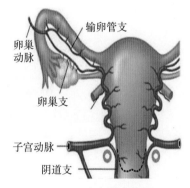

图16-1-1　子宫血供示意图

输卵管支
卵巢动脉
卵巢支
子宫动脉
阴道支

图16-1-1

2. 妇产科超声造影检查注意事项

（1）选择适合的探头。

（2）选择合适的造影剂剂量，根据患者的体重、包块的位置深度及血供判断。

（3）切面的选择：选择血流丰富的区域，对于附件区囊实性病灶选择实性的部分为目标，除病灶外选择部分子宫肌层或卵巢作为参照，如病灶范围大，不能和参照物置于一个切面，可分两次做，分别观察记录时间，造影开始计时，造影剂到达后，扇形扫查整个病灶；如要对病变区进行时间–强度曲线定量分析，应固定探头于病灶重点观察区，并全程记录灌注过程。

（4）针头不小于20 G，如分两次做，间隔时间至少为10分钟。

3. 妇科超声造影检查适应证

（1）子宫内膜病变（子宫内膜癌、内膜息肉、黏膜下肌瘤等）的诊断和鉴别诊断。

（2）流产后宫内组织残留。

（3）子宫肌瘤及肌瘤变性诊断。

（4）子宫肌瘤和腺肌病的鉴别诊断。

（5）子宫肌瘤介入消融治疗疗效评估。

（6）妊娠滋养细胞肿瘤疾病。

（7）卵巢及附件区肿物良、恶性及囊实性鉴别诊断。

（8）附件区肿物来源鉴别诊断。

（9）胎盘早剥、胎盘植入和胎盘梗死的诊断与鉴别诊断。

（10）异位妊娠、输卵管炎。

（11）宫颈癌。

4. 禁忌证

（1）对六氟化硫或SonoVue其他成分有过敏史者。

（2）伴有右向左分流的心脏病、重度肺动脉高压（肺动脉压＞90 mmHg）和成人呼吸窘迫综合征的患者。

有下列情况，应慎用SonoVue。

①严重的心功能衰竭（Ⅳ级）。

②严重的慢性阻塞性肺部疾病。

③严重的心律不齐。

④近期发生的心肌梗死并伴有进行性和（或）不稳定型心绞痛。

⑤急性心内膜炎，瓣膜修复。

⑥急性全身感染和（或）败血症。

⑦高凝状态和（或）近期血栓栓塞。

⑧肝、肾疾病晚期，吸氧患者及不稳定的神经疾病患者。

⑨孕妇及哺乳期妇女、年龄在18岁以下的未成年人。

三、观察项目

正常子宫的显影顺序：子宫滋养动脉从外到内分为弓形动脉、放射动脉和螺旋动脉，在超声造影过程中依次显影，消退时则相反，因此正常子宫的显影顺序是由浆膜层→肌层→内膜，消退顺序由内膜→肌层→浆膜层。

（1）造影时相：可分为增强早期和增强晚期，增强早期是造影剂从子宫动脉灌注进子宫肌层，使子宫肌层、回声逐渐增强到达峰的过程；晚期增强是造影剂从肌层血管内开始消退，恢复至造影前水平的过程。

（2）观察指标：观察及记录病灶增强时间、增强水平及增强形态，病灶增强时间以子宫肌层为参照，分为早增强、同步增强及晚增强；增强形态可分为均匀及不均匀增强；增强水平以子宫肌层为参照，分为高、等、低及无增强。

也可通过时间−强度曲线（TIC）分析，造影微血管成像技术、混合造影成像技术对造影图像进行观察分析。

TIC能实时反映血液中造影剂浓度的变化，较准确地评价组织的血流灌注。TIC在选定病灶重点观察区范围后，可由仪器自动绘制。TIC的参数包括始增时间、达峰时间、绝对峰值强度、廓清时间及曲线下面积。

（3）肿瘤新生血管有以下特征：血管数量增加，血管分支紊乱、管径增粗，有异常血管网结构（迂曲的血管袢及动静脉瘘等），血管基底不完整、通透性高。这些因素会导致肿瘤血管灌注量增加。

第二节　子宫病变超声造影表现

一、正常子宫超声造影表现

子宫动脉增强的显影顺序为：子宫动脉—弓形动脉（肌壁外1/3）—放射状动脉（肌层内2/3）—螺旋动脉（内膜层），由外向内，从粗条状到细分支状及点状；与子宫的结构走行一致，内膜增强晚于肌层，峰值增强强度肌层高于内膜，廓清时间内膜早于肌层。见图16-2-1。

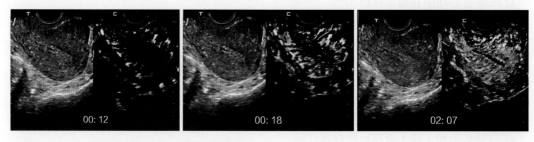

图16-2-1　子宫肌层到子宫内膜显影过程

二、子宫肌瘤与子宫腺肌病超声造影表现

子宫肌瘤与子宫腺肌病是妇科常见病，由于两者在临床上均有典型症状，临床诊断较容易，而在超声图像上，两者有时易混淆。超声造影是甄别其特征的方法之一。子宫肌瘤的超声造影主

要表现为瘤体周边半环状、环状血流先灌注，然后向内灌注。而子宫腺肌病的超声造影表现为较粗大血管不均匀增强，周边没有环状血流，其显影顺序、增强强度、消退时间对鉴别有重要意义。

病例1：子宫肌壁间肌瘤。见图16-2-2。

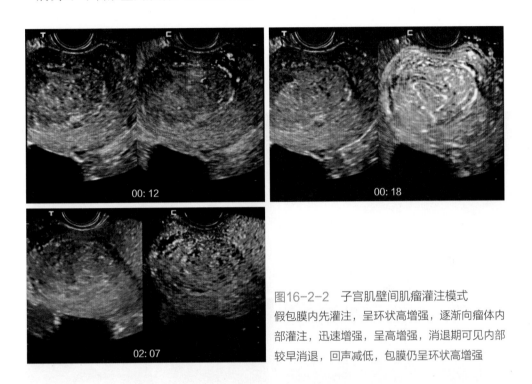

图16-2-2 子宫肌壁间肌瘤灌注模式
假包膜内先灌注，呈环状高增强，逐渐向瘤体内部灌注，迅速增强，呈高增强，消退期可见内部较早消退，回声减低，包膜仍呈环状高增强

病例2：浆膜下肌瘤。见图16-2-3。

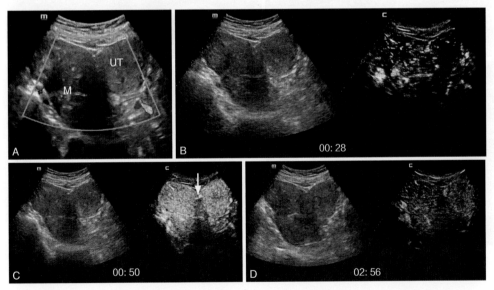

图16-2-3 A. 右宫旁低回声包块，CDFI显示包块内少量血流信号，蒂部血管不明显，CT考虑右附件来源；B~D. 超声造影显示包块与子宫肌层基本同步增强，呈等增强，增强晚期与子宫肌层同步消退

手术病理：右侧阔韧带平滑肌瘤。

分析：难于显示蒂部的浆膜下肌瘤或阔韧带肌瘤，与子宫肌层呈"同步灌注"特点，可与卵巢来源肿瘤鉴别。

病例3：子宫黏膜下肌瘤。见图16-2-4。

手术病理：子宫黏膜下平滑肌瘤。

分析：与子宫肌层呈"同步灌注"特点及包膜样增强特点，可与其他宫腔病变相鉴别。

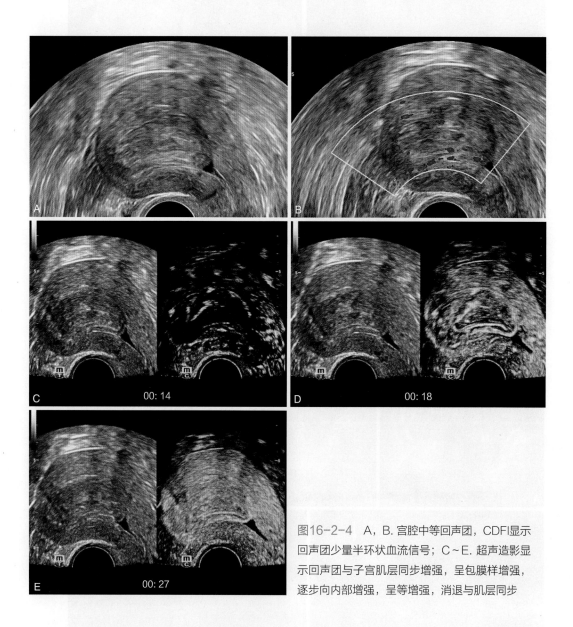

图16-2-4　A，B. 宫腔中等回声团，CDFI显示回声团少量半环状血流信号；C~E. 超声造影显示回声团与子宫肌层同步增强，呈包膜样增强，逐步向内部增强，呈等增强，消退与肌层同步

病例4：子宫腺肌病。见图16-2-5。

分析：子宫腺肌病超声造影病灶内可见紊乱短线状或斑片状高增强，增强强度高于肌层，增强不均，可见散在斑片状无增强区，边界不清，无周边的包膜样增强；子宫肌瘤首先灌注呈环状高增强，使得在原先检查中不能显示的瘤体边界得以清晰显示，随后分支进入瘤体内部开始灌注，整个瘤体表现为均匀或不均匀高增强，而变性区域无造影剂灌注，呈无增强表现。子宫肌瘤造影剂灌注与子宫肌腺瘤明显不同故可鉴别。

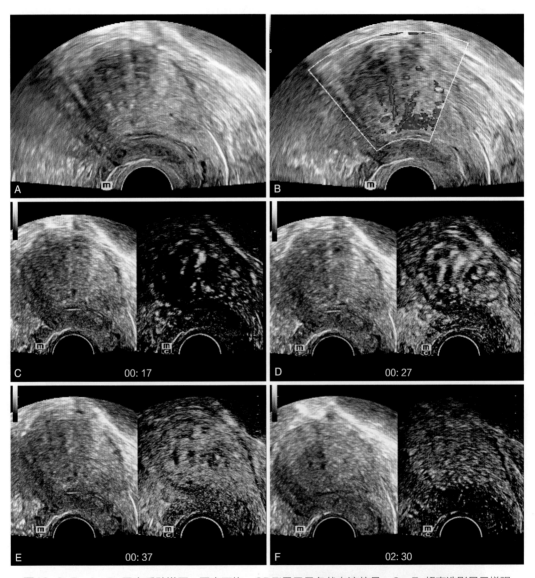

图16-2-5　A，B. 子宫后壁增厚，回声不均，CDFI显示呈条状血流信号；C～F. 超声造影显示增强早期后壁病灶区与子宫肌层同步增强，病灶内部呈放射样条状不均匀高增强，有散在未增强区，无包膜样增强，病灶与子宫肌层同步消退

三、子宫内膜病变超声造影表现

子宫内膜病变由于组织结构与血供不同，不同病变，其增强方式也有所不同。

（1）子宫内膜增生时，增厚的子宫内膜血供依然来源于螺旋动脉，因此其灌注模式与正常子宫内膜并无显著差异。

（2）内膜息肉超声造影一般可显示蒂部的供血血管，因其来源于子宫肌层的动脉分支，增强强度可高于或低于肌层。

（3）黏膜下肌瘤假包膜内血管首先灌注，为环状高增强，然后瘤体呈均匀或不均匀增强，消退时间早于子宫肌层。

（4）子宫内膜癌组织内有大量复杂的新生血管，阻力低、流速快，子宫内膜癌与正常内膜及子宫肌层形成明显时相差，大部分表现为"早增强、高增强"的特点，但增强的时间、强度及方式与癌肿的大小、血供以及分级有一定关系，廓清晚期可以显示病灶与肌层的边界，由于与正常组织界线较清晰，可明确显示肿瘤的侵犯部位及深度，能够明显提高术前分期的准确性，并对早期内膜癌的诊断有一定的临床价值。

病例5：内膜息肉。见图16-2-6。

手术病理：子宫内膜息肉形成。

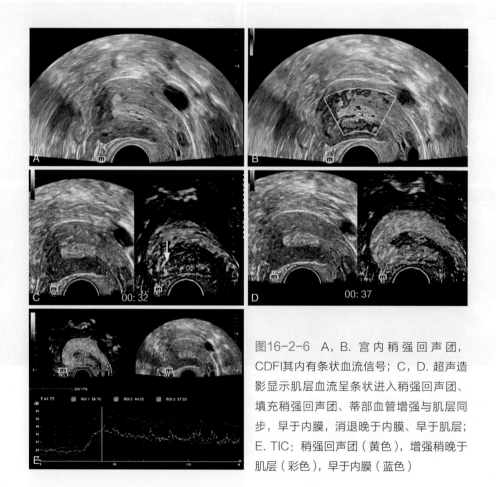

图16-2-6　A，B. 宫内稍强回声团，CDFI其内有条状血流信号；C，D. 超声造影显示肌层血流呈条状进入稍强回声团、填充稍强回声团、蒂部血管增强与肌层同步，早于内膜，消退晚于内膜、早于肌层；E. TIC：稍强回声团（黄色），增强稍晚于肌层（彩色），早于内膜（蓝色）

病例6：子宫内膜息肉。见图16-2-7。

手术病理：子宫内膜息肉。

分析：子宫内膜息肉超声造影表现、内膜息肉滋养动脉血管显示，增强早期子宫肌层动脉细条状分支血管进入宫腔回声团内，血管规则；增强早于内膜，与肌层同步或晚于肌层，强度高于内膜，与肌层相等或稍高，呈均匀增强、晚期增强强度仍高于内膜，与肌层类似或稍高，故可和黏膜下肌瘤和内膜癌鉴别；较大的息肉合并囊性变时，可见增强不均匀、蜂窝状的无增强区；蒂短的内膜息肉可与肌层无明显的灌注时相差，难与内膜癌鉴别，可结合二维超声、彩色多普勒及宫腔水造影进行鉴别。

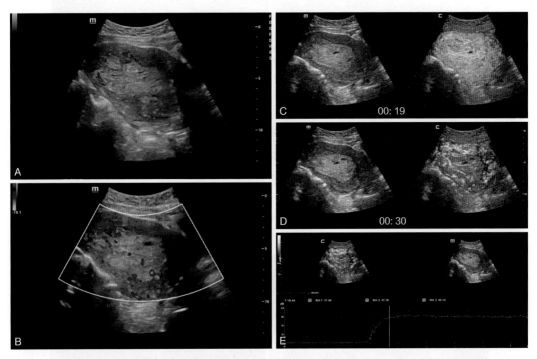

图16-2-7　A，B. 宫腔稍强回声团，与肌层分界清，CDFI显示有少量条状血流信号，未显示蒂部血管；C～E. 超声造影显示后壁肌层有分支状血流进入宫腔回声团内，稍晚于肌层，逐步填充整个回声团，呈高增强，消退稍早于肌层，无包膜样增强，TIC（粉色）呈缓升缓降型

病例7：内膜癌。见图16-2-8。

手术病理：

标本：子宫10 cm×8 cm×7 cm，宫腔9 cm，颈管长3 cm，病灶布满整个宫腔。

病理：子宫内膜样癌Ⅱ级，大小约6.5 cm×6.5 cm，侵犯深度<1/2子宫肌壁。

病例8：子宫内膜样癌。见图16-2-9。

手术病理：

标本：子宫大小8 cm×6 cm×4 cm，宫腔深8 cm，肌壁厚2 cm，宫颈管长2 cm，内膜薄，宫腔内充满糟脆病灶，体积3 cm×3 cm×3 cm，其蒂部位于宫底及子宫后壁。

病理：子宫内膜样癌，Ⅰ级，大小4.5 cm×4.3 cm×3.3 cm。浸润深度<1/2子宫肌壁。

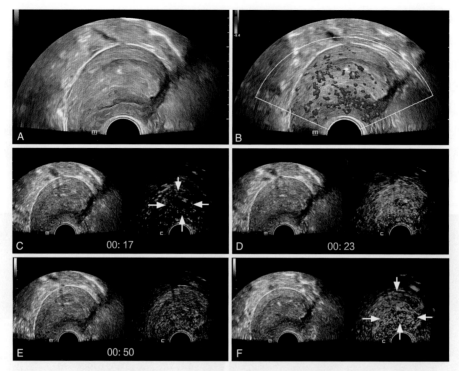

图16-2-8　A，B. 子宫内膜明显增厚，回声不匀，边缘不规则，与肌层界限欠清，CDFI显示其内血流信号丰富，PW：RI：0.36；C～E. 超声造影：内膜增强早于肌层，快速达峰，呈不均高增强，其内可见粗大的滋养血管，消退早于肌层；增强早期及增强晚期清晰显示病灶边界，病灶浸润浅肌层；F. 微血管成像可见病灶内粗大、紊乱血管

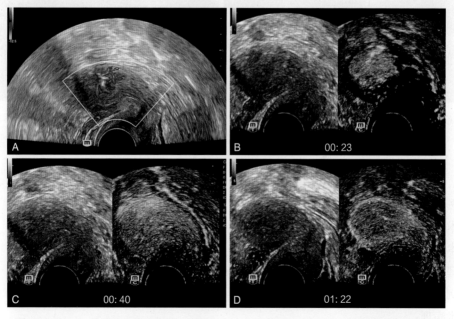

图16-2-9　A. 内膜中低不均回声，范围3.5 cm×3.5 cm×2.2 cm，与肌层界限不清，肌层变薄；CDFI显示后壁有粗大血管进入病灶内，呈分枝状；B～D. 超声造影宫内病灶增强早于肌层，快速达峰，呈均匀高增强，消退早于肌层，增强早期及增强晚期病灶清晰显示，病灶浸润浅肌层

病例9：子宫内膜癌。见图16-2-10。

手术病理：子宫内膜样癌，Ⅲ级，大小6 cm×4 cm×2 cm，侵犯深肌层（＞1/2肌壁），未侵犯宫颈间质。

分析：超声造影能观察到病灶区的新生血管，此血管的分布通常能够反映癌变的生长模式和肌层浸润程度，增强早期病变区呈快速高增强，开始增强时间、达峰时间明显早于周围正常肌层，消退时病灶造影剂减退快，呈相对低增强，故增强早期和增强晚期病灶和周围肌层分界相对清晰，能显示肌层浸润的深度和范围，对临床分期和治疗有一定的指导意义。

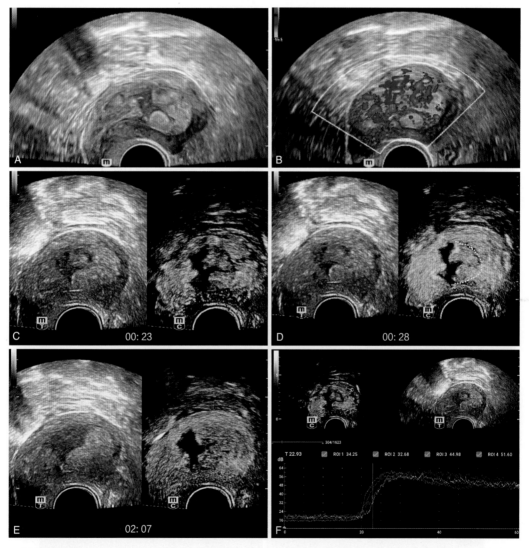

图16-2-10　A，B. 宫腔内不均回声团与前壁肌层分界不清，下至宫颈内口处，宫腔有不规则液性分离，CDFI显示病灶内血流信号丰富，可见粗大紊乱血管；PW：RI：0.29；C～E. 超声造影显示宫腔内病灶增强早于子宫肌层，达峰时间早于肌层，呈等增强，宫腔可见无增强区，消退早于肌层，增强早期及增强晚期，病灶边界显示清晰，前壁可见明显向肌层浸润，距浆膜层0.1 cm，前壁下段侵犯肌层，距浆膜层0.2 cm；F. TIC（淡粉色、蓝色），病灶增强时间早于肌层，达峰时间早于肌层，消退早于肌层

时间-强度曲线分析：癌灶组的进入时间及达峰时间明显早于肌层组，峰值强度高于肌层组，一般呈"速升速降型"。合并宫腔病变如内膜息肉及黏膜下肌瘤时，诊断困难，应仔细鉴别；合并子宫腺肌病时，应注意和浸润灶鉴别。增强方式与肿瘤生长方式、分化程度及分期有关。

四、宫颈癌的超声造影表现

大多为快进快出型，病变区域呈高增强，增强早于肌层，廓清早于肌层，故消退期呈低回声，而病变周边呈环状稍高增强区消退较晚，造影中显示的病灶范围也大于二维超声所示范围。超声造影有助于进行临床分期，以及化疗后疗效的评价，对早期浸润癌有一定的临床研究价值。

病例10：宫颈癌。见图16-2-11。

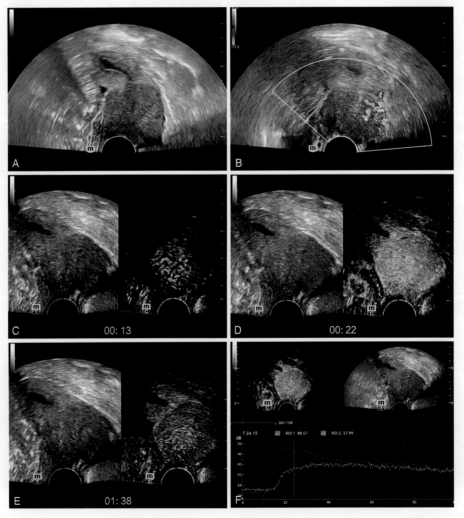

图16-2-11　A，B. 整个宫颈增大、形状尚规则、回声不均，CDFI显示其内血流丰富，可见粗大紊乱的血管，PW：RI：0.33；C～E. 超声造影宫颈（靠前唇）于13秒快速团状增强，内见放射状增粗紊乱血管，随后整个宫颈增强，达峰时间早于肌层，呈均匀高增强，宫颈消退早于肌层，前唇早增强区内血管仍持续强化，呈团状；F. TIC曲线呈速升速降型，达峰时间早于肌层，峰值强度高于肌层，消退早于肌层

　　活检标本：高级别鳞状上皮内病变（HSIL/CIN Ⅲ级），并累及腺体，局灶可见间质浸润，符合浸润性鳞状细胞癌。

　　病例11：宫颈癌。见图16-2-12。

　　手术病理：宫颈1～12点连切，1～2点、11～12点可见中–低分化鳞状细胞癌，大小2 cm×1.2 cm×0.5 cm，未见明确脉管癌栓，浸润深度<1/3宫颈肌层，周围可见高级别鳞状上皮内病变（HSIL/CINⅢ级），子宫下段未见癌侵犯，增生期子宫内膜；左、右宫旁未见癌侵犯，可见淋巴转移。

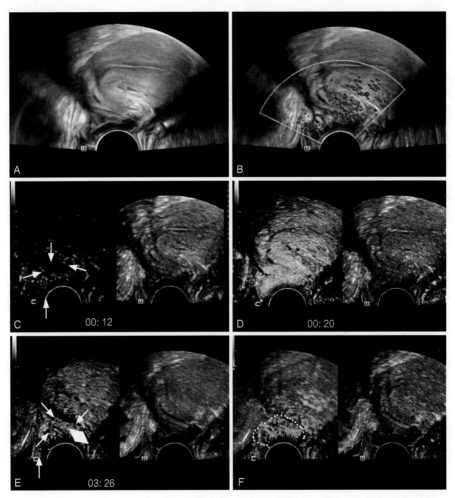

图16-2-12　A，B. 宫颈前唇表面不规则低回声，外突，CDFI显示宫颈及病灶区血流丰富，病灶区有粗大紊乱血流信号；C～E. 超声造影显示病灶区呈早期增强，灌注早期可见粗大紊乱血管，消退稍早于宫颈后唇及肌层，但粗大血管呈持续强化；F. 微血管成像显示宫颈稍粗大、紊乱血管，前唇病灶区血管粗大、走行紊乱，血管密度增加

　　病例12：浸润癌。

　　王某，63岁，体检发现"宫颈上皮高级别病变"，阴道镜检查取活检提示：宫颈3、4、5、6、7、11、12点提示：CINⅢ级，盆腔MR提示宫颈后唇可见异常信号影，边界欠清。见图16-2-13。

　　病理：子宫及双附件切除标本。

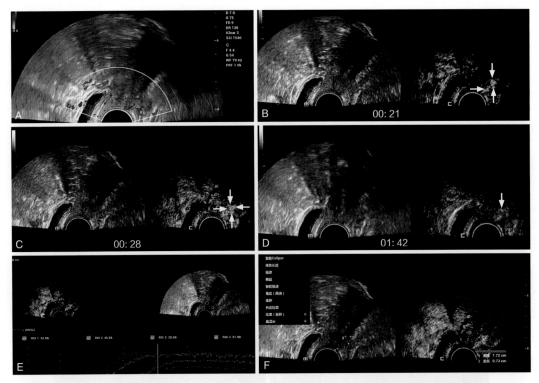

图16-2-13　A. 宫颈2.3 cm×2.3 cm×1.9 cm，回声略不均，前后唇对称，CDFI显示后唇血流稍丰富，有粗大条状血流，PW: RI: 0.63；B～E. 超声造影显示，宫颈后唇浅表处快速条状增强，明显早于宫颈前唇及周围组织，达峰时间早，峰值强度高于前唇及周围组织，早期动脉相可见粗大血管，异常灌注区消退缓慢，晚于宫颈前唇和周围组织，宫颈前唇呈不均匀增强；F. 宫颈后唇病灶范围约1.7 cm×0.7 cm，近后唇表面浆膜层

宫颈1～12点连切，4～8点可见浅表浸润性鳞状细胞癌，浸润深度＞3 mm，＜5 mm，累计宽度＞7 mm，未见明确脉管内癌栓；1～8点、11、12点高级别鳞状上皮内病变（HSIL/CINⅢ），伴累腺，余各点宫颈慢性炎表现。

分析：据文献报道，ⅠB期宫颈无明显形态变化的患者，尤其是内生型及宫颈管型等临床容易漏诊的早期宫颈癌，超声造影仍可明确提示局部血流灌注与正常宫颈的不同，对其作出明确诊断并清晰显示出病灶的边界；ⅠB期及ⅠB期以上造影表现大部分为早增强、高增强、消退快。而ⅠA期二维及造影诊断均困难，主要是镜下检查诊断。

多项研究超声造影对宫颈癌化疗的疗效评估：化疗药物通过抑制肿瘤新生血管的生成，使肿瘤内的血管密度下降，同时化疗药物引起肿瘤血管内的管壁炎症反应及血管内膜损伤，导致血管狭窄，通透性增加，血流阻力增高，超声造影表现为造影剂灌注时间延长，灌注速度减慢及血流灌注量明显减少，PI及AUC较化疗前明显减低，同样表明化疗后肿瘤内的微血管数量较少，血流灌注量较化疗前明显减少，显著抑制肿瘤生长。

可通过二维及三维超声造影观察宫颈癌新生血管，观察血流灌注模式及血管构筑特点，分析TIC形态及参数，病灶高增强、早增强、血管增多、结构紊乱等，对早期浸润癌的筛查有一定的临床价值。

五、滋养细胞疾病超声造影表现

常规超声对有典型动静脉瘘的影像学表现及根据具有明确病史的患者可以作出诊断，常规超声及超声造影对侵蚀性葡萄胎和绒毛膜癌在声像图上很难区别，对初次就诊以坏死为主、无动静脉瘘的滋养细胞肿瘤（绒癌），诊断较困难，容易误诊为子宫肌瘤或腺肌病。超声造影当绒毛侵蚀肌层造成动静脉短路，随血流先到达此地。能显示出绒毛膜癌所致的坏死无增强区，但同时病灶无坏死区仍具有典型的造影声像图特征，增强时间及达峰时间早于肌层，呈持续增强、廓清缓慢，病灶边界显示清楚，可以和子宫肌瘤及腺肌病相鉴别；同时超声造影能很好的将肿瘤病灶和其他子宫疾病相鉴别，准确了解肿瘤侵犯肌层的范围、有无浆膜层的穿透，有利于该病的定性、定位诊断及治疗后疗效评价。

病例13：滋养细胞肿瘤。

患者21岁，清宫术后8个月，不规则阴道流血5个月，入院查血HCG：19.6 IU/L；临床诊断为绒毛膜癌。见图16-2-14。

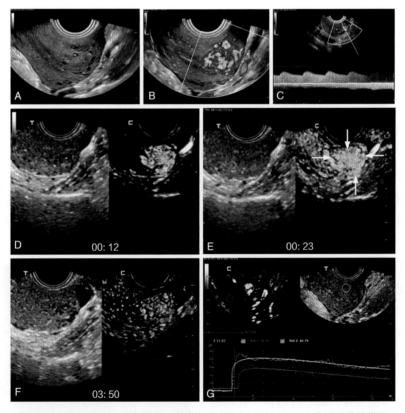

图16-2-14 A～C. 子宫增大，内膜回声尚均匀，厚0.5 cm，未见明显异常回声，宫底左后壁肌层增厚回声不均，范围约1.8 cm×2.0 cm×1.4 cm，边界不清，其内可见囊状及条状无回声，呈蜂窝状，达近后壁浆膜层处，CDFI显示宫底左后壁血流信号丰富杂乱，PW呈高速低阻血流频谱；D～G. 超声造影显示宫底左后壁病变区于12秒粗大的血管先增强，继之整个病变区呈快速高增强、呈团块状，边界清楚，达宫底浆膜层，正常肌层于14秒开始增强，增强均匀，肌层于2分30秒基本廓清，病变区仍呈持续高增强，廓清缓慢，TIC曲线呈快速升缓降型

胸部CT提示：右肺尖右肺下叶后基底段可见实性微结节，影像诊断：右肺微结节。

分析：过度增生的滋养细胞侵犯子宫肌层、破坏正常肌层和血管，使肌层血管构筑改变，动静脉瘘及血窦形成，造影剂进入肿瘤血管后迅速显影，呈区域增强，边界清楚，早增强、高增强、消退缓慢。超声造影利用造影剂对比增强，更易清楚显示病灶的部位和边界。

第三节　卵巢肿瘤的超声造影表现

1. 正常卵巢　由皮质向髓质逐渐增强，卵泡呈无回声。造影开始增强时间和达峰时间略迟于子宫肌层，消退时间略早于子宫肌层。卵巢黄体囊肿出血时囊内有回声，与卵巢子宫内膜异位囊肿相似，超声造影时分隔有充盈，凝血块无充盈，囊内基本无增强。

2. 卵巢良性肿瘤　内部无血流灌注，实性区自周边向内部灌注均匀增强，呈等增强或低增强，血管形态规则，增强时间晚于子宫肌层，囊壁及囊内分隔均匀增强，其肿瘤早期下降快而晚期下降慢。卵巢纤维瘤的超声造影表现主要以晚于子宫肌层灌注，且始终呈低增强为特征，有助于与浆膜下子宫肌瘤进行鉴别。卵巢成熟畸胎瘤超声造影时头结处有弱增强，其余部分无增强。

3. 卵巢恶性肿瘤　Kupesie等对45例卵巢肿瘤术前应用超声造影后，将血管形态分为4级。

0级（无血管型）：肿瘤周边及内部均无血流信号。

1级（周围型）：肿瘤周边或稍远处有血流信号。

2级（穿入型）：有血流信号自向内穿入肿块。

3级（混合型）：周围型+穿入型。

造影后所有恶性肿瘤的血管形态学分级均为2级或3级，经术后病理证实超声造影的诊断率为95.6%。良性肿瘤造影后，瘤内血管呈星点状或短条状，血管数目无明显增多，肿瘤血管段延长，多较光滑，部分轻度扭曲。卵巢癌及复发灶实性区呈不均匀等增强或高增强，周围血管呈树枝状、蟹足状，以血管为中心向瘤体内部灌注，增强时间早且消退较快，呈直线缓慢下降，说明恶性肿瘤的廓清时间和曲线下面积显著高于良性肿瘤。增强模式良性组多表现为相对缓进相对快退型，呈环状增强或不增强；恶性组多呈快进缓退表现，离心性增强。在卵巢良恶性病变中囊腔内有乳头状突起的壁内结节，超声造影如假乳头团块内部始终无增强，与卵巢乳头状囊腺瘤内部轻度增强及卵巢恶性肿瘤为整体或非均质快速高增强可以帮助鉴别。

病例1：卵巢单纯性囊肿。见图16-3-1。

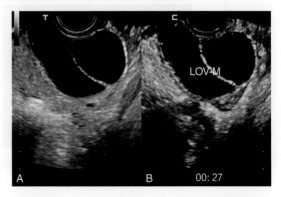

图16-3-1　A. 二维显示：左附件区类圆形囊性包块，壁薄光滑，囊内透声好，可见分隔，内无实性区；B. CEUS：囊壁增强晚于肌层，呈等增强，壁薄，廓清和肌层同步，未见实性及乳头

手术病理：（左卵巢囊肿囊皮）卵巢单纯性囊肿，未见明确衬覆上皮，囊壁内可见卵巢白体。

病例2：卵巢黄体血体囊肿。见图16-3-2。

随访半年，包块逐渐变小消失。

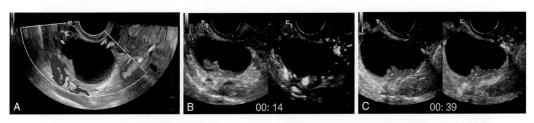

图16-3-2　A. 呈类圆形包块，囊壁稍厚，壁上可见实性区，CDFI示囊内实性部分未见血流信号；
B，C. 超声造影显示囊壁稍厚，欠光滑，实性部分始终未见增强

病例3：子宫内膜异位囊肿。见图16-3-3。

手术病理：卵巢组织呈囊壁样，部分衬覆子宫内膜上皮及间质，伴含铁血黄素沉积，符合子宫内膜异位囊肿。

分析：子宫内膜异位囊肿超声造影一般表现为囊壁厚薄不均，囊内无增强。

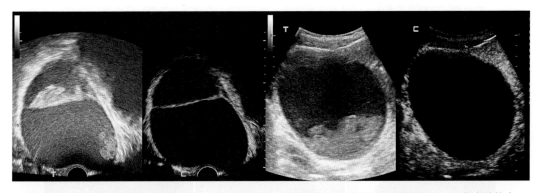

图16-3-3　卵巢非纯囊肿大小17.9 cm×11.9 cm×10.0 cm，内有分隔，隔厚0.4 cm，内有片状中等回声区，直径约7.9 cm，CDFI显示片状中等回声区内未见血流信号。超声造影肿物呈多房样增强，囊壁及隔增厚，囊内实性部分始终未见增强，壁上未见乳头及实性突起

病例4：卵巢纤维瘤。见图16-3-4。

手术病理：卵巢梭形细胞肿瘤，细胞无明显异型，核分裂象罕见，伴广泛玻璃样变性，符合纤维瘤。

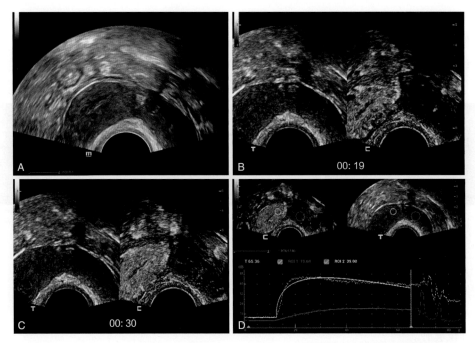

图16-3-4　A. 左附件区实性低回声包块，呈椭圆形，边界清晰，紧邻子宫左侧壁，后伴声衰，CDFI显示有少量血流信号；B～D. 超声造影显示子宫肌层于14秒增强，左附件实性低回声包块于19秒中心区域开始增强，显示包块内呈稀疏细条索状低增强，大部分区域无增强。1分26秒包块内基本廓清、呈点状增强；造影TIC显示包块呈慢进低增强

病例5：卵泡膜纤维瘤。见图16-3-5。

手术病理：卵巢纤维卵泡膜细胞瘤。

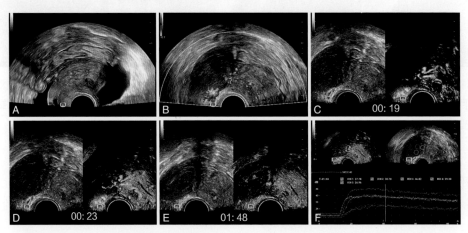

图16-3-5　A，B. 右附件区低回声包块，活动可，内有稍强细条状回声、后伴声衰，盆腔游离液，最深处2.9 cm，右卵巢探查不清，CDFI显示包块内侧近子宫壁处可见到分枝状血流进入包块，PW：RI：0.59，PI：0.97，包块内部未探及明显血流信号；B～D. 超声造影显示子宫肌层于18秒增强，包块内于23秒增强，呈散在极细条样低增强，消退缓慢；E. 侧动探头，CDFI显示的包块内侧似"蒂"血管，与子宫肌壁不相连；F. TIC呈慢进低增强表现

　　分析：纤维瘤或卵泡膜瘤超声造影一般增强晚于子宫肌层，呈低增强；浆膜下及阔韧带肌瘤与子宫肌层呈"同步灌注"特点，增强水平与肌层接近。

　　病例6：卵巢浆液性囊性瘤。见图16-3-6。

　　手术病理：卵巢黏液性囊腺瘤，大小13 cm × 10 cm × 3 cm，局灶上皮增生活跃。

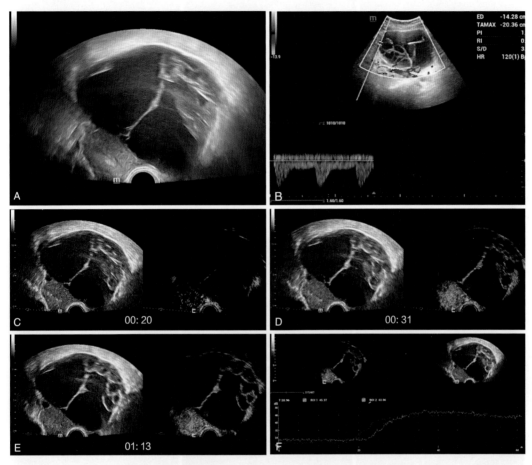

图16-3-6　A，B. 左卵巢多房隔囊性肿物，CDFI显示壁及隔上有少量血流信号，PW: RI: 0.72；C~F. 超声造影囊壁及隔增强晚于子宫肌层，呈等增强，消退缓慢，与子宫肌层同步，囊壁及隔光滑，未见乳头，囊内未见增强，TIC呈缓升缓降型

　　病例7：卵巢交界性浆液性肿瘤。见图16-3-7。

　　肿瘤标志物：CA19-9：37.88 U/ml；CA125：72.75 U/ml。

　　手术病理：右卵巢交界性浆液性肿瘤。

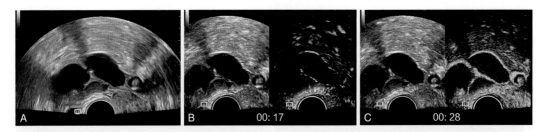

图16-3-7 A. 右卵巢多房性非纯囊，壁及隔厚，壁上可见乳头突起；B，C. 超声造影囊壁及隔与子宫同步增强，稍增厚，乳头增强稍晚于囊壁，均呈等增强，消退缓慢，基本与肌层同步

病例8：高级别浆液性癌。见图16-3-8。

肿瘤标志物：CA125：99.55 U/ml。

手术病理：卵巢组织中可见肿瘤细胞呈巢团样排列，细胞异型性明显，核分裂象易见，符合卵巢高级别浆液性癌，大小约3.5 cm×2 cm×1.5 cm；输卵管系膜囊肿（直肠表面病灶）可见癌转移。

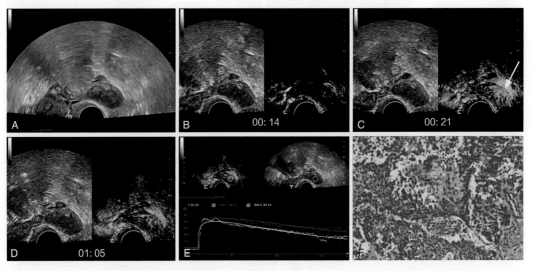

图16-3-8 A. 二维超声显示左卵巢3.8 cm×4.0 cm×2.1 cm，其外侧可见实性偏低回声肿物、大小3.1 cm×2.7 cm×1.9 cm，与卵巢组织分界不清；CDFI显示肿物血流信号丰富，PW：RI：0.47；B~E. 超声造影显示包块于14秒快速增强，与肌层基本同步增强，可见粗大的血管呈分枝状进入病灶内，病灶内血管粗大不规则，病灶边界不清，消退早于肌层；TIC曲线呈速升速降型；F. 病理切片图

病例9：卵巢透明细胞癌。见图16-3-9。

手术病理：（左卵巢肿物）肿瘤呈实性，部分区域可见乳头状结构，肿瘤局灶区域可见陈旧性出血，符合卵巢透明细胞癌。

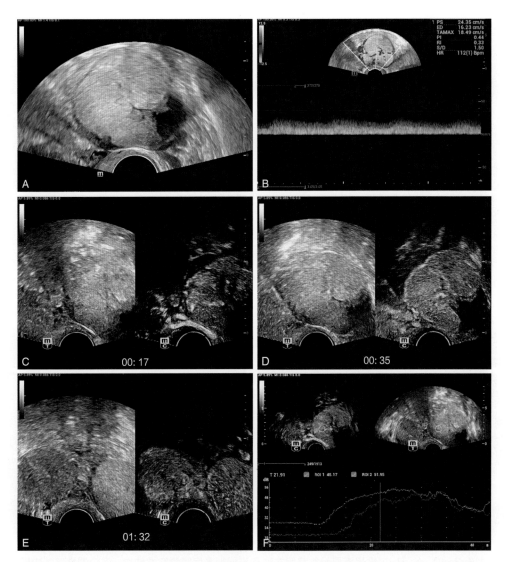

图16-3-9 A，B. 二维超声显示左卵巢内囊实性包块，以实性为主，包膜完整，实性部分呈中强回声，回声尚均；CDFI显示包膜及其内有粗大条状血流信号，PW：实性部分RI：0.33；C～E. 子宫肌层于14秒开始增强，包块于12秒开始增强，早于肌层，包膜先增强，可见粗大血管分支状进入实性区，逐渐填充整个实性区，包膜呈高增强，其实性部分呈等增强，内见粗大血管，包块消退慢，实性部分与肌层同步，包膜消退晚于肌层，3分钟时包块内部基本消退，包膜有少许增强，囊性部分无增强，包块包膜完整，与周围边界清；F. TIC呈缓升缓降型，顶部圆钝

病例10：卵巢透明细胞癌。见图16-3-10。

手术病理：（右）卵巢透明细胞癌。

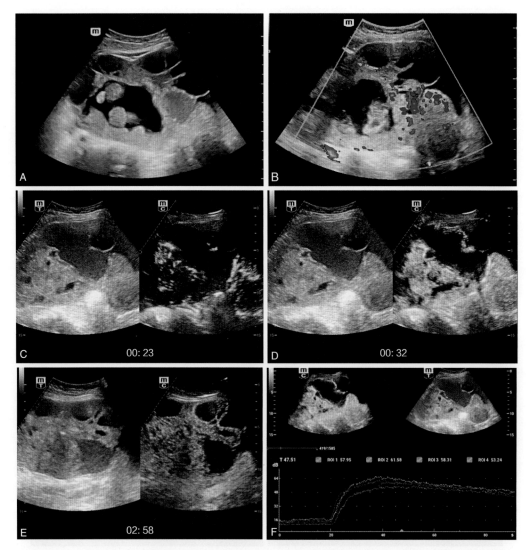

图16-3-10 A，B. 二维超声显示盆腔偏右形态不规则多房隔囊实性肿物，多个囊性区，内壁不平，有多个实性乳头状突起，包膜尚完整；CDFI显示肿物实性区血流信号丰富，PW：RI：0.44，PI：0.56；C～E. 超声造影及TIC定量分析：囊实性肿物内房隔于19秒开始增强，早于肌层，呈高增强，肿物内实性区于20秒开始增强，与肌层基本同步，呈等增强，其内可见粗大紊乱血管，非纯囊腔内部未见增强，盆腔包块廓清缓慢，与肌层同步，2分58秒时包块与肌层仍有增强，增强强度相当；F. TIC曲线呈缓升缓降型，顶部圆钝

病例11：卵巢Sertoli-Lydig细胞瘤。

李某，25岁，未婚。见图16-3-11。

手术病理：卵巢组织中可见肿瘤细胞腺管样、条索样及巢片状排列，细胞较一致，符合卵巢Sertoli-Lydig细胞瘤，中–低分化，大小3 cm×2.8 cm×1.6 cm。

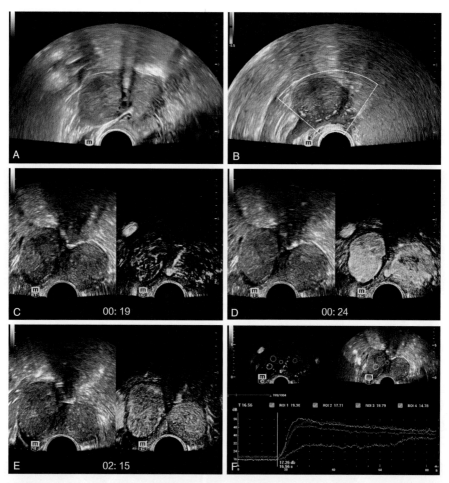

图16-3-11　A, B. 右卵巢内实性类圆形等回声包块, 大小约3.9 cm×2.8 cm, 向右侧外突, 包膜完整, 其内呈细条样回声, CDFI显示包块内侧血流信号丰富, 呈半环分支状, PW: RI: 0.44, PI: 0.59; C~E. 超声造影显示包块与子宫肌层基本同步增强, 包膜呈高增强, 内部呈均匀等增强, 血管走行紊乱, 包块消退缓慢, 基本与肌层同步; 包块内侧正常卵巢组织呈晚增强、低增强; F. TIC (病灶区黄色) 上升支较肌层陡直, 达峰时间稍早于肌层, 下降支平缓

病例12: 输卵管积水。见图16-3-12。

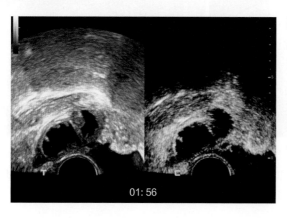

图16-3-12　右卵巢 (-), 其后方管状非纯囊管状包块、范围4.2 cm×3.5 cm×3.3 cm, 最大管径约1.6 cm; 超声造影显示右侧卵巢内上方为管状增强, 管腔内无增强, 壁厚, 壁上可见皱折样增强

4. 宫外孕　胚胎着床后绒毛在其周围形成富含低阻血流的绒毛间隙，CDFI表现为孕囊周边环状血流信号。宫外孕超声造影时，可清晰显示孕囊周边环状增强，使不易发现的胚胎发育不良的包块显现。

病例13：宫外孕。见图16-3-13。

术中诊断：输卵管间质部妊娠（未破裂型）。

手术病理：输卵管妊娠，可见绒毛组织。

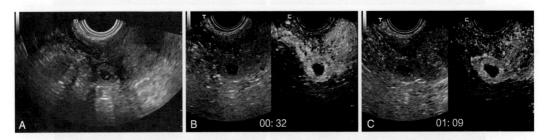

图16-3-13　A. 二维超声显示右附件区类妊娠囊暗区结构、周边呈环状高回声"Donut"环；B，C. 超声造影显示增强早期及增强晚期，"Donut"结构呈厚环状均匀高增强，囊性暗区内始终无增强，右侧输卵管增粗

病例14：人流后宫内组织残留。

薛某，24岁，人流后2月余，阴道少量流血，血HCG：42.9 mLU/ml。见图16-3-14。

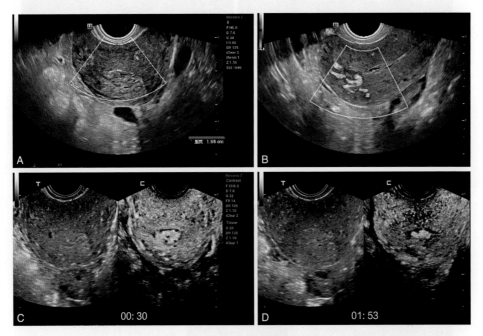

图16-3-14　A，B. 二维超声显示宫内中等偏强回声团范围，1.6 cm×1.5 cm×0.8 cm，CDFI显示其内有丰富的血流信号；C，D. 超声造影显示宫内病灶与子宫肌层同步增强，呈高增强，消退缓慢，增强晚期强度高于肌层，与子宫后壁分界不清

手术病理：宫腔镜宫底后壁可见陈旧性机化组织，直径1.5 cm，与子宫肌层致密粘连，（宫腔电切物）送检为退变的绒毛及蜕膜组织。

增强早期残留病灶增强早于肌层，或与肌层同步增强，强度高于肌层，增强晚期廓清较慢，呈持续高增强或等增强，凝血块或变性坏死组织无增强。超声造影有助于临床判断是否存在妊娠物残留及活性残留物的体积、部位及与肌层的关系和供血丰富程度等信息，指导后期临床治疗。

第四节　超声造影在高能聚焦超声手术中的应用

随着微、无创技术的发展，高强度聚焦超声（HIFU）、微波、射频消融等微、无创治疗方法逐步用于子宫肌瘤、子宫腺肌病的消融治疗；超声造影在介入手术中的应用主要是评估治疗效果。

一、超声聚焦治疗原理

超声波是一种高频机械振动波，具有可聚集性、组织穿透性和能量沉积性。利用超声波的组织穿透性和能量沉积性，将体外发生的超声波聚焦到生物体内病变组织（治疗靶点），通过超声的机械效应、热效应和空化效应达到治疗疾病的目的。其作用方式与太阳光经放大镜聚焦后引起放置于焦点处的纸片燃烧的原理相似。凸透镜聚焦太阳光的焦点会有很高的温度，可以点燃纸，高强度超声聚焦无创治疗子宫肌瘤、子宫腺肌病系统就是用的这个聚焦原理，聚焦点温度可达到60℃，将病灶血供阻断，而通道上的温度很低，不会损伤正常人体组织。

二、超声造影应用

超声造影可用于术前评估、了解瘤体血供情况及主要供血血管，指导治疗，术中可于用消融的疗效评估及术后随访。

例：子宫肌瘤HIFU治疗疗效评价。见图16-4-1。

三、妇科超声造影现状和展望

目前妇产科超声造影尚未广泛开展，卵巢恶性肿瘤的诊断和治疗在临床上是最大的挑战，组织学类型繁多，不同类型的肿瘤有不同的生物学行为，大部分患者就诊时往往已是中晚期，5年生存率低；超声造影通过对卵巢肿瘤内部和周边血管的形态学改变的研究，其形态分布均与正常组织血管有一定差别，观察肿瘤血管变化有助于对其进行定性诊断，TIC可观察UCA在病灶内的出现和消退情况，多项研究的数据证实可在卵巢癌早期用TIC曲线的各项参数指标来辨别恶性肿瘤和良性肿瘤，故在卵巢肿瘤的诊断中，超声造影是一项很好的诊断技术，但尚需大量的病例，对不同组织学类型病变的造影声像学特征进行研究，来提高早期诊断率，这将是一项非常有意义

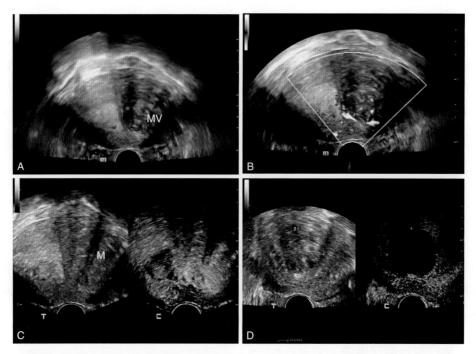

图16-4-1　A，B. 子宫后壁肌壁间肌瘤；C. 治疗前子宫肌瘤完全灌注；D. HIFU治疗后子宫肌瘤未灌注

的工作。普通的二维超声及彩色血流对早期宫颈浸润癌、早期子宫内膜癌诊断尚有一定困难，对于肌层的浸润程度判断有一定困难，超声造影可以通过对新生血管和血流灌注模式、灌注特点的观察分析，来提高早期宫颈癌和内膜癌的诊断率，并通过对浸润程度的判断进行临床分期，指导治疗。超声造影作为一项新技术将有很大的发展和研究空间。

第十七章　子宫腔与输卵管管腔超声造影通液术

第一节　概述

不孕症的发病率逐年上升，女性不孕症患者占1/3，而输卵管源性不孕是主要病因之一。

一、常用诊断输卵管通畅性的方法

（1）腹腔镜直视下输卵管通染液。

（2）X线子宫输卵管碘油造影。

X线子宫输卵管碘油造影输卵管显影清晰，便捷、经济，是国内公认的评估输卵管通畅性的首选筛查方法，但该方法具有放射性，患者三个月后才能怀孕，增加了患者的顾虑。

（3）子宫输卵管超声造影（Hycosy）。见图17-1-1。

子宫输卵管超声造影无创、安全、经济、重复性好，不影响患者受孕时间，已经广泛应用于筛查

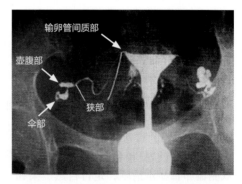

图17-1-1　子宫输卵管超声造影

输卵管的通畅性。子宫输卵管超声造影技术包括二维、三维及四维成像方式，可以实时动态观察宫腔、输卵管内造影剂的流动情况及显影效果，评估输卵管的通畅性。超声造影仅用于输卵管病变低风险者的筛查，无治疗作用。

二、输卵管造影通液术的适应证及禁忌证

1. 适应证　男方精液正常，女方疑有输卵管阻塞的不孕症患者；有下腹部手术史（如阑尾切除术、剖宫产术等）、盆腔炎史、内异症等不孕症者；输卵管绝育术及复通术、输卵管妊娠药物治疗或术后的疗效评估；腹腔镜发现宫腔外粘连者；子宫畸形或宫腔病变者。

2. 禁忌证　生殖道急性、亚急性炎症；结核活动期；月经期，子宫或宫颈出血；停经尚未排除妊娠者；正常分娩、流产或刮宫后6周内；刮取子宫内膜4周内，体温超过37.5℃者；生殖道恶性肿瘤；因严重的全身疾病不能耐受检查者；对超声微泡造影剂过敏者。

一般在月经干经净后第3～7天，以子宫内膜双层厚度≥6 mm时做造影为佳。月经干净后至造影前禁止性生活。

三、造影剂与操作方法

1. 造影剂　包括阴性造影剂（生理盐水）和阳性造影剂（声诺维）。向子宫腔内推注造影

剂，输卵管管腔可显示为增强回声，而静脉造影只显示输卵管管壁，不显示管腔，因此无法判断输卵管是否通畅。

操作方法：术前30分钟注射阿托品，解除输卵管平滑肌的痉挛。

2. 检查方法　超声造影剂为Braco公司的SonoVue，使用前注入5 ml生理盐水配制震荡完成后，抽取2.0 ml微泡混悬液与20 ml生理盐水混合，检查时经双腔导管匀速推入宫腔。

于月经后3～7天，常规消毒后宫腔内置入10～12号Foley双腔导管，球囊内注入生理盐水1.5～2.5 ml。造影前经阴道超声探查子宫卵巢大小、位置及子宫直肠陷凹内是否有积液，然后经导管注入生理盐水3～5 ml，探查宫腔有无粘连或占位，选择双侧宫角输卵管入口处为最佳观察切面。启动造影和4D模式，调节采集角度至最大，造影时经导管匀速推入稀释的造影剂10～20 ml，同时或分别采集双侧输卵管造影实时动态四维图像，并存储于仪器硬盘中以备图像分析，采集完成后二维超声观察微泡在双侧卵巢周围、肠管间及直肠子宫陷凹的分布情况。造影结束后调出造影容积图像，从冠状面（A平面）进行容积重建，追踪观察子宫和双侧输卵管近端及中远端造影剂充盈情况，目测法评估输卵管纤细和扭曲程度（近端为目测输卵管全程近宫角1/3～1/4部分，中远端为近端以外部分）。

四、输卵管通畅度诊断标准

1. 输卵管通畅　检查时推注造影剂可顺利通过，无明显阻力，可见造影剂强回声自子宫角迅速向输卵管移动，输卵管全段充满造影剂强回声，伞端可见造影剂喷射状回声，卵巢周围可见环状造影剂回声包绕，直肠子宫陷凹处及子宫周围可见积聚的造影剂回声。三维、四维图像可见双侧输卵管显示清晰，走行自然、柔和，呈自然弯曲状的立体图像。

病例1：见图17-1-2。

2. 输卵管通而不畅　检查时推注造影剂时有阻力并持续存在阻力，宫腔内造影剂流动缓慢，见少量液体反流。输卵管显影较晚，输卵管内造影剂回声纤细。伞端可见少量造影剂溢出，无明显喷射状回声。卵巢周围造影剂环状包绕不明显或呈半环状包绕，直肠子宫陷凹处可见少量

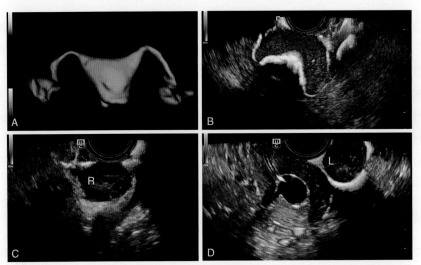

图17-1-2　A. 4D容积造影：显示双侧输卵管走形自然，柔和，伞端见弥散的造影剂；B~D. 2D造影混合模式：双侧输卵管显示，双侧卵巢周围及子宫周围可见造影弥散

造影剂回声。三维、四维图像见走行僵直、迂曲盘绕或细而弯曲成角的输卵管，无伞端的喷射状图像。

病例2：见图17-1-3。

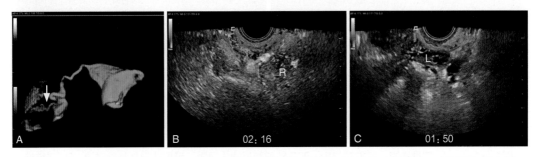

图17-1-3　A. 四维造影：右侧输卵管远端盘曲、增粗、伞端造影剂呈细线状溢出，左侧输卵管未显影；B. 二维造影：右侧伞端少量造影剂溢出，盆腔有少量造影剂弥散；C. 左侧输卵管未显影，左卵巢周围及盆腔左侧未见造影剂弥散

3. 输卵管梗阻　检查时推注造影剂阻力较大，需加压注射造影剂，停止加压后可见造影剂部分或全部反流。宫腔内可见造影剂翻滚样图像，输卵管全段不显影或仅某段显影，输卵管伞端无造影剂溢出。卵巢周围和直肠子宫陷凹处均无造影剂回声。子宫肌层或周围可见造影剂静脉逆流。三维、四维图像可见一侧或双侧输卵管的某段图像，以此能判断出梗阻部位，若未见输卵管图像，则说明梗阻在子宫角处。

病例3：见图17-1-4。

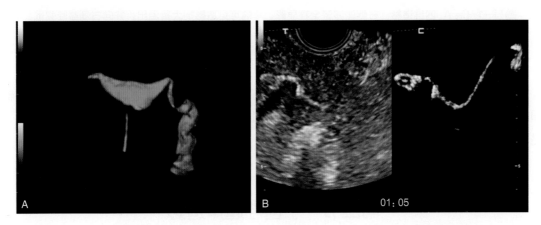

图17-1-4　A. 四维造影：左侧输卵管远端增粗，未见造影剂溢出，右侧输卵管全程未显影；B. 二维造影：右侧输卵管未显影，左侧输卵管中远段可显示，但伞端未见造影剂溢出，双侧卵巢周围、盆腔、子宫周围未见造影剂弥散

病例4：见图17-1-5。

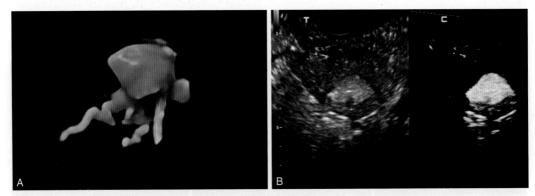

图17-1-5　A. 四维造影：见宫腔显影，双侧输卵管近端未显影，可见造影剂静脉逆流；B. 二维造影：双侧输卵管近端未显影，双侧卵巢周围及盆腔未见造影剂弥散

病例5：左侧输卵管切除术后。见图17-1-6。

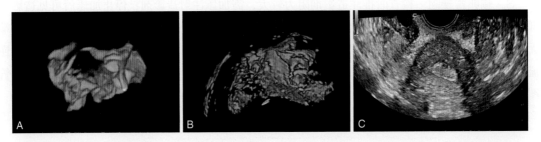

图17-1-6　A. 四维造影：右侧输卵管全程显影，伞端可见造影剂大量溢出，并向右侧盆腔弥散；B. 三维造影：造影剂盆腔弥散不均匀；C. 二维造影：右侧卵巢周围可见造影剂包绕，右盆腔可见造影剂弥散

　　经阴道动态四维子宫输卵管超声造影可清晰显示输卵管腔的三维立体图像，实时动态观察输卵管各段通畅情况，能直观地观察输卵管的形态、走行及输卵管通畅性，获得准确的诊断信息，是输卵管通畅性的重要筛查方法。

第二节　子宫腔超声造影

　　子宫腔超声造影（SHG）是将造影剂注入宫腔，使得宫腔膨胀，内膜分离，应用超声更好地评价内膜与宫腔内病变。最早受到绝经后妇女宫腔少量积液能使内膜更清晰的启发，Nannini等人于1981年首次报道，宫腔内灌注液体联合腹部超声能较清晰显示宫腔。1988年宫腔造影是在腹部超声观察下进行，以后改为阴道超声观察，1992年Bonilla-Musoles等人首次使用球囊导管进行宫腔超声造影，使宫腔病变的敏感性达到96%，特异性达到97%。1996年三维超声首次应用于宫腔造影，获得更多的信息。造影剂从生理盐水到声诺维，增加了诊断的敏感性与特异性。

对内膜有无病变、病变的大小及性质；息肉或黏膜下肌瘤的大小、个数、位置、基底部宽窄、子宫畸形均显示一目了然。

禁忌证：急性炎症、月经期、盆腔结核，严重内科合并症如心衰肾衰等。

造影剂与操作方法与输卵管造影通液术相同（见本章第一节）。

病例：见图17-2-1。

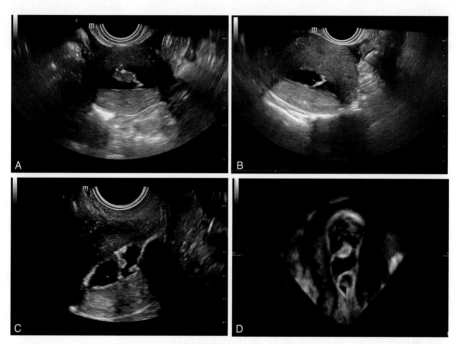

图17-2-1　A. 内膜息肉；B. 宫腔粘连带；C，D. 二维及三维超声：内膜息肉，宫腔水造影检查宫腔粘连带

第三节　超声引导下盆腔肿物的穿刺

一、超声引导下盆腔肿物的穿刺

1. 常用穿刺探头的基本特性　需具备穿刺用的探头、导向的穿刺架及与之相匹配的穿刺针，术前均经过严格的消毒。

2. 介入超声妇科肿瘤穿刺种类　内膜异位囊肿；单纯性囊肿与卵巢冠囊肿（穿刺后易复发，内壁薄，穿刺后不能用无水酒精固定破坏囊壁造成）；盆腔炎性肿物；盆、腹腔游离液；取卵；宫外孕保守治疗；卵巢恶性肿瘤因某些原因不能手术，化疗前定性。

在超声下穿刺硬化治疗子宫内膜异位囊肿，适用于单囊腔、囊壁厚，位置低的子宫内膜异位囊肿，囊肿壁较厚，上有内皮上皮细胞、子宫内膜腺体及间质细胞，无水酒精与聚桂醇可使细胞蛋白质变性凝固、细胞破坏，产生无菌性炎症，使囊腔凝固、硬化、粘连、闭合。见图17-3-1。

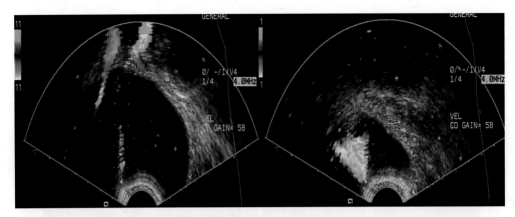

图17-3-1　超声穿刺囊肿中央为穿刺针

3．穿刺时准备的药物　子宫内膜异位囊肿穿刺必备稀释用的生理盐水与无水酒精（硬化治疗剂）。输卵管妊娠穿刺备用的氨甲蝶呤，包裹性积液穿刺用抗生素与透明质酸酶、糜蛋白酶。

二、穿刺时注意事项

（1）穿刺前全面了解肿瘤的性质，此肿瘤可否穿刺（单房、囊性、非纯囊性），不能穿刺的肿瘤坚决不穿刺。肿瘤的部位也很重要，尽管是能穿刺的肿瘤，但部位不合适（位置过高、穿刺时躲不过子宫或宫颈、膀胱）也不能进行穿刺。

（2）穿刺前，要明确肿瘤的囊腔大小，测量长、宽、厚值，并算出囊内液应是多少，做到胸中有数。

（3）在月经干净后3～7天内，无盆腔炎、阴道急性炎症，排空膀胱，严格消毒外阴阴道宫颈，后穹窿放置麻醉药棉（穿刺前去除），要注意无菌操作。

（4）穿刺尽量在彩超下，一定要打开多普勒，一是为了穿刺时躲避开血管、膀胱、宫颈与肠管，避开血管损伤；二是了解穿刺针进针的深度与是否通畅。

（5）穿刺点选择在囊肿中央，穿刺过程中，针头随囊肿穿刺出的液体慢慢移动，尽量不让针头贴壁，避免针头穿出另一端的肿瘤壁，一旦针头穿破肿瘤，要立即停止手术。

（6）边穿刺、边记录穿刺出的液体多少，注入液体多少，以便计算出最后穿刺出多少液体。

（7）瘤内液体基本穿刺出来后，用生理盐水冲洗后，注入无水酒精时，要缓慢注入，注入量为穿刺出的液体一半为妥，保留时间根据肿瘤性质而定，可反复抽注，使囊壁能与无水酒精充分接触。如为宫外孕穿刺注药，一定要穿刺到异位妊娠的包块内，方可注药。

（8）撤出针头后，一定要检查阴道穿刺点有无活动性出血，注意及时止血。

（9）穿刺物要送病理检验或细菌培养。术后超声探查穿刺后的卵巢或剩余肿瘤大小，要在检查报告上写全、写清，以供今后追踪参考。

第十八章　盆底超声

第一节　概述

盆底功能障碍性疾病（PFD）涉及学科多，且发病机制复杂，仅凭临床检查难以全面判断盆底缺陷，需要借助影像学检查方法来协助评估诊断。盆底的影像学检查方法主要包括泌尿系造影、直肠排粪造影、磁共振成像（MRI）以及盆底超声。泌尿系造影和直肠排粪造影能显示不同状态下（静息期、排尿、排粪期）膀胱尿道以及直肠显像情况，了解排泄过程，但是不能全面评估盆底缺陷且存在电离辐射等缺点；MRI有高的软组织分辨率，可以清晰显示盆底解剖缺陷，但是不能保证患者能够完成所要求的最大Valsalva动作，而影响实时动态观察；因此泌尿系造影、直肠排粪造影以及MRI虽被认为是较成熟的检查手段，但仍存在不足之处和局限性。盆底超声检查可以随时指导患者完成有效的盆底肌收缩及最大Valsalva动作，并且可以根据需要行仰卧截石位、蹲位或站立位超声检查以达到最佳Valsalva状态，从而做到实时动态观察，且超声检查具有无电离辐射、操作相对简单、无创伤、重复性好，易于被患者接受等优点，得到了广泛的应用。盆底超声通过静息、盆底肌收缩以及最大Valsalva状态下获取动态盆底解剖结构的二维及四维图像。前盆腔可以观察及测量膀胱颈、尿道以及膀胱的形态、角度及位置；中盆腔可以观察阴道、宫颈或者阴道穹窿位置；后盆腔可以观察直肠壶腹部形态及位置，用来评估压力性尿失禁及盆腔器官脱垂等盆底功能障碍性疾病；通过三维重建轴平面图像观察肛提肌裂孔形态及大小，在多平面断层超声成像模式下评估肛提肌和肛门括约肌的损伤；对于植入合成材料的盆底手术后患者，盆底超声可很好地显示合成材料的形状、位置及大小，如吊带和补片的位置，近期有无血肿，远期有无暴露、侵蚀、折叠挛缩等并发症的出现，以及术后盆底解剖结构的恢复，有无再发和新发盆底功能障碍性疾病；同时能对尿道周围病变、阴道及会阴部病变、肛周病变进行诊断评估。因此对于盆底功能障碍性疾病患者进行盆底超声可协助临床诊断，术前、术后评估及随访观察。当然盆底超声也有一定的局限性，对于肛提肌的全面评估及发现阴道旁缺陷，MRI的优势要大于超声；另外对于后盆腔脱垂的评估，排粪造影的阳性率要高于盆底超声；还有盆底的一些复杂疑难病例，例如盆底痛、会阴痛及性交痛等，需要进行多影像综合评估。

一、适应证

（1）排尿异常：反复泌尿系感染，尿失禁，持续性排尿困难以及排空障碍等相关症状。

（2）排便异常：大便失禁、便秘、梗阻性排便障碍。

（3）盆腔器官脱垂（POP）：临床检查阴道前后壁膨出，子宫或阴道穹窿脱垂。

（4）盆底肌损伤：包括肛提肌及肛门括约肌损伤的筛查。

（5）盆底术后盆底解剖结构、并发症、盆底植入材料的评估。

（6）妊娠及分娩后盆底损伤评估。

（7）尿道、外阴、阴道及肛周疾病的超声诊断。

（8）盆底痛、性交痛。

二、盆底超声检查方法

1. **盆底超声检查仪器**　配有3～11 MHz腔内微凸阵二维探头、1～6 MHz腹部凸阵二维探头、5～9 MHz腔内容积探头或3～6 MHz的机械/矩阵腹部容积探头以及高频线阵探头的超声诊断仪器均可进行盆底超声检查，容积探头扫描角度腔内探头120°，腹部探头80°以上，为获得三维重建轴平面图像需要使用三维/四维超声成像系统及后处理软件，带有谐波成像以及多平面成像的仪器更佳。二维盆底超声检查使用B型模式系统进行正中矢状切面及旁矢状切面的检查，四维盆底超声使用4D模式系统进行正中矢状及斜冠状切面检查，获得三个正交平面（正中矢状面、冠状面、轴平面）图像以及立体渲染轴平面，以获取更多解剖信息来弥补二维图像的不足。

2. **盆底超声检查方法**　盆底超声检查方法主要包括经会阴、经阴道以及经肛管检查，使用经腹部或腔内二维探头或三维容积探头。目前临床上多采用的是经会阴超声，二维超声图像是基础，在正中矢状切面上以耻骨联合为观察参考点，由腹侧到背侧依次显示耻骨联合、耻骨后间隙、尿道、膀胱颈、膀胱后壁、阴道、宫颈或阴道穹窿、直肠阴道间隙、直肠壶腹部、肛管、会阴体，肛直肠连接处，以及其后方的中高回声区-肛提肌板，是肛提肌的中心部分。四维成像获取的动态容积数据不仅可获得高分辨率的二维图像，同时可获得具有更多解剖信息的三个正交平面（正中矢状面、冠状面、轴平面）图像，经过三维重建后得到立体渲染的轴平面图像显示肛提肌裂孔，其中包括耻骨联合、尿道、阴道、直肠以及双侧肛提肌。见图18-1-1，图18-1-2。

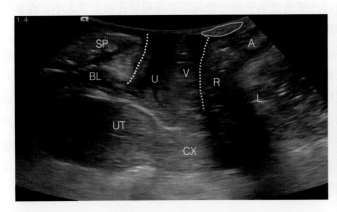 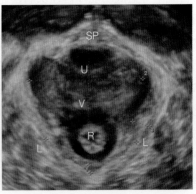

图18-1-1　经会阴正中矢状切面显示，SP: 耻骨联合，BL: 膀胱，U: 尿道，V: 阴道，CX: 宫颈，UT: 子宫，A: 肛管，R: 直肠壶腹部，L: 肛提肌板，白虚线: 耻骨后间隙，黄虚线: 直肠阴道间隙，绿色圈: 会阴体

图18-1-2　肛提肌裂孔三维重建轴平面显示，SP: 耻骨联合，U: 尿道，V: 阴道，R: 直肠，L: 肛提肌

第二节　盆底超声检查常用测量参数与观察指标及其临床意义

1. 残余尿量　测量膀胱最大径线（X）及与之垂直的径线（Y），X×Y×5.6 =残余尿量ml（X 和Y的单位是cm）。

2. 逼尿肌厚度　在膀胱顶部，取膀胱中线上的三个位置进行测量，测量膀胱壁内缘与黏膜 表面的垂直距离。测量时膀胱残余尿量应＜50 ml。正常值一般＜5 mm，逼尿肌增厚与逼尿肌过 度活动有关。

3. 尿道倾斜角度　近段尿道与人体纵轴之间的夹角，正常值＜30°。

4. 尿道旋转角度　静息及最大Valsalva状态下尿道倾斜角之间的差值，正常值＜45°，用来 评价膀胱颈的活动度。

5. 膀胱尿道后角　静息及Valsalva状态下均可测量，膀胱后壁（三角区）与近段尿道之间的 夹角，正常值为90°~120°，用来评价膀胱颈的活动度。

6. 膀胱颈移动度　即膀胱颈下降距离，以经过耻骨联合后下缘的水平线为参考线，分别在 静息和Valsalva状态下测量膀胱颈距参考线的距离，其差值为膀胱颈移动度，正常值＜25 mm。

7. 尿道内口漏斗形成　在静息及Valsalva状态下观察尿道内口是否有漏斗形成，明显的漏斗 形成被认为与尿道闭合压较低有关。

8. 盆腔器官位置　以耻骨联合后下缘水平线作为参考线，测量膀胱最低点、宫颈或阴道穹 窿最低点以及直肠壶腹部最低点到参考线的距离。

9. 肛提肌裂孔面积　通过四维超声在最大Valsalva状态下获取肛提肌裂孔轴平面，在肛提肌 裂孔的最小平面（耻骨联合后下缘至肛直肠角）测量裂孔面积。裂孔面积＜25 cm²为正常。

10. 肛提肌损伤评估　通过经会阴二维旁矢状切面初步观察双侧肛提肌走行及附着点有 无撕脱伤。4D超声盆底肌收缩状态下获取肛提肌裂孔轴平面，并使用多平面断层超声成像模 式，层间距2.5 mm，获取8~9张图像，重点观察肛提肌裂孔最小平面及其头侧两个平面，此3 幅图中的耻骨联合表现为开放，闭合中，闭合状态。评估此3幅图像双侧肛提肌的完整性。如 均有明显低回声插入，考虑肛提肌附着处完全撕脱，诊断肛提肌损伤；对可疑损伤，测量尿道 至双侧肛提肌附着点的距离，即肛提肌尿道间隙。国外文献报道，成年女性肛提肌尿道间隙 正常值＜2.5 cm，国内有学者通过与MRI联合研究显示，中国成年女性肛提肌尿道间隙正常值 ＜2.36 cm。

11. 肛门括约肌损伤评估　经会阴四维超声观察肛管结构，即可显示肛管纵轴，亦可显示 肛管短轴，能360°观察肛门括约肌的完整性。经4D超声盆底肌收缩状态下获取肛门内外括约肌 全程图像，通过多平面断层成像模式评估肛门内外括约肌，依据肛管长短调整层间距，获取8~9 幅肛门内外括约肌冠状面图像，第一张图为肛管最外层，显示肛管外层黏膜为主，第二张图肛门 内外括约肌清晰，最后一张图切面放置在肛管与直肠连接处，可显示肛提肌。重点观察中间6~7 幅图像，如有四幅图以上出现肛门内外括约肌连续中断，考虑有肛门内外括约肌损伤，按钟表法 描述损伤位置，并测量损伤角度。见图18-2-1~图18-2-13。

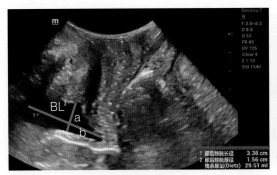

图18-2-1 残余尿量测量：静息状态膀胱上下径（a）×膀胱前后径（b）×5.6 ml。BL：膀胱

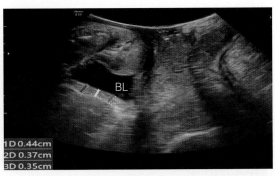

图18-2-2 逼尿肌测量：膀胱顶部膀胱壁厚度，测量3次取平均值。BL：膀胱

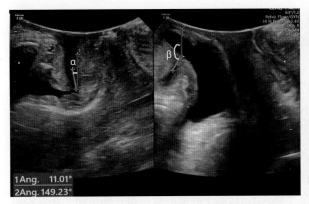

图18-2-3 尿道倾斜角：近段尿道（蓝线）与人体纵轴（红线）之间的夹角，∠α：静息状态尿道倾斜角，∠β：Valsalva状态尿道倾斜角。尿道旋转角：∠β－∠α

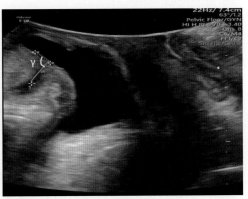

图18-2-4 膀胱尿道后角：Valsalva状态下近段尿道（蓝线）与膀胱后壁（红线）之间的夹角（∠γ）

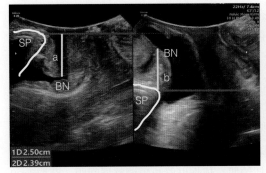

图18-2-5 膀胱颈移动度：a：静息状态下膀胱颈位于耻骨联合（白弧线）后下缘水平参考线（红线）上方（头侧），其距离（黄线）为负值，b：Valsalva状态下膀胱颈位于参考线下方（尾侧），其距离为正值。膀胱颈移动度=b-a。BN：膀胱颈

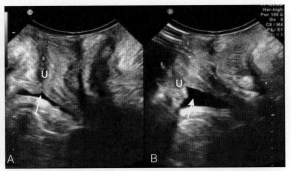

图18-2-6 尿道内口形态，A. 静息状态，尿道内口闭合（箭头）；B. Valsalva状态，尿道内口开大呈漏斗形（箭头）。U：尿道

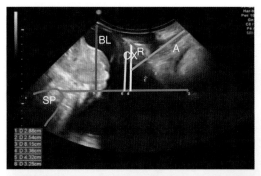

图18-2-7　盆腔各脏器位置，Valsalva状态下，以耻骨联合（蓝弧线）后下缘水平线作为参考线（蓝线），测量膀胱最低点（红线），子宫最低点（黄线），直肠壶腹部最低点（白线）距参考线的垂直距离，直肠壶腹部最低点至腹侧肛门内括约肌延长线（绿线）之间的距离（紫线）为直肠膨出高度。SP：耻骨联合，BL：膀胱，CX：宫颈，R：直肠壶腹，A：肛管

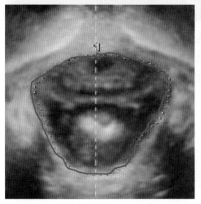

图18-2-8　肛提肌裂孔面积，最大Valsalva状态下肛提肌裂孔三维重建轴平面，测量肛提肌裂孔内侧缘（红线）

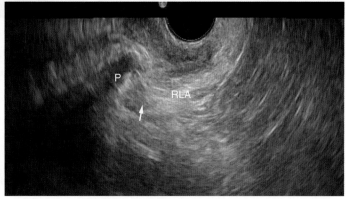

图18-2-9　经会阴超声旁矢状切面观察右侧肛提肌，肛提肌在耻骨支上的附着点（箭头）。P：右侧耻骨支，RLA：右侧肛提肌

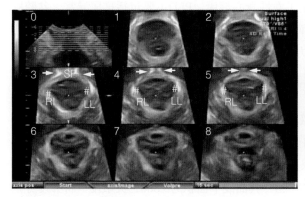

图18-2-10　肛提肌裂孔三维重建轴平面，多平面断层超声成像模式显示正常双侧肛提肌，层间距2.5 mm，主要观察肛提肌裂孔最小平面（3）及其头侧上方2幅图像（4，5），此3幅图显示耻骨联合（箭头）呈开放、闭合中和闭合状态，双侧肛提肌附着点（#），SP：耻骨联合，RL：右侧肛提肌，LL：左侧肛提肌

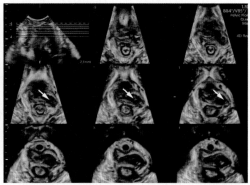

图18-2-11　左侧肛提肌撕脱伤：肛提肌裂孔不对称，左侧肛提肌从附着点处完全撕脱（箭头），右侧正常

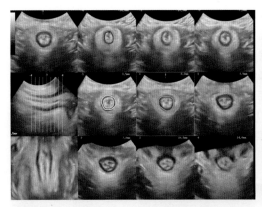

图18-2-12 肛门内外括约肌三维重建平面，多平面断层成像模式显示正常肛门内外括约肌，红色区域：黏膜层；黄色区域：肛门内括约肌；绿色区域：肛门外括约肌

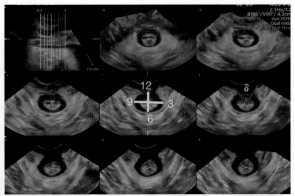

图18-2-13 肛门外括约损伤，多平面断层成像模式显示肛门外括约肌11点～1点连续中断，损伤角度（∠δ），肛门内括约肌完整

第三节 盆底功能障碍性疾病超声特征

盆底功能障碍性疾病是由于盆底支持组织缺陷、损伤及功能障碍而引发的一系列疾病。发病机制复杂，主要与妊娠及阴道分娩，绝经后雌激素水平下降，长期盆底承受压力过大（如肥胖、长期咳嗽、便秘等），遗传因素以及妇科手术等有关。妊娠及分娩是独立的危险因素。在中国约20%～30%的女性受到PFD的困扰，严重影响了女性身心健康。PFD主要包括排尿异常、盆腔脏器脱垂以及排便异常，仅凭临床检查难以全面评估盆底缺陷及肌肉损伤，需要借助影像学检查方法来协助评估诊断。目前盆底超声多用于压力性尿失禁及盆腔器官脱垂的术前评估。

一、压力性尿失禁

压力性尿失禁（SUI）指腹压增高时尿液不自主地流出。其诊断主要依据临床表现以及压力试验、棉签试验、尿垫试验及尿动力学等临床检测。盆底超声可以在不同状态下观察测量尿道及膀胱位置、形态改变来协助评估压力性尿失禁。盆底超声检查发现，SUI患者Valsalva状态下膀胱颈移动度增大，以24 mm作为截断值诊断SUI，其曲线下面积为0.866，灵敏度、特异度分别为70.0%、95.0%；尿道旋转角度增大（>45°作为诊断SUI的截断值），其曲线下面积为0.771，敏感度为66.8%、特异度为85.0%；膀胱尿道后角增大>140°，中重度SUI平均为162.75°；尿道内口形态：Valsalva状态下尿道内口开大漏斗形成，其诊断SUI的曲线下面积为0.725，灵敏度、特异度、阳性预测值、阴性预测值、准确度分别为55.6%、89.5%、66.7%、84.3%、80.2%；中重度SUI患者约94%尿道内口开大呈漏斗形。根据以上这些参数盆底超声可提供更加客观的数据协助临床诊断SUI。

病例1：患者56岁，绝经7年，G5P1。跳跃运动后漏尿6年，加重2年。无尿急、尿频，无排尿困难，无阴道脱出物。POP-Q评分：Aa：-2cm，Ba：-2cm，C：-5cm，D：-6cm，Ap：-2cm，Bp：-2cm，指压试验阳性。尿动力学检查：压力性尿失禁。临床诊断：压力性尿失禁。盆底超声提示：符合压力性尿失禁。见图18-3-1。

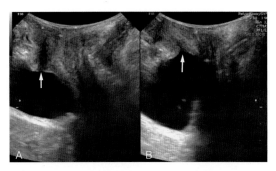

图18-3-1 压力性尿失禁：A. 静息状态下，尿道内口关闭（箭头）；B. Valsalva状态下，尿道向下向后旋转，膀胱颈移动度2.12 cm，尿道旋转角度22.23°，膀胱尿道后角150.18°，尿道内口开大呈漏斗形（箭头）

病例2：患者69岁，绝经17年，G3P3，均为阴道分娩。咳嗽漏尿40年，加重10年。无尿急、尿频，无排尿困难，无排尿次数增多。POP-Q评分：Aa：0cm，Ba：0cm，C：-5cm，D：-6cm，Ap：-2cm，Bp：-2cm，OABSS评分：1分。1小时尿垫试验：27.9 g。尿动力学检查：压力性尿失禁。临床诊断：阴道前壁膨出，压力性尿失禁。盆底超声提示：膀胱膨出，符合压力性尿失禁。见图18-3-2。

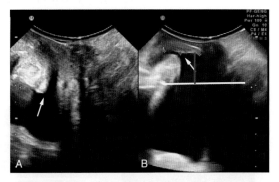

图18-3-2 压力性尿失禁：A. 静息状态下，尿道内口闭合（箭头）；B. Valsalva状态下，尿道膀胱向下向后旋转，膀胱颈移动度4.39 cm，尿道旋转角度119.63°，膀胱尿道后角172.99°，尿道内口开大呈漏斗形（箭头），膀胱最低点位于参考线（白线）下方2.17 cm

病例3：患者56岁，绝经7年，G4P3，均为阴道分娩。咳嗽漏尿20余年，加重6年。大笑、咳嗽、腹压增高时漏尿，快步走路、大声说话时漏尿，无尿急、尿频，无排尿困难，无排尿次数增多。POP-Q评分：Aa：-2cm，Ba：-3cm，C：-4cm，D：-6cm，Ap：-2cm，Bp：-2cm，指压试验阳性。尿垫实验：34.9 g。尿动力学检查：Ⅱ～Ⅲ型压力性尿失禁。盆底超声提示：符合压力性尿失禁。见图18-3-3。

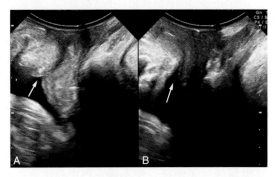

图18-3-3 压力性尿失禁：A. 静息状态下，尿道内口开大呈鹰嘴状（箭头）；B. Valsalva状态下尿道稍下移，膀胱颈移动度1.56 cm，尿道旋转角度28.76°，膀胱尿道后角162.78°，尿道内口开大更明显，呈漏斗形（箭头）

二、盆腔器官脱垂

盆腔器官脱垂（POP）是一类由于各种原因导致的盆底支持组织薄弱，造成盆腔器官下降位引发盆腔器官的位置及功能异常。POP以阴道脱出物为临床表现，伴有或不伴有排尿、排便异常。对临床检查POP-Q评分诊断为阴道前壁膨出、子宫或阴道穹窿脱垂、阴道后壁膨出的患者进行盆底超声检查，可以帮助发现盆底解剖缺陷及定位脱垂部位，为临床选择治疗方式提供依据。盆底二维超声检查以耻骨联合下后缘为指示点做一条水平参考线，在Valsalva状态下测量膀胱最低点、宫颈或阴道穹窿最低点以及下移膨出的直肠壶腹部距参考线的距离。盆底四维超声评估肛提肌损伤及测量肛提肌裂孔面积。但是在盆底超声检查过程中，当盆腔器官脱垂严重时，会阴部的探头很难掌控，不能测量到最大Valsalva状态的脱垂程度，只能在Valsalva过程中选择图像清晰的最大程度进行测量，因此会影响测量效果，盆底超声对于盆腔器官脱垂以定性诊断为主。

病例1：患者60岁，绝经10年，G2P1，阴道分娩。自觉阴道脱出物2年，加重2个月，伴有排尿困难，无咳嗽漏尿，偶有便秘。POP-Q评分：Aa：2 cm，Ba：4 cm，C：−1 cm，D：−3 cm，Ap：−1 cm，Bp：−1 cm。临床诊断：阴道前壁膨出Ⅲ期，子宫脱垂Ⅱ期，阴道后壁膨出Ⅱ期。盆底超声提示：膀胱膨出，子宫脱垂，双侧肛提肌损伤，肛提肌裂孔增大。见图18-3-4～图18-3-6。

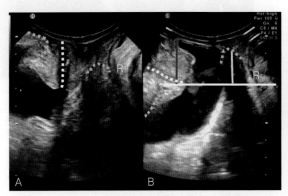

图18-3-4　膀胱膨出，子宫脱垂：A. 静息状态下；B. Valsalva状态下；Valsalva状态下尿道、膀胱及宫颈向下移位，直肠壶腹部形态未见异常，膀胱最低点距参考线+2.8 cm（红线），宫颈最低点距参考线+1.2 cm（黄线）。绿虚线：耻骨联合，白虚线：尿道，橘虚线：宫颈，R：直肠

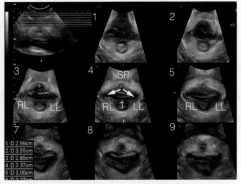

图18-3-5　双侧肛提肌损伤：肛提肌裂孔三维重建轴平面，多平面断层成像显示中间三幅图（3～5），双侧肛提肌附着点处（箭头）回声欠均匀，双侧肛提肌尿道间隙均>2.36 cm，提示双侧肛提肌损伤。SP：耻骨联合，RL：右侧肛提肌，LL：左侧肛提肌

病例2：患者42岁，月经规律，G2P1，阴道分娩。子宫脱垂7年，加重1年，无尿频、尿急及咳嗽漏尿，无便秘、便不净。POP-Q评分：Aa：−2 cm，Ba：0 cm，C：5 cm，D：−2 cm，Ap：−2 cm，Bp：−3 cm。临床诊断：阴道前壁膨出Ⅱ期，子宫脱垂Ⅲ期。盆底超声提示：子宫脱垂，双侧肛提肌损伤，肛提肌裂孔增大。见图18-3-7～图18-3-9。

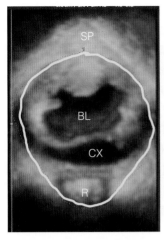

图18-3-6 肛提肌裂孔面积：肛提肌裂孔三维重建轴平面，阴道内可见脱垂的膀胱和宫颈，裂孔面积（黄线圈）36.59 cm²，呈重度扩张。SP：耻骨联合，BL：膀胱，CX：宫颈，R：直肠

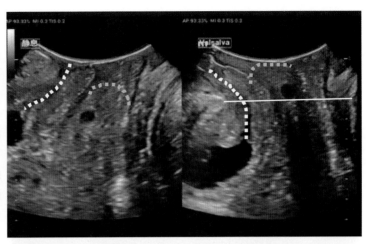

图18-3-7 子宫脱垂：Valsalva状态下宫颈（橘虚线）沿阴道下移，其最低点位于参考线（白线）下方2.6 cm，膀胱、尿道（白虚线）以及直肠壶腹部无显著下移

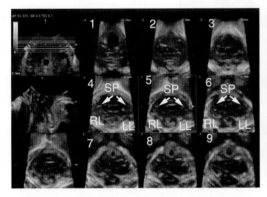

图18-3-8 双侧肛提肌损伤：肛提肌裂孔三维重建轴平面，多平面断层成像显示，肛提肌裂孔不对称，中间三幅图（4～6）双侧肛提肌与耻骨支附着点处有低回声插入（箭头），提示双侧肛提肌撕脱损伤。SP：耻骨联合，RL：右侧肛提肌，LL：左侧肛提肌

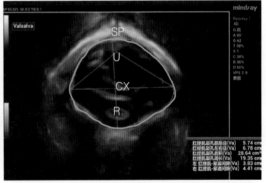

图18-3-9 肛提肌裂孔面积：Valsalva状态下肛提肌裂孔三维重建轴平面，裂孔内可见脱出的宫颈，裂孔面积（绿线圈）28.64 cm²，呈轻度扩张。SP：耻骨联合，U：尿道，CX：宫颈，R：直肠

病例3：患者50岁，G2P1，阴道分娩。因子宫肌瘤行全子宫切除术后3年，自觉便秘、便不净2年，无尿频、尿急及咳嗽漏尿，POP-Q评分：Aa：–2 cm，Ba：–1 cm，C：–4 cm，Ap：4 cm，Bp：–1 cm。排粪造影提示直肠前突。临床诊断：阴道后壁膨出Ⅲ期。盆底超声提示：直肠膨出。见图18-3-10，图18-3-11。

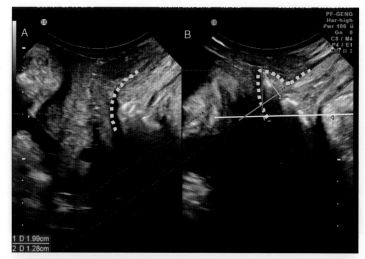

图18-3-10 直肠膨出：A. 静息状态下直肠壶腹部（黄虚线）顺滑，形态正常；B. Valsalva状态下直肠壶腹部呈指状突向阴道直肠隔（黄虚线），其最低点位于参考线（白线）下方1.99 cm（红线），膨出高度是其膨出最低点距肛门内括约肌腹侧延长线（蓝线）之间的距离，为1.28 cm（绿线），膀胱、尿道以及阴道穹窿无显著下移

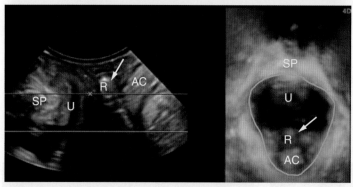

图18-3-11 肛提肌裂孔面积：Valsalva状态下肛提肌裂孔三维重建轴平面，直肠前方、阴道后壁可见膨出的直肠（箭头），肛提肌裂孔面积18.43 cm²。SP：耻骨联合，U：尿道，AC：肛管，R：直肠

第四节 盆底功能障碍性疾病术后超声评估

一、压力性尿失禁术后评估

对于中重度压力性尿失禁患者，目前临床上多采用吊带行无张力尿道中段悬吊术，手术路径以耻骨后和经闭孔为主，对于吊带术后的患者可进行经会阴盆底超声检查来评估吊带形态、位置及有无术后并发症的出现。经会阴盆底超声正中矢状切面在静息状态下测量吊带距膀胱颈的距离及尿道长度，评估吊带位置；静息及Valsalva状态下测量吊带距耻骨联合后下缘距离，观察吊带运行轨迹；肛提肌裂孔三维重建轴平面在静息状态观察尿道后方吊带形状，有无折叠、侵蚀等并发症；在静息及Valsalva状态下测量吊带距尿道中点的距离以及吊带成角。根据文献报道，压力性尿失禁吊带术后治愈患者盆底超声显示：吊带位于尿道中段，距耻骨联合后下缘距离以及距尿道中点距离在Valsalva状态下小于静息状态，吊带成角Valsalva状态下大于静息状态，说明在压力状态下，尿道后方吊带将尿道托起以达到控制漏尿的作用。见图18-4-1。

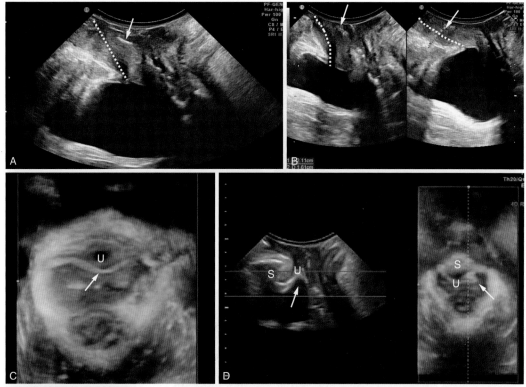

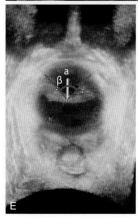

图18-4-1　经会阴盆底超声进行压力性尿失禁术后评估

A. 吊带位置：尿道（白虚线）后方吊带呈条状高回声（箭头），吊带位于尿道中段；B. 吊带距耻骨联合后下缘距离：尿道（白虚线）后方带状高回声吊带（箭头），红虚线为静息状态下吊带距耻骨联合后下缘距离2.11 cm，绿虚线为Valsalva状态下吊带距耻骨联合后下缘距离1.61 cm；C. 压力性尿失禁行经闭孔尿道中段悬吊术，肛提肌裂孔三维重建，尿道后方见"吊床"型高回声吊带（箭头），两侧臂对称平滑向双侧闭孔方向延伸。U：尿道；D. 吊带折叠：压力性尿失禁行经耻骨后尿道中段悬吊术，尿道后方强回声吊带，左侧壁折叠（箭头）。SP：耻骨联合，U：尿道；E. 三维重建轴平面，尿道后方吊带最低点距尿道中点距离a，吊带在尿道后方成角（∠β）

二、盆腔器官脱垂重建术后评估

对于中重度盆腔器官脱垂患者需要手术治疗恢复盆底解剖结构以改善生活质量，手术方式很多，例如传统的阴道前后壁修补、曼氏手术、"Y"网骶棘韧带悬吊术以及使用人工合成植入材料的盆底重建手术。人工合成植入材料在盆底超声下大多表现为高回声，不同网片回声不同，可定位植入网片在阴道前后壁大小、形态、位置以及运动时的移动轨迹，这些材料在MRI和CT中难以成像，因此超声为较好的检查手段。术后盆底超声的作用包括显示盆底解剖结构，评价手术效果；对有网片的患者，观察其植入材料的位置、形状、大小；同时协助临床发现及诊断并发症（如近期阴道壁或盆腔血肿，远期网片折叠、暴露、侵蚀等），以及发现有无脱垂新发和复发，并有可能预测脱垂复发。见图18-4-2～图18-4-4。

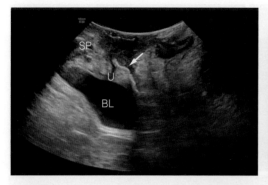

图18-4-2　前盆腔重建术后，尿道、膀胱后方与阴道前壁之间可见植入网片呈条带状高回声（箭头）。SP：耻骨联合，U：尿道，BL：膀胱

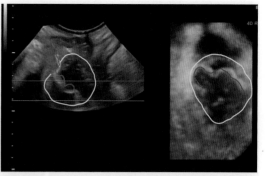

图18-4-3　前盆重建术后5天阴道壁血肿，前壁补片（红线）位于低回声血肿（黄色区域）内

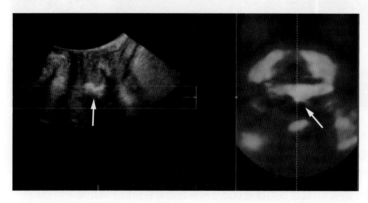

图18-4-4　阴道前壁网片暴露，前盆重建术后2年，临床检查提示网片暴露，阴道前壁强回声网片边界毛糙（箭头），薄厚不均，后伴声影，考虑网片暴露

　　目前，高分辨力、可实时动态观察的四维超声已经成为研究盆底解剖与功能的主要手段，可以为临床提供更加重要详细的信息，有利于对盆底功能障碍性疾病进行诊断和制定更加有效的治疗方案，以及术后随访评估手术疗效。但盆底的解剖结构复杂，不能仅靠超声检查，应结合其他成像技术（如MRI），通过不同途径、不同角度观察盆底的解剖及功能改变，才能更准确地评价盆底功能障碍性疾病。

参考文献

[1] Dietz HP, Nazemian K, Shek KL, et al. Can urodynamic stress incontinence be diagnosed by ultrasound? [J]. Int Urogynecol J, 2013, 24(8): 1399-1403.

[2] White RD, Mcquown D, Mccarthy TA, et al. Real-time ultrasonography in the evaluation of urinary stress incontinence[J]. American Journal of Obstetrics and Gynecology, 1980, 138(2): 235-237.

[3] Shek KL, Dietz HP. What is abnormal uterine descent on translabial ultrasound? [J]. Int Urogynecol J, 2015, 26(1): 1783-1787.

[4] Dietz HP, Shek C, Leon J D, et al. Ballooning of the levator hiatus [J]. Ultrasound Obstet Gynecol, 2008, 31(6): 676-680.

[5] Yagel S, Valsky DV. Three -dimensional transperineal ultrasonography for evaluation of the anal sphincter complex: another dimension in understanding peripartum sphincter trauma [J]. Ultrasound Obstet Gynecol. 2006, 27(2): 119-123.

[6] Oom DM, West RL, Schouten WR, et al. Detection of anal sphincter defects in female patients with fecal incontinence: a comparison of 3-dimensional transperineal ultrasound and 2-dimension endoanal ultrasound [J]. Dis Colon Rectum, 2012, 55(6): 646-652.

[7] Dietz HP, Clinical consequences of levator trauma[J]. Ultrasound Obstet Gynecol, 2012, 39(4): 367-371.

[8] Dietz HP, Pelvic Floor Ultrasound: a Review[J]. Clin Obstet Gynecol, 2017, 60(1): 58-81.

[9] LI Y Q, GENG J, TAN C, et al. Diagnosis and classification of female stress urinary incontinence by transperineal two-dimensional ultrasound[J]. Technology and Health Care, 2017, 25(5): 858-866.

[10] GENG J, TAN C, TANG J, et al. Assessment of tape position in postoperative women with stress urinary incontinence by pelvic floor ultrasonography[J]. Int J Clin Exp Med, 2019, 12(3): 2182-2189.

[11] ZHUANG R R, SONG Y F, CHEN Z Q, et al. Levator avulsion using a tomographic ultrasound and magnetic resonance–based model[J]. American Journal of Obstetrics and Gynecology, 2011, 205(3): 232.e1-8.

[12] 丁克, 崔勇, 李静, 等. 磁共振与排粪造影对盆底功能障碍的诊断价值[J]. 中国中西医结合影像学杂志, 2013, 11（2）: 152-154.

[13] 肖汀, 张新玲, 杨丽新, 等. 超声观察尿道旋转角在女性压力性尿失禁中的应用[J]. 中国临床医学影像杂志, 2017, 28（5）: 374-375.

[14] 肖汀, 张新玲, 杨丽新, 等, 超声观察膀胱颈在压力性尿失禁诊断中的研究[J]. 中国超声医学杂志, 2016, 32（9）: 822-825.

[15] 徐净, 张新玲, 毛永江, 等. 尿道内口漏斗形成对女性压力性尿失禁患者的诊断价值[J]. 中国超声医学杂志, 2016, 32（3）: 252-255.

[16] 应涛, 胡兵, 李勤, 等. 未育女性盆膈裂孔的三维超声影像学观察[J]. 中国超声医学杂志, 2007, 23（11）: 849-852.

[17] 宋梅, 朱建平, 江丽. 会阴三维超声观察生育后无盆底功能障碍女性盆膈裂孔的形态结构[J/CD]. 中华医学超声杂志（电子版）, 2011, 8（1）: 117-122.